Medizin, Gesellschaft und Geschichte

Jahrbuch des Instituts für Geschichte der Medizin der Robert Bosch Stiftung

Herausgeber: Prof. Dr. Dr. h. c. Robert Jütte

Redaktion: Dr. Sylvelyn Hähner-Rombach † / Dr. Pierre Pfütsch

Lektorat: Oliver Hebestreit, M.A.

Institut für Geschichte der Medizin

der Robert Bosch Stiftung

Straußweg 17

70184 Stuttgart

www.steiner-verlag.de/medgg

Publikationsrichtlinien unter:

www.igm-bosch.de/content/language1/downloads/RICHTL1-neu.pdf

www.steiner-verlag.de/programm/jahrbuecher/medizin-gesellschaft-und-
geschichte/publikationsrichtlinien.html

Articles appearing in this journal are abstracted and indexed in HISTORICAL
ABSTRACTS and AMERICA: HISTORY AND LIFE.

Medizin,
Gesellschaft und Geschichte

Jahrbuch
des Instituts für Geschichte der Medizin
der Robert Bosch Stiftung

Band 37 (2019)

herausgegeben von
Robert Jütte

Franz Steiner Verlag

Bibliografische Information der Deutschen Nationalbibliothek:
Die Deutsche Nationalbibliothek verzeichnet diese Publikation in der
Deutschen Nationalbibliografie; detaillierte bibliografische Daten sind
im Internet über <http://dnb.d-nb.de> abrufbar.

© Franz Steiner Verlag, Stuttgart 2019
Layout und Herstellung durch den Verlag
Druck: Memminger MedienCentrum, Memmingen
Gedruckt auf säurefreiem, alterungsbeständigem Papier.
Printed in Germany.
ISSN 0939-351X
ISBN 978-3-515-12417-1 (Print)
ISBN 978-3-515-12420-1 (E-Book)

Inhalt

Anschriften der Verfasser   7
Editorial   9

Nachruf auf Dr. Sylvelyn Hähner-Rombach (1959–2019)   11

I. **Zur Sozialgeschichte der Medizin**

Astrid Stölzle
Kriegskrankenpflege im Zweiten Weltkrieg durch das
Deutsche Rote Kreuz und die konfessionelle Krankenpflege
am Beispiel der Kaiserswerther Diakonie   19

Jens Gründler
Untersuchen und Entlausen. Gesundheitsmaßnahmen
bei Vertreibung und Ankunft in der Erinnerung   61

Niklas Lenhard-Schramm
Arzneimittelregulierung in der Bundesrepublik.
Das Problem teratogener Medikamente in den 1950er
und 1960er Jahren   85

Carolin Wiethoff
Die berufliche Rehabilitation in der DDR   113

II. **Zur Geschichte der Homöopathie und alternativer Heilweisen**

Robert Jütte
Early examples of the healing power of imagination:
The prehistory of the placebo   135

Daniel Walther
Gustav Jaeger und die Homöopathie   155

Andreas Weigl
Ernährungsvorschriften in deutschsprachigen
homöopathischen Schriften (ca. 1820–1960)   183

Anschriften der Verfasser

Jens Gründler, Dr.
LWL-Institut für westfälische
Regionalgeschichte
Karlstraße 33
48147 Münster
Jens.Gruendler@lwl.org

Robert Jütte, Prof. Dr. Dr. h. c.
Institut für Geschichte der Medizin
der Robert Bosch Stiftung
Straußweg 17
70184 Stuttgart
Robert.Juette@igm-bosch.de

Niklas Lenhard-Schramm, Dr.
Westfälische Wilhelms-Universität
Münster
Historisches Seminar
Domplatz 20–22
48143 Münster
niklas_schramm@gmx.de

Astrid Stölzle, Dr.
Pfälzer-Wald-Straße 33
67551 Worms
astridstoelzle@myquix.de

Daniel Walther, Dr.
Institut für Geschichte der Medizin
der Robert Bosch Stiftung
Straußweg 17
70184 Stuttgart
daniel.walther85@gmx.de

Andreas Weigl, Univ. Doz. Dr.
Universität Wien
Institut für Wirtschafts- und
Sozialgeschichte
Universitätsring 1
A-1010 Wien
andreas.weigl@wien.gv.at

Carolin Wiethoff, Dr.
Universität Erfurt
Erziehungswissenschaftliche Fakultät
Nordhäuser Straße 63
99089 Erfurt
carolin.wiethoff@uni-erfurt.de

Editorial

Seit vielen Jahren lag die Redaktion der Zeitschrift in den bewährten Händen von Frau Dr. Sylvelyn Hähner-Rombach. Auch dieser Band wurde von ihr noch größtenteils redaktionell betreut, bis sie am 6. Januar 2019 eine unheilbare Krankheit nach kurzer Leidenszeit mitten aus dem Leben riss. Wir verlieren mit ihr eine exzellente Mitarbeiterin und Kollegin. Ihr akademisches Wirken und ihre Persönlichkeit versucht der Nachruf, den wir dem Aufsatzteil voranstellen, nachzuzeichnen. Sie war nicht nur eine gewissenhafte Redakteurin, sondern auch eine herausragende, vielseitige, innovative Wissenschaftlerin, wie das Schriftenverzeichnis, das wir als Anhang zusammengestellt haben, eindrucksvoll belegt. Dieser Band ist ihrem Andenken gewidmet.

Auch der erste Beitrag in der Sektion zur Sozialgeschichte der Medizin geht auf Frau Dr. Hähner-Rombachs Initiative zurück. Astrid Stölzle vergleicht das Deutsche Rote Kreuz und die Kaiserswerther Diakonie als wichtige Akteure in der Kriegskrankenpflege während des Zweiten Weltkriegs und ergänzt somit ihre Monographie zu den Lazarettschwestern im Ersten Weltkrieg um ein späteres kriegerisches Ereignis.

Mit den Folgen des Zweiten Weltkriegs, nämlich mit dem Flüchtlingsschicksal, befasst sich Jens Gründler. Er zeigt auf, in welchem Umfang hygienische Zwangsmaßnahmen, wie z. B. das Entlausen, im kollektiven Gedächtnis der aus den deutschen Ostgebieten und aus dem Sudetenland vertriebenen Deutschen verhaftet geblieben sind.

Der Contergan-Skandal ist in den letzten Jahren verstärkt in den Blickpunkt der Medizingeschichtsschreibung gerückt. Wie teratogen wirkende Medikamente in den 1950er und 1960er Jahren dazu beitrugen, das Arzneimittelrecht in der Bundesrepublik zu verschärfen, macht der Aufsatz von Niklas Lenhard-Schramm deutlich.

Carolin Wiethoff untersucht das bislang wenig beachtete Thema der beruflichen Rehabilitation in der DDR und beleuchtet somit einen weiteren Aspekt des sozialistisch geprägten Gesundheitswesens im sogenannten »Arbeiter- und Bauernstaat«.

In der zweiten Sektion, die traditionell Themen aus der Geschichte alternativer Heilweisen enthält, geht Robert Jütte der Frage nach, inwieweit der Placeboeffekt bereits vor der Mitte des 18. Jahrhunderts in Ärzte- und Gelehrtenkreisen bekannt war, wenn auch noch nicht unter dem heute etablierten Terminus.

Der Stuttgarter Mediziner und Zoologe Gustav Jaeger (1832–1917) ist bis heute vor allem wegen seines besonderen Interesses an der Entwicklung gesundheitsfördernder, wollener Reformkleidung bekannt, die er »Normalkleidung« nannte. Wenig erforscht ist hingegen seine Auseinandersetzung mit der Homöopathie. Mit dem ambivalenten Verhältnis zwischen Jaeger und den Anhängern von Hahnemanns Heilmethode beschäftigt sich Daniel Walther in seinem Beitrag.

Beim Streit über die Wirksamkeit der Homöopathie wird häufig verges-
sen, dass eine wichtige Säule der Hahnemannschen Therapie auch die Diätetik war. Andreas Weigl greift aus dem weiten Feld der Ratschläge von Homöopathen zur gesunden Lebensführung die Ernährungsvorschriften heraus und
spannt dabei einen zeitlichen Bogen von Hahnemanns Lebzeiten bis in die
1960er Jahre.

Stuttgart, im März 2019   Robert Jütte

Nachruf auf Dr. Sylvelyn Hähner-Rombach (1959–2019)

Sie war immer die Erste im Institut. Früh morgens, zu einer Uhrzeit, wenn andere noch gemütlich im Bett liegen, bevor es klingelt, damit man rechtzeitig zu Beginn der üblichen Kernarbeitszeit im IGM eintrifft. Das entsprach ihrem Biorhythmus, aber auch ihrer Wesensart, gemäß dem englischen Sprichwort »The early bird catches the worm«. Offenbar liebte sie die frühen Stunden des Tages, konnte sich so besser auf die Arbeit konzentrieren, an der es ihr wahrlich nicht mangelte. Sie sagte selten nein, schon gar nicht, wenn es um Institutsbelange ging. Sie fühlte sich für die Einrichtung, die ihr in über 25 Jahren nicht nur zu einer akademischen Heimat geworden war, verantwortlich. Sie war ein Organisationstalent, wusste Kontakte zu knüpfen, hatte ein »Händchen«, wenn es darum ging, Drittmittel für das Institut »einzuwerben«. Sie war ja nicht irgendeine Kollegin, sondern jemand, die sich wirklich mit Leib und Seele für die Sache einsetzte; jemand, die sich für jeden im IGM, der Hilfe brauchte, engagierte; und die mit ihrer ausgeglichenen Art auch schwierige Situationen irgendwie zum Besseren wendete. Sie war vor allem ein wichtiger Ansprechpartner für die Doktorandinnen und Doktoranden, die sich auch privat bei ihr Rat holen konnten und natürlich fachlichen Beistand, wenn es darum ging, Schreibblockaden zu lösen oder Texte so zu verfassen, dass sie verständlich und schlüssiger wurden.

All das war ihr nicht an der Wiege gesungen. Sie kam aus einfachen Verhältnissen. Ihre Familie war aus Ostberlin in den Westen geflüchtet. Sie war stolz auf ihre Herkunft. Sie machte zunächst eine Lehre als Arzthelferin, bevor sie sich entschloss, das Abitur nachzuholen und zu studieren. Sie wusste genau, was sie wollte. Dass eine akademische Karriere zu Beginn ihres Studiums – auch aufgrund ihres zweiten Bildungsweges – eher unwahrscheinlich war, störte sie nicht, spornte sie eher an, machte sie aber auch in gewisser Hinsicht verletzlich, vor allem in der ersten Phase nach ihrem mit »magna cum laude« an der Universität Stuttgart abgeschlossenen Promotionsstudium. Denn sie machte – wie so viele junge begabte Nachwuchswissenschaftler – die Erfahrung, dass nicht gleich eine feste Anstellung winkte und man sich mit »Drittmittelprojekten« lange über Wasser halten musste, bis sich vielleicht irgendwann einmal die Hoffnung erfüllte. Dass sie das Rüstzeug und das Talent zu einer Wissenschaftskarriere hatte, bekam sie bereits nach ihrem erfolgreichen Magisterabschluss bestätigt. Sie wurde 1995 in die Studienstiftung des deutschen Volkes aufgenommen und erhielt ein Promotionsstipendium. Und was auch ungewöhnlich ist: Ihre Magisterarbeit über die psychiatrischen Patientinnen der Königlichen Heilanstalt in Zwiefalten im Zeitraum von 1812 bis 1871 erschien sogar als Buch (1995) und war ein wichtiger und früher Beitrag zu einer empirisch fundierten Psychiatriegeschichtsschreibung.

Während ihres Studiums, das sie früh in Kontakt mit dem Institutsleiter brachte, bekam sie eine Stelle als Hilfskraft am Institut angeboten. Sie war dem Archiv zugeordnet. Schon damals fiel auf, dass sie die anstehenden Arbeiten sogleich mit großer Umsicht anging: Ihre Tätigkeit betraf die Ver-

zeichnung und Restaurierung von über 5.000 Patientenbriefen aus den 1830er
Jahren. Diese Dokumente mussten darauf hin bewertet werden, ob wir selbst
die Fehlstellen reparieren konnten oder ein Restaurator dies übernehmen
sollte. Frau Hähner-Rombach hatte die komplexe Aufgabe sehr schnell im
Griff und führte die einfacheren konservatorischen Maßnahmen selbst durch.
Wir hatten bald ein etwas schlechtes Gewissen, eine so umsichtige und pfif-
fige Studentin mit einer doch recht eintönigen Tätigkeit zu belasten. Aber sie
erklärte uns, das sei schon in Ordnung – man könne dabei ja auch an etwas
anderes denken. Später hat sie im Institut immer wieder mühselige Tätigkeiten – wie die Redaktion der Zeitschrift *Medizin, Gesellschaft und Geschichte* (u. a.
die Sorgfalt erfordernde Korrektur von eingegangenen Manuskripten) – und
besonders schwierige Aufgaben, wie z. B. die Organisation mehrerer großer
internationaler Konferenzen, sofort akzeptiert und mit Umsicht erledigt.

Ihre Dissertation zur Geschichte der Tuberkulose in Württemberg bis zum
Ende des Zweiten Weltkriegs zeichnet sich nicht nur durch den innovativen
sozial- und regionalgeschichtlichen Ansatz aus, sondern auch durch eine
breite und umfassende Erschließung archivalischer und gedruckter Quellen.
Die Arbeit erschien 2000 im Franz Steiner Verlag und fand über das Fach
Medizingeschichte hinaus Beachtung. Nach dem erfolgreichen Abschluss der
Promotion konnten wir sie zunächst nur zwei Jahre lang mit Drittmittelprojekten zur Geschichte der Betriebskrankenkassen und bei der Neuauflage der
Biographie Robert Boschs beschäftigen. Zuvor hatte sie ein selbst eingewor-
benes Projekt zur Geschichte des Schwäbischen Frauenvereins bearbeitet. Jedes Mal entstand pünktlich zum Projektabschluss eine Buchveröffentlichung
(siehe das Schriftenverzeichnis im Anhang).

Erst 2002 konnten wir Frau Hähner-Rombach endlich fest anstellen. Fortan
entwickelte sie sehr erfolgreich die Pflegegeschichte als neues Forschungsfeld.
Sie tat das mit der ihr eigenen Gründlichkeit in den exzellenten Rahmenbe-
dingungen, die ihr ein außeruniversitäres Forschungsinstitut bot. Die Robert
Bosch Stiftung half bei der Finanzierung einer Serie von Doktorarbeiten zur
Geschichte der Krankenpflege. Auf dieser Grundlage und mit ihren eigenen
Forschungen wirkte sie an der Gründung einer wissenschaftlichen Fachgesellschaft entscheidend mit und baute ein internationales Forschungsnetzwerk mit
Tagungen und Publikationen auf. Sie gehörte zu den Gründungsmitgliedern
der Fachgesellschaft Pflegegeschichte e. V. (German Association for the History of Nursing). Auch gab sie eine grundlegende Quellensammlung heraus,
die der Lehre in den Ausbildungsstätten der Pflege eine solide historische
Grundlage geben sollte. Der Erfolg war so groß, dass das Werk mittlerweile in
vierter Auflage vorliegt. Außerdem lag ihr die Förderung des wissenschaftlichen Nachwuchses besonders am Herzen: Doktorandinnen und Doktoranden
auf dem Gebiet der Pflegegeschichte werden sie als zuverlässige, sehr struk-
turierte und kritische Begleiterin und Betreuerin ihrer Forschungsprojekte in
Erinnerung behalten. Über Jahre hinweg unterrichtete sie mit großer Freude
Studierende in pflegebezogenen Studiengängen im Fach Pflegegeschichte und
trug damit auch zur Akademisierung der Pflege – ein wichtiges Anliegen der
Robert Bosch Stiftung seit den 1990er Jahren – bei.

Mit ihrer Analyse der Petitionen an den Landtag von Baden-Württemberg entdeckte sie eine neue Quellengattung für die Medizingeschichte. Nach einem Überblick über die einzelnen Problemfelder und ihr quantitatives Aufkommen analysierte sie die Petitionen genauer, die aus dem Strafvollzug kamen. Die von ihr gewählte Perspektive der Patientengeschichte liefert zudem Hinweise auf die symbolische Bedeutung des Körpers und Vorstellungen über die Entstehung und die Ursachen von Krankheit und Gesundheit. Auch werden Handlungsmuster unter den Bedingungen eines Aufenthaltes in einer Strafvollzugsanstalt sichtbar. Die Untersuchung schließt mit einer Bestimmung des Quellenwerts der Petitionen für eine Sozialgeschichte der Medizin.

Erinnert sei weiterhin an ihr späteres Engagement in der Erforschung der Lebensbedingungen von Heimkindern in der Gustav Werner Stiftung zum Bruderhaus Reutlingen und bei der Behandlung von Kindern in den Spezialabteilungen der Innsbrucker Universitätsklinik. Bei diesen menschlich oft hochsensiblen und außerdem stark politisierten Themen bewies sie großes Fingerspitzengefühl im Umgang mit den Betroffenen und pochte gleichzeitig gegenüber den Auftraggebern auf wissenschaftliche Unbestechlichkeit. Beide Eigenschaften trugen dazu bei, dass sie 2017 vom Niedersächsischen Ministerium für Soziales, Gesundheit und Gleichstellung ein heikles und diffiziles Projekt übertragen bekam, nämlich die Geschichte der Medikamentenversuche an kranken Kindern. Auch ein weiteres Drittmittelprojekt zur Geschichte der Landesärztekammern in Baden und Württemberg im Zeitraum 1920–1960 konnte sie noch mit auf den Weg bringen und ein Stück weit mit ihrer Expertise begleiten.

Beim Blick auf das Gesamtwerk ist ein roter Faden zu erkennen: Es ging ihr immer wieder um Benachteiligte – zunächst die weiblichen Insassen einer psychiatrischen Klinik, dann die Frauen um 1900, weiter die zu wenig beachtete Berufsgruppe der Krankenschwestern und schließlich um Heimkinder. Ihre wissenschaftlichen Meriten in all diesen Feldern sind beachtlich, aber persönlich ist ein anderer Punkt noch wichtiger. Ihr Arbeitseinsatz war immens. Ihre Kollegialität war vorbildlich. Besonders sticht ihre solidarische Hilfe für die Jüngeren heraus. Und ihre Zugewandtheit zum Leben und ihre ansteckende Fröhlichkeit machten sie zu einer liebenswerten und geschätzten Kollegin und Mitarbeiterin. Auch wegen ihres herzlichen Wesens, ihrer Großzügigkeit und ihres Humors wird uns Sylvelyn Hähner-Rombach in Erinnerung bleiben. Sie wird uns allen sehr fehlen.

Prof. Dr. Dr. h. c. Robert Jütte   Prof. Dr. Martin Dinges
Institutsleiter   Stellvertretender Institutsleiter

Schriftenverzeichnis Dr. Sylvelyn Hähner-Rombach

Monographien

Arm, weiblich – wahnsinnig? Patientinnen der Königlichen Heilanstalt Zwiefalten im Spiegel der Einweisungsgutachten von 1812 bis 1871. Zwiefalten 1995.

»Erhöhte Bildung des weiblichen Geschlechts«. Die Geschichte des Schwäbischen Frauenvereins. Tübingen 1998.

Die Betriebskrankenkassen in Baden-Württemberg nach 1945. Eine Chronik. Tübingen 1999.

Sozialgeschichte der Tuberkulose vom Kaiserreich bis zum Ende des Zweiten Weltkriegs unter besonderer Berücksichtigung Württembergs. (=Medizin, Gesellschaft und Geschichte, Beiheft 14) Stuttgart 2000.

Die Betriebskrankenkassen in Baden und Württemberg von der Industrialisierung bis in die Zeit des Nationalsozialismus. Eine Chronik. Tübingen 2001.

Gesundheit und Krankheit im Spiegel von Petitionen an den Landtag von Baden-Württemberg 1946 bis 1980. (=Medizin, Gesellschaft und Geschichte, Beiheft 40) Stuttgart 2011.

»Das ist jetzt das erste Mal, dass ich darüber rede …«. Zur Heimgeschichte der Gustav Werner Stiftung zum Bruderhaus und der Haus am Berg gGmbH 1945–1970. Frankfurt/Main 2013.

(zusammen mit Christine Hartig) Medikamentenversuche an Kindern und Jugendlichen im Rahmen der Heimerziehung in Niedersachsen zwischen 1945 und 1978. Abschlussbericht (8. Januar 2019), online unter http://www.ms.niedersachsen.de/download/141754 (letzter Zugriff: 27.3.2019).

Sammelbände

»Ohne Wasser ist kein Heil«. Medizinische und kulturelle Aspekte der Nutzung von Wasser. (=Medizin, Gesellschaft und Geschichte, Beiheft 25) Stuttgart 2005.

Quellen zur Geschichte der Krankenpflege. Mit Einführungen und Kommentaren. Frankfurt/Main 2008.

Alltag in der Krankenpflege: Geschichte und Gegenwart / Everyday Nursing Life: Past and Present. (=Medizin, Gesellschaft und Geschichte, Beiheft 32) Stuttgart 2009.

Quellen zur Geschichte der Krankenpflege. Mit Einführungen und Kommentaren. 2., unveränderte Aufl. Frankfurt/Main 2011.

Geschichte der Prävention. Akteure, Praktiken, Instrumente. (=Medizin, Gesellschaft und Geschichte, Beiheft 54) Stuttgart 2015.

Quellen zur Geschichte der Krankenpflege. Mit Einführungen und Kommentaren. 4., erw. Aufl. Frankfurt/Main 2017.

(zusammen mit Karen Nolte) Patients and Social Practice of Psychiatric Nursing in the 19th and 20th Century. (=Medizin, Gesellschaft und Geschichte, Beiheft 66) Stuttgart 2017.

(zusammen mit Pierre Pfütsch) Entwicklungen in der Krankenpflege und in anderen Gesundheitsberufen nach 1945. Ein Lehr- und Studienbuch. Frankfurt/Main 2018.

Aufsätze

Künstlerlos und Armenschicksal. Von den unterschiedlichen Wahrnehmungen der Tuberkulose. In: Wilderotter, Hans (Hg.): Das große Sterben. Seuchen machen Geschichte. Berlin 1995, S. 278–297.

Von der Aufklärung zur Ausgrenzung. Folgen der bakteriologischen Krankheitserklärung am Beispiel der Tuberkulose. In: Roeßiger, Susanne; Merk, Heidrun (Hg.): Hauptsache gesund! Gesundheitsaufklärung zwischen Disziplinierung und Emanzipation. Marburg 1998, S. 59–76.

»Pflicht, die zweckmäßige Behandlung der Gemüths- und Geisteskranken wahrzunehmen ...«. Der Ausbau des Medizinalwesens nach 1803 am Beispiel des Klosters Zwiefalten. In: Rudolf, Hans Ulrich (Hg.): Alte Klöster – neue Herren. Die Säkularisation im deutschen Südwesten 1803. Begleitbücher zur großen Landesausstellung Baden-Württemberg 2003 in Bad Schussenried. Bd. 2. Ostfildern 2003, S. 1145–1158.

Hospitalization: A Contentious Issue for Patients and Health Funds in Baden, 1893–1914. In: Medical History 48 (2004), S. 329–350.

The Construction of the »Anti-social TB-patient« in the Interwar Years in Germany and the Consequences for the Patients. In: Borowy, Iris; Grunder, Wolf D. (Hg.): Facing Illness in Troubled Times. Health in Europe in the Interwar Years 1918–1939. Frankfurt/Main u. a. 2005, S. 345–363.

The Introduction of a School Health Service in Stuttgart, 1904. In: Abreu, Laurinda (Hg.): European Health and Social Welfare Policies. Blansko 2005, S. 100–118.

Einführung. In: Hähner-Rombach, Sylvelyn (Hg.): »Ohne Wasser ist kein Heil«. Medizinische und kulturelle Aspekte der Nutzung von Wasser. (=Medizin, Gesellschaft und Geschichte, Beiheft 25) Stuttgart 2005, S. 7–12.

Soziale Konstruktion von Krankheit und Gesundheit am Beispiel weiblichen Wahnsinns. In: Klampel, Angelika; Lanzinger, Margaret (Hg.): Normativität und soziale Praxis. Gesellschaftspolitische und historische Beiträge. Wien 2006, S. 121–136.

Der Kampf gegen die Einheitskasse in der französischen Besatzungszone 1946 bis 1949. In: Schagen, Udo; Schleiermacher, Sabine (Hg.): »Gesundheitsschutz für alle« und die Ausgrenzung von Minderheiten. Historische Beiträge zur Aushöhlung eines gesundheitspolitischen Anspruchs. (=Berichte und Dokumente zur Zeitgeschichte der Medizin 7) Berlin 2006, S. 53–62.

»Ich habe öfter mit den Ärzten darüber sprechen wollen, doch die winken ab ...«. Briefe an »Natur und Medizin« zwischen 1992 und 1996. In: Dinges, Martin; Barras, Vincent (Hg.): Krankheit in Briefen im deutschen und französischen Sprachraum 17.–21. Jahrhundert. (=Medizin, Gesellschaft und Geschichte, Beiheft 29) Stuttgart 2007, S. 235–248.

»Out of the Frying Pan and into the Fire«: From Private Nurse to Police Assistant – A Case Study from the Turn of the 19th to the 20th Century. In: Nursing History Review 16 (2008), S. 158–179.

Ein Verfassungsrecht als »rettendes Mittel«. »Gesundheit« und »Krankheit« in den Petitionen an den Landtag von Baden-Württemberg. In: Momente. Beiträge zur Landeskunde von Baden-Württemberg 3 (2008), S. 20–22.

Einführung in die kommentierte Quellensammlung. In: Hähner-Rombach, Sylvelyn (Hg.): Quellen zur Geschichte der Krankenpflege. Mit Einführungen und Kommentaren. Frankfurt/Main 2008, S. 11–18.

Alltag in der Krankenpflege. In: Hähner-Rombach, Sylvelyn (Hg.): Quellen zur Geschichte der Krankenpflege. Mit Einführungen und Kommentaren. Frankfurt/Main 2008, S. 279–297.

Geschlechterverhältnisse in der Krankenpflege. In: Hähner-Rombach, Sylvelyn (Hg.): Quellen zur Geschichte der Krankenpflege. Mit Einführungen und Kommentaren. Frankfurt/Main 2008, S. 479–499.

Kommentar zur Quelle I,5 (I. Jahresbericht des Jüdischen Schwesternheims Stuttgart, 1905). In: Hähner-Rombach, Sylvelyn (Hg.): Quellen zur Geschichte der Krankenpflege. Mit Einführungen und Kommentaren. Frankfurt/Main 2008, S. 88–92.

Kommentar zur Quelle I,6 (Jüdisches Schwesternheim Stuttgart, Bestimmungen für die Schwestern, 1905). In: Hähner-Rombach, Sylvelyn (Hg.): Quellen zur Geschichte der Krankenpflege. Mit Einführungen und Kommentaren. Frankfurt/Main 2008, S. 93–99.

Kommentar zur Quelle I,7 (Die Pflege männlicher Kranker durch die Barmherzigen Schwestern, 1901). In: Hähner-Rombach, Sylvelyn (Hg.): Quellen zur Geschichte der Krankenpflege. Mit Einführungen und Kommentaren. Frankfurt/Main 2008, S. 100–103.

Kommentar zur Quelle I,8 (Anschreiben) und I,9 (Ärztliche Denkschrift betr. die katholische Ordens-Krankenpflege, 1904). In: Hähner-Rombach, Sylvelyn (Hg.): Quellen zur Geschichte der Krankenpflege. Mit Einführungen und Kommentaren. Frankfurt/Main 2008, S. 104–108.

Kommentar zur Quelle II,9 (Dieffenbach: Anleitung zur Krankenpflege, 1832). In: Hähner-Rombach, Sylvelyn (Hg.): Quellen zur Geschichte der Krankenpflege. Mit Einführungen und Kommentaren. Frankfurt/Main 2008, S. 199–204.

Kommentar zur Quelle II,10 (Hilfspflegerinnen-Verband. Ein neuer Frauenberuf, 1899) und II,11 (Hilfspflegerinnen-Verband, 1899). In: Hähner-Rombach, Sylvelyn (Hg.): Quellen zur Geschichte der Krankenpflege. Mit Einführungen und Kommentaren. Frankfurt/Main 2008, S. 205–208.

Kommentar zur Quelle II,12 (Bestimmungen des Hilfspflegerinnen-Verbandes, 1899). In: Hähner-Rombach, Sylvelyn (Hg.): Quellen zur Geschichte der Krankenpflege. Mit Einführungen und Kommentaren. Frankfurt/Main 2008, S. 209–212.

Kommentar zur Quelle II,13 (1. Rechenschaftsbericht des Hilfspflegerinnen-Verbandes, 1900). In: Hähner-Rombach, Sylvelyn (Hg.): Quellen zur Geschichte der Krankenpflege. Mit Einführungen und Kommentaren. Frankfurt/Main 2008, S. 213–215.

Kommentar zur Quelle II,14 (Pflegerinnenordnung des Hilfspflegerinnen-Verbandes, 1905). In: Hähner-Rombach, Sylvelyn (Hg.): Quellen zur Geschichte der Krankenpflege. Mit Einführungen und Kommentaren. Frankfurt/Main 2008, S. 216–221.

Kommentar zur Quelle III,34 (Heilstätte für Barmherzige Schwestern, 1904). In: Hähner-Rombach, Sylvelyn (Hg.): Quellen zur Geschichte der Krankenpflege. Mit Einführungen und Kommentaren. Frankfurt/Main 2008, S. 378–387.

Kommentar zur Quelle III,35 (Kinn: Vertrauliches Rundschreiben, 1909). In: Hähner-Rombach, Sylvelyn (Hg.): Quellen zur Geschichte der Krankenpflege. Mit Einführungen und Kommentaren. Frankfurt/Main 2008, S. 388–391.

Kommentar zur Quelle III,36 (Kinn: Vorschlag zum Kampfe gegen die übergroße Sterblichkeit, 1916). In: Hähner-Rombach, Sylvelyn (Hg.): Quellen zur Geschichte der Krankenpflege. Mit Einführungen und Kommentaren. Frankfurt/Main 2008, S. 392–395.

Kommentar zur Quelle III,37 (Tromp: Die Sterblichkeit der Schwestern des Diakonissenhauses, 1914). In: Hähner-Rombach, Sylvelyn (Hg.): Quellen zur Geschichte der Krankenpflege. Mit Einführungen und Kommentaren. Frankfurt/Main 2008, S. 396–398.

Kommentar zur Quelle III,38 (Caritasverband: Reichserhebung der Tb-Erkrankungen beim Pflegepersonal, 1928). In: Hähner-Rombach, Sylvelyn (Hg.): Quellen zur Geschichte der Krankenpflege. Mit Einführungen und Kommentaren. Frankfurt/Main 2008, S. 399–403.

Kommentar zur Quelle III,39 (Bekämpfung der Tb in den Orden der Barmherzigen Schwestern, 1914). In: Hähner-Rombach, Sylvelyn (Hg.): Quellen zur Geschichte der Krankenpflege. Mit Einführungen und Kommentaren. Frankfurt/Main 2008, S. 404–411.

Kommentar zur Quelle III,42 (Tätigkeit der Fürsorgeschwestern, 1914). In: Hähner-Rombach, Sylvelyn (Hg.): Quellen zur Geschichte der Krankenpflege. Mit Einführungen und Kommentaren. Frankfurt/Main 2008, S. 423–426.

Kommentar zur Quelle III,43 (Dienstanweisung für die Fürsorgeschwester, 1918). In: Hähner-Rombach, Sylvelyn (Hg.): Quellen zur Geschichte der Krankenpflege. Mit Einführungen und Kommentaren. Frankfurt/Main 2008, S. 428–435.

Kommentar zur Quelle IV,3 (Stangenberger: Unter dem Deckmantel der Barmherzigkeit, 1901). In: Hähner-Rombach, Sylvelyn (Hg.): Quellen zur Geschichte der Krankenpflege. Mit Einführungen und Kommentaren. Frankfurt/Main 2008, S. 513–518.

Einführung. In: Hähner-Rombach, Sylvelyn (Hg.): Alltag in der Krankenpflege: Geschichte und Gegenwart / Everyday Nursing Life: Past and Present. (=Medizin, Gesellschaft und Geschichte, Beiheft 32) Stuttgart 2009, S. 7–14.

Introduction. In: Hähner-Rombach, Sylvelyn (Hg.): Alltag in der Krankenpflege: Geschichte und Gegenwart / Everyday Nursing Life: Past and Present. (=Medizin, Gesellschaft und Geschichte, Beiheft 32) Stuttgart 2009, S. 15–22.

Kranke Schwestern. Umgang mit Tuberkulose unter dem Pflegepersonal 1890 bis 1930. In: Hähner-Rombach, Sylvelyn (Hg.): Alltag in der Krankenpflege: Geschichte und Gegenwart / Everyday Nursing Life: Past and Present. (=Medizin, Gesellschaft und Geschichte, Beiheft 32) Stuttgart 2009, S. 201–223.

Festsetzungen und Überschreitungen: Ein Blick auf Grenzen in der Geschichte der Pflege. In: Kozon, Vlastimil u. a. (Hg.): Geschichte der Pflege – Der Blick über die Grenze. Wien 2011, S. 11–31.

Warum Pflegegeschichte? In: Atzl, Isabel (Hg.): Who Cares? Geschichte und Alltag der Krankenpflege. Frankfurt/Main 2011, S. 23–31.

Probleme der Verberuflichung der Krankenpflege im Deutschen Reich Ende des 19., Anfang des 20. Jahrhunderts im Vergleich mit den Vereinigten Staaten – Ein Diskussionsbeitrag. In: Medizinhistorisches Journal 47 (2012), S. 129–159.

Kommentar zum Aufsatz von Hilde Steppe: Dienen ohne Ende. Die historische Entwicklung der Arbeitszeit in der Krankenpflege in Deutschland (zus. mit Heinrich Recken). In: Pflege. Die wissenschaftliche Zeitschrift für Pflegeberufe 25 (2012), S. 133–135.

»Die Krankenpflege ist weiblich …«. Über ein altes Stereotyp, das schon lange nicht mehr haltbar ist. In: Switchboard. Zeitschrift für Männer und Jungenarbeit 25 (2013), H. 203, S. 16–18.

Geschlechterkampf in der Pflege. Ein historischer Blick auf den Beginn des 20. Jahrhunderts. In: Dr. med. Mabuse 39 (2014), H. 210, S. 51–53.

Arm, weiblich, wahnsinnig. Ursachen geistiger Erkrankung von Frauen im 19. Jahrhundert. In: LVR-Dezernat Kultur und Umwelt (Hg.): Geschlecht. Psychiatrie. Gesellschaft. Interdisziplinäre Perspektiven auf ein Forschungsfeld (Tagungsdokumentation). Köln 2014, S. 9–14.

Von der Salutogenese zum Gesundheitsdiktat. In: Badura, Bernhard u. a. (Hg.): Fehlzeiten-Report 2014. Erfolgreiche Unternehmen von morgen – gesunde Zukunft gestalten. Zahlen, Daten, Analysen aus allen Branchen der Wirtschaft. Heidelberg 2014, S. 221–228.

»Die praktische Außenarbeit in der Tuberkulosefürsorge steht und fällt mit der Tuberkulosefürsorgeschwester«. Anforderungen in der ambulanten Versorgung: Das Beispiel der Tuberkulosefürsorgerinnen im ersten Drittel des 20. Jahrhunderts. In: Medizin, Gesellschaft und Geschichte 32 (2014), S. 93–110.

Einführung. In: Hähner-Rombach, Sylvelyn (Hg.): Geschichte der Prävention. Akteure, Praktiken, Instrumente. (=Medizin, Gesellschaft und Geschichte, Beiheft 54) Stuttgart 2015, S. 7–13.

Von der Milchausgabe zum Darmscreening. Angebote und Praktiken werksärztlicher Prävention nach dem Zweiten Weltkrieg am Beispiel der BASF Ludwigshafen. In: Hähner-Rombach, Sylvelyn (Hg.): Geschichte der Prävention. Akteure, Praktiken, Instrumente. (=Medizin, Gesellschaft und Geschichte, Beiheft 54) Stuttgart 2015, S. 41–70.

Männer in der Geschichte der Krankenpflege. Zum Stand einer Forschungslücke. In: Medizinhistorisches Journal 50 (2015), H. 1+2, S. 123–148.

Wie Frauen im 19. Jahrhundert zu Patientinnen der Psychiatrie wurden. In: Kerbe. Forum für soziale Psychiatrie 33 (2015), H. 3, S. 36–38.

Die ersten 100 Jahre. In: BASF SE Arbeitsmedizin und Gesundheitsschutz (GUA) (Hg.): 150 Jahre Arbeitsmedizin und Gesundheitsschutz in der BASF Ludwigshafen am Rhein 1866 bis 2016. Ludwigshafen am Rhein 2016, S. 9–56.

Neue Forschungsliteratur und Quellen zur Geschichte der Pflege im Überblick. In: Hähner-Rombach, Sylvelyn (Hg.): Quellen zur Geschichte der Krankenpflege. Mit Einführungen und Kommentaren. 4., erw. Aufl. Frankfurt/Main 2017, S. 13–32.

(zusammen mit Karen Nolte) Introduction: Patients and Social Practice of Psychiatric Nursing in the 19th and 20th Century. In: Hähner-Rombach, Sylvelyn; Nolte, Karen (Hg.): Patients and Social Practice of Psychiatric Nursing in the 19th and 20th Century. (=Medizin, Gesellschaft und Geschichte, Beiheft 66) Stuttgart 2017, S. 7–13.

Children and Young People in the Post-War Period as Patients in Psychiatric Child Observation Units. The Example of Innsbruck. In: Hähner-Rombach, Sylvelyn; Nolte, Karen (Hg.): Patients and Social Practice of Psychiatric Nursing in the 19th and 20th Century. (=Medizin, Gesellschaft und Geschichte, Beiheft 66) Stuttgart 2017, S. 91–109.

Patientinnen und Patienten der Kinderbeobachtungsstation Innsbruck: Einweisung und Aufenthalt zwischen 1949 und 1989 im Spiegel der Krankenakten. In: Medizinhistorisches Journal 52 (2017), S. 308–351.

(zusammen mit Pierre Pfütsch) Einführung. In: Hähner-Rombach, Sylvelyn; Pfütsch, Pierre (Hg.): Entwicklungen in der Krankenpflege und in anderen Gesundheitsberufen nach 1945. Ein Lehr- und Studienbuch. Frankfurt/Main 2018, S. 7–11.

Historischer Rahmen. In: Hähner-Rombach, Sylvelyn; Pfütsch, Pierre (Hg.): Entwicklungen in der Krankenpflege und in anderen Gesundheitsberufen nach 1945. Ein Lehr- und Studienbuch. Frankfurt/Main 2018, S. 12–28.

Aus- und Weiterbildung in der Krankenpflege in der Bundesrepublik Deutschland nach 1945. In: Hähner-Rombach, Sylvelyn; Pfütsch, Pierre (Hg.): Entwicklungen in der Krankenpflege und in anderen Gesundheitsberufen nach 1945. Ein Lehr- und Studienbuch. Frankfurt/Main 2018, S. 146–194.

Quantitative Entwicklung des Pflegepersonals. In: Hähner-Rombach, Sylvelyn; Pfütsch, Pierre (Hg.): Entwicklungen in der Krankenpflege und in anderen Gesundheitsberufen nach 1945. Ein Lehr- und Studienbuch. Frankfurt/Main 2018, S. 195–219.

Routinen psychiatrischer Begutachtung von Kindern und Jugendlichen in einer Beobachtungsstation zwischen 1949 und 1989. In: Hitzke, Diana; Schmolinsky, Sabine; Stahl, Heiner (Hg.): Taktungen und Rhythmen. Raumzeitliche Perspektiven interdisziplinär. Berlin; Boston 2018, S. 109–141.

Mothers on Children's Wards: Conflicts in German Paediatric Care from the mid-1950s to the late 1970s. In: Pfütsch, Pierre (Hg.): Marketplace, Power, Prestige. The Healthcare Professions' Struggle for Recognition (19th–20th Century). Stuttgart 2019, S. 97–136.

MEDIZIN, GESELLSCHAFT UND GESCHICHTE 37, 2019, 19–60, FRANZ STEINER VERLAG

Kriegskrankenpflege im Zweiten Weltkrieg durch das Deutsche Rote Kreuz und die konfessionelle Krankenpflege am Beispiel der Kaiserswerther Diakonie

Astrid Stölzle

Summary

Nursing in World War II provided by the German Red Cross and confessional nursing based on the example of the Kaiserswerth Deaconesses

Since the Imperial Wars, civil nurses had been deployed to military hospitals as part of a ›voluntary care provision‹. Despite the National Socialists' rejection of the Church, the motherhouses of the confessional welfare organisations were called upon, too, to serve in WWII – in addition to the sisterhoods of the German Red Cross (DRK). They were, however, mainly sent to the auxiliary hospitals at home to maintain medical provision there, while the Red Cross sisters worked in the military hospitals in the occupied territories.

Based on the example of the Kaiserswerth Deaconesses and their letters to the motherhouse, the sisters' work and tasks as well as their views on the war have been scrutinised and, in a next step, compared with the experiences and perceptions of the Red Cross sisters in the occupied territories.

Their diverse angles with regard to their deployment, at the front or at home, on the one hand and their affiliation to either secular or religious organisations on the other reveal both differences and similarities in the way they experienced the war.

Einführung

Thema

Unter dem institutionellen Dach der »freiwilligen Krankenpflege« wurde seit den Reichskriegen[1] der Einsatz ziviler Pflegekräfte in den Kriegslazaretten organisiert. Im Zuge der militärischen Entwicklungen waren sie im Zweiten Weltkrieg nicht mehr nur im Heer, sondern auch bei der Luftwaffe, Marine und spätestens seit Juli 1943 bei der Schutzstaffel (SS) beschäftigt. Zumindest

---

1   Dazu zählen der Deutsch-Dänische Krieg 1864, Preußisch-Österreichische Krieg 1866 und Deutsch-Französische Krieg 1870/71. Zur Kriegskrankenpflege während der Reichskriege vgl. auch Büttner (2013).

zwischen Januar 1941 und Oktober 1942 stellte das Deutsche Rote Kreuz
(DRK) in diesem Rahmen zudem Personal für den »Sicherheits- und Hilfs-
dienst«, einen Teil des zivilen Luftschutzes, zur Verfügung. Neben den durch
das »Gesetz über das Deutsche Rote Kreuz«[2] von 1937 zu »nationalsozialistischen Sanitätskorps«[3] ernannten Schwesternschaften und Bereitschaften des
DRK waren auch die Schwesternschaften und Mutterhäuser der konfessionellen Wohlfahrtsverbände strukturell in die Lazarettarbeit eingebunden. Letztere
waren hauptsächlich für die Reservelazarette geplant, um den Sanitätsbetrieb
in der Heimat aufrechtzuerhalten, während die Schwestern des DRK in den
Kriegslazaretten der besetzten Gebiete arbeiteten.

Aufgrund des zu erwartenden hohen Bedarfs an Schwestern wurde das
Berufsbild der Krankenschwester von den Nationalsozialisten bereits im Vorfeld des Krieges propagandistisch sowohl für die zivile Pflege als auch für
den Sanitätsdienst idealisiert. Die Krankenschwester wurde in der öffentlichen
Werbung als selbständige und gutausgebildete, selbstbewusste Frau dargestellt.
Während des Krieges war sie für die Ärzte insbesondere im Sanitätsdienst unentbehrlich. Dies galt auch für die konfessionellen Schwestern in der Heimat,
die sich, tief in ihrer religiösen Gemeinschaft verwurzelt, nicht den Idealen der
Nationalsozialisten verschrieben hatten.

Forschungsstand zur Kriegskrankenpflege im Zweiten Weltkrieg

Unter Krankenpflege im Zweiten Weltkrieg fasst die pflegegeschichtliche Forschungsliteratur sowohl die militärische freiwillige Krankenpflege als auch die
Pflege für die Zivilbevölkerung zusammen. Zum näheren Verständnis soll im
Folgenden von der »Krankenpflege im Krieg« gesprochen werden, wenn es
sich um die Pflege der zivilen Bevölkerung in den Krankenanstalten, Gemeinden usw. handelt. Im Gegensatz hierzu ist die Kriegskrankenpflege[4] dadurch
definiert, dass die Pflegenden im Rahmen der freiwilligen Krankenpflege für
die Wehrmacht in den Heimat- und Feldlazaretten arbeiteten. Beide Einsatzbe-
reiche, sowohl die zivilen Einrichtungen als auch die militärischen Lazarette,
wurden von zivilen Krankenschwestern bestritten. Zwar wurde insbesondere
die DRK-Schwester schon im Vorfeld des Krieges zur »Wehrmachtschwester«[5]
erhoben, den Militärstatus für Krankenschwestern wie in den USA oder Großbritannien gab es im Deutschen Reich jedoch nicht.

Das Thema Kriegskrankenpflege im Zweiten Weltkrieg wurde Anfang
der 1960er Jahre zum ersten Mal von Friedrich Forrer aufgegriffen. Dargestellt werden die Aktivitäten des DRK im Krieg und die Erlebnisse von
DRK-Schwestern. Seine Monographie genügt allerdings wissenschaftlichen

---

2   Vgl. Riesenberger (2002), S. 305.
3   Vgl. Riesenberger (2002), S. 314.
4   Dieser Begriff, der die Pflege im Rahmen der freiwilligen Krankenpflege im Krieg be-
     inhaltet, taucht bereits vor dem Ersten Weltkrieg auf, z. B. in Criegern-Thumitz (1890).
5   Tewes (2016), S. 31.

Ansprüchen nicht, da die Quellen- und Literaturhinweise fehlen.[6] Eine Monographie, die 1992 erschienen ist und sowohl die Krankenpflege im Krieg als auch die Kriegskrankenpflege behandelt, liegt von Liselotte Katscher vor.[7] Sie untersucht anhand der Schwesternschaft des evangelischen Diakonievereins die Belastungen und Probleme, die sich (innerhalb der Schwesternschaft) in der Kriegszeit ergaben. Untersuchungsgegenstand sind auch hier die zivilen Schwestern, darunter diejenigen der freiwilligen Krankenpflege.

Ein immer noch aktueller Überblick zur Kriegskrankenpflege im Zweiten Weltkrieg findet sich in dem im Jahr 2011 erschienenen Forschungsbericht zu »Medizin und Nationalsozialismus«, hier im Unterkapitel »Kriegskrankenpflege« von Robert Jütte.[8] Ein Jahr später erschien die Monographie »Medizin in der NS-Diktatur«[9] von Wolfgang U. Eckart. Das Kapitel »Nationalsozialistische Krankenpflege« behandelt in einem Unterkapitel die Krankenpflege im Krieg. In einem allgemeinen Abriss werden die Organisationsstrukturen der Schwesternverbände und deren Gleichschaltung durch das Rote Kreuz erläutert.

In dem ursprünglich von Hilde Steppe herausgegebenen Sammelband zur »Krankenpflege im Nationalsozialismus« behandelt in der 10. Auflage Daniela Duesterberg sowohl die Kriegskrankenpflege als auch die Krankenpflege im Krieg.[10] Hier wird auf die Veränderungen innerhalb der einzelnen Schwesternschaften, die Rahmen- und Arbeitsbedingungen in der freiwilligen Krankenpflege sowie die Organisation des DRK, den Schwesternmangel in den Krankenanstalten und dessen Auswirkungen eingegangen.

Ludger Tewes, dessen Monographie 2016 erschienen ist, untersucht den Einsatz der Rotkreuzschwestern in den Sanitätseinheiten der besetzten Gebiete.[11] Eine zentrale Frage ist hier die nach der Bedeutung des Einsatzes in der nationalsozialistischen Gesellschaft aus der Sicht der Wehrmacht. Kernaussage seiner Untersuchung ist, dass die Mitwirkung der Schwestern in den Kriegslazaretten zur Verlängerung des Krieges beitrug, da ein Drittel bis ein Viertel der verwundeten und erkrankten Soldaten wieder zur Front zurückkehren konnte.[12] Vertiefende Forschungsergebnisse beispielsweise zur Rolle der Krankenschwestern in der Verwundeten- bzw. Krankenpflege oder ihrer autonomen Arbeitsweise im Krieg, die seine These rechtfertigen würden, fehlen allerdings.

Neben der Sekundärliteratur zur Kriegskrankenpflege gibt es im deutschsprachigen Raum Quellensammlungen, Briefe und Erinnerungsliteratur[13] zu diesem Thema. Zu nennen ist zum Beispiel die Quellensammlung »Frontschwestern und Friedensengel« von Birgit Panke-Kochinke und Monika

---

6   Forrer (1962).
7   Katscher (1992).
8   Jütte u. a. (2011), S. 99 f.
9   Eckart (2012), S. 189–204.
10 Duesterberg (2013).
11 Tewes (2016), S. 21.
12 Tewes (2016), S. 473.
13 Z. B. Wortmann (1995); Schade-Bartkowiak (1989); Ochsenknecht (2004).

Schaidhammer-Placke.[14] Die Ego-Dokumente wie zum Beispiel Briefe, Tagebücher und Auszüge aus veröffentlichten oder transkribierten Erinnerungen bleiben allerdings unreflektiert. Im kommentierten Quellenband zur Geschichte der Krankenpflege, herausgegeben von Sylvelyn Hähner-Rombach, wird auch auf weiterführende Literatur hingewiesen. Eine Edition mit 114 Briefen einer Rotkreuzschwester wurde von Sibylle Penkert, der Tochter der Briefautorin, und dem Historiker Jens Ebert herausgegeben und mit einer Einleitung versehen.[15] Eine historische Auswertung der obengenannten Quellensammlungen bzw. -editionen erfolgte bislang noch nicht. Sie werden daher für den vorliegenden Beitrag herangezogen. Schließlich ist noch eine edierte und kommentierte Briefsammlung einer Schwesternhelferin zu nennen, die an der Ostfront in Soldatenheimen gearbeitet hatte. Der Briefwechsel zwischen ihr und ihrer Familie ist vollständig erhalten.[16]

Aus Großbritannien, den USA und Kanada liegen, im Vergleich zum deutschsprachigen Raum, sehr viel mehr Arbeiten vor. Meist geht es den Autorinnen und Autoren darum, anhand persönlicher Befragungen (Oral History) ehemaliger Militärschwestern das Erlebte festzuhalten.[17] In den USA ist die Teilnahme der Militärschwestern an den europäischen, amerikanischen und asiatischen Kriegsschauplätzen erst im vergangenen Jahrzehnt aufgegriffen worden. Die Kriegsschwestern des Zweiten Weltkriegs seien, so die Autorinnen Evelyn Monahan und Rosemary Neidel-Greenlee in ihrem im Jahr 2003 veröffentlichten Buch, nie in das Bewusstsein der amerikanischen Bevölkerung getreten.[18] Außerdem hätten weder die militärischen noch die staatlichen Institutionen Unterlagen zu den Kriegsschwestern aufbewahrt.[19]

Im Gegensatz zu den amerikanischen wurden britische Schwestern bereits 1939 mit dem Kriegseintritt Großbritanniens eingesetzt. Auch den britischen Historikern geht es darum, die Erlebnisse der Schwestern für diese selbst und die nachkommenden Generationen wachzuhalten sowie ein Bewusstsein für ihre Leistung zu schaffen.[20]

Jüngst sind von der britischen Historikerin Jane Brooks thematisch vertiefende Arbeiten erschienen.[21] In einem im Jahr 2012 veröffentlichten Artikel untersucht sie die pflegerischen und medizinischen Schwierigkeiten vor allem im Hinblick auf die Ernährung der befreiten Insassen von Bergen-Belsen.[22] In einem 2014 erschienenen Aufsatz diskutiert Brooks, wie die professionelle

---

14 Brandt/Katholisches Militärbischofsamt (2001); Panke-Kochinke/Schaidhammer-Placke (2002); Hähner-Rombach (2008).
15 Penkert (2006).
16 Paulus/Röwekamp (2015).
17 Vgl. hierzu für Großbritannien McBryde (1985); Taylor (1997); Starns (2000); für die USA Jackson (2000); Monahan/Neidel-Greenlee (2003); für Kanada Toman (2012).
18 Vgl. Monahan/Neidel-Greenlee (2003), S. 3; vgl. zur Vernachlässigung der Kriegsschwestern in der Forschung auch Jackson (2000), S. XI.
19 Vgl. Monahan/Neidel-Greenlee (2003), S. 3.
20 Vgl. z. B. McBryde (1985); Tomblin (1996); Starns (2000); Taylor (1997).
21 Vgl. Brooks (2018).
22 Vgl. Brooks (2012).

Pflege von Typhuspatienten, in einer Zeit ohne Antibiotika und in den einfachen Verhältnissen von Krisengebieten, im Rahmen der Möglichkeiten durchgeführt werden konnte.[23] In einer weiteren Studie aus dem Jahr 2015 geht es um die Arbeit der Kriegskrankenschwestern als »Therapeutikum« im Wüstenkrieg. Brooks zeigt, dass Pflege auch in einer feindseligen Umgebung wie der Wüste Heilungsprozesse unterstützen kann.[24] In ihrem 2017 veröffentlichten Buchbeitrag zur Nahrungsaufnahme als einer in Vergessenheit geratenen Pflegepraxis (»Feeding as forgotten practice«) demonstriert Brooks, wie Schwestern in der Kriegskrankenpflege durch die Beschaffung und die Verabreichung von Nahrung zur Gesundung der zivilen und militärischen Patienten beitrugen.[25] In ihrem 2019 erschienenen Artikel zur Pflege von Soldaten mit psychologischen Traumata durch Schwestern untersucht Brooks schließlich, wie diese ohne die entsprechende Ausbildung, jedoch mit »gesundem Menschenverstand«, Mitgefühl und Verständnis den traumatisierten Soldaten helfen konnten.[26]

Eine analytische Studie zu den kanadischen Kriegsschwestern liegt von Cynthia Toman vor.[27] Neben Genderaspekten zur Rolle der Militärschwestern in einem männlichen Sektor innerhalb der Kriegsmaschinerie untersucht sie auch den bestehenden Rassismus, der dazu führte, dass unter den rund 4.000 Militärschwestern keine farbigen Schwestern waren.

Erkenntnisinteresse und Fragestellungen

Angesichts der Tatsache, dass es im deutschsprachigen Raum im internationalen Vergleich nur wenig Forschungsliteratur zur Kriegskrankenpflege im Zweiten Weltkrieg gibt, stellt sich zunächst die Frage, inwiefern dieses Thema für den Zweiten Weltkrieg und für die Pflegegeschichte wichtig ist, da die Reichskriege und der Erste Weltkrieg, Letzterer auch auf internationaler Ebene, ausführlich behandelt worden sind.

Zunächst gilt es festzuhalten, dass auch im Zweiten Weltkrieg die Krankenpflege für die Zeitgenossen von großer Bedeutung war. Die Notwendigkeit der Untersuchung der Krankenpflege im Zweiten Weltkrieg ergibt sich schließlich auch aus dessen Charakteristiken. Grundsätzliche Merkmale sind das Ausmaß des seit 1943 so genannten »Totalen Kriegs«, der sich auch auf die »Heimatfront« auswirkte, und die nationalsozialistische Ideologie. Deren Einfluss auf die Kriegskrankenpflege wird zwar von Ludger Tewes berücksichtigt, jedoch beschränkt er sich ausschließlich auf die DRK-Schwestern in den besetzten Gebieten.[28] Ein Vergleich mit den konfessionellen Schwestern in der

---

23 Vgl. Brooks (2014), S. 1510.
24 Vgl. Brooks (2015).
25 Vgl. Brooks (2017), S. 63.
26 Vgl. Brooks (2019), S. 46.
27 Toman (2012).
28 Tewes (2016).

Heimat fehlt bislang. Die Differenzierung der DRK-Schwestern und der konfessionellen Schwestern hinsichtlich ihrer Einsatzorte in Heimat und Front ist jedoch notwendig, da sie eine unterschiedliche Wahrnehmung wiedergeben. Während die DRK-Schwestern in den besetzten Gebieten eingesetzt waren, blieben die konfessionellen Schwestern in den Heimatlazaretten. Ihre unterschiedlichen Erfahrungen und Wahrnehmungen sollen daher hinsichtlich des Aspekts »Raum« untersucht werden.

Anhand der amtlichen Quellen wird analysiert, welche Erfahrungen in Bezug auf die Vorbereitung der Schwestern auf den kommenden Krieg von der nationalsozialistischen Führung genutzt und wie diese umgesetzt worden sind. Hier stellt sich weiterhin die Frage, wie gut der nationalsozialistische Staat bezüglich der Pflege auf einen langen Krieg vorbereitet war und welche Rolle die kirchlichen Pflegekräfte trotz des Kirchenkampfs in seinen Kriegsplänen spielten.

Einer der zentralen Unterschiede des Zweiten Weltkriegs zum Ersten Weltkrieg ist, wie erwähnt, das Ausmaß des »Totalen Kriegs«. Die Bombardierungen, die stärker werdenden Verluste an den unterschiedlichen Fronten und der damit verbundene Schwesternmangel leiten zu der Frage, ob und, wenn ja, wie dieser ausgeglichen werden konnte. Hier stellen sich konkret die Fragen, welche Werbestrategien für den Pflegeberuf entwickelt wurden und was unternommen wurde, um das Personal zum Durchhalten zu motivieren.

Aus der Perspektive der Krankenschwestern geht es weniger um die konkrete Darstellung des Pflegealltags als vielmehr um die subjektiven Erfahrungen, die die einzelnen Schwestern machten und die sie für erwähnenswert hielten. In diesem Zusammenhang können die Einstellung zum Nationalsozialismus, deren Wandlung und der Durchhaltewillen bzw. das Durchhaltevermögen des Pflegepersonals herausgearbeitet werden.

Weiterhin entscheidend ist die politische und religiöse Zugehörigkeit der Schwestern. Zumindest liegt bei den Diakonissen eine zweifelsfrei ausgeprägte Religionszugehörigkeit vor, während es bei den DRK-Schwestern nicht eindeutig festzustellen ist, ob und, wenn ja, wie sie es »mit dem Christentum hielten« und inwieweit sie durch ihre Mitgliedschaft beim Bund Deutscher Mädel (BDM) nationalsozialistisch erzogen wurden oder nicht. Ihre Haltung zum Krieg spiegelt sich in wenigen Ego-Dokumenten mit deutlichen Worten wider.

Ziel ist es, zu zeigen, welche Rolle die Kriegskrankenpflege für den Nationalsozialismus spielte und, umgekehrt, welchen Einfluss die nationalsozialistische Ideologie auf die Krankenpflege hatte. In diesem Zusammenhang soll herausgefiltert werden, welche Professionalisierungstendenzen bzw. Deprofessionalisierungstendenzen erkennbar waren.

Quellen

Für die Rahmenbedingungen der Kriegskrankenpflege auf der politischen und organisatorischen Ebene wurden hauptsächlich Quellen aus dem Bundesarchiv in Berlin und dem Archiv des Deutschen Caritasverbandes in Freiburg, dem Archiv des Verbandes der Schwesternschaften vom Roten Kreuz sowie dem Archiv der Kaiserswerther Diakonie ausgewertet. Zur Verfügung stehen die Korrespondenzen mit den Staatsämtern, dem DRK und der Kaiserswerther Diakonie.

Der zweite Teil des Aufsatzes stützt sich hauptsächlich auf Ego-Dokumente des Pflegepersonals. Zur Auswertung der Erfahrungen der DRK-Schwestern wurden 106 Briefe, ein Tagebuch und ein im Jahr 1988 verfasster Erinnerungsbericht aus dem Bestand der Badischen Schwesternschaft herangezogen, außerdem 158 Briefe und zwei Tagebücher aus dem Tagebucharchiv in Emmendingen und schließlich 114 (edierte) Briefe einer Schwester. Diese Briefe zeichnen sich durch die Besonderheit aus, dass die Autorin sich, im Gegensatz zu den anderen, offen zum Nationalsozialismus bekannte und konsequent danach zu leben schien. Alle anderen Autorinnen waren in ihrer Ausdrucksweise moderater.

Der größte Teil der Ego-Dokumente stammt von der Ostfront und wurde, mit Ausnahme der Briefe und Tagebücher aus der Badischen Schwesternschaft, noch nicht wissenschaftlich ausgewertet.

Aus dem Archiv der Kaiserswerther Diakonie liegen 496 Briefe von Diakonissen aus den Heimatlazaretten in Soest, Herford, Trier, Bedburg-Hau und Essen vor. Weiterhin existieren als Antwortschreiben auf die Schwesternbriefe 145 Briefe der Kaiserswerther Direktion. Damit ist dieses Konvolut nahezu vollständig erhalten geblieben. Anders als bei einzelnen Briefen, deren Inhalte nicht in einen Kontext einzuordnen sind, wird anhand des geschlossenen Konvoluts zu verschiedenen Aspekten ein Verlauf erkennbar. Die Kaiserswerther Briefe stehen daher auch stellvertretend für alle konfessionellen Briefe.

Die Entwicklung der freiwilligen Krankenpflege von den Reichskriegen bis zum Zweiten Weltkrieg

Die organisierte Pflege Kriegsverwundeter und -kranker ist historisch gesehen noch relativ jung. Die sogenannte »freiwillige Krankenpflege«, das heißt die staatlich geregelte Mitwirkung im militärischen Sanitätsdienst durch ausgebildetes ziviles Pflegepersonal, entstand erst im 19. Jahrhundert. An dieser Entwicklung waren die britische Krankenschwester Florence Nightingale (1820–1910) und der Schweizer Geschäftsmann Henry Dunant (1828–1910) maßgeblich beteiligt. Im Krimkrieg (1853–1856) bzw. nach der Schlacht von Solferino (1859) wurden sie mit den Missständen in der Pflege verwundeter Soldaten konfrontiert. Bemerkenswert ist, dass sie diese Not international bekanntmachten. Wie Abhilfe geschaffen werden konnte, darüber vertraten sie unterschiedliche Ansichten.[29] Während Florence Nightingale dafür plädierte, dass der Staat das militärische Sanitätswesen verbessern sollte[30], war Henry Dunant für eine temporäre Bereitstellung von zivilen Krankenpflegerinnen,

---

29   Vgl. Büttner (2013), S. 80.
30   Vgl. Büttner (2013), S. 70.

die den militärischen Sanitätsdienst ergänzen sollten. Dunant regte schließlich die Gründung von Hilfsorganisationen an.[31] Auf seine Initiative hin fand 1863 in Genf eine internationale Zusammenkunft statt, die als die Geburtsstunde des Roten Kreuzes gilt.[32] In den darauffolgenden Jahren bildeten sich Rotkreuz-Vereine, die sich im Ersten Weltkrieg nach jahrzehntelanger Vorbereitung erstmals in großem Umfang am militärischen Sanitätsdienst im Rahmen der freiwilligen Krankenpflege beteiligten.

Im Zuge des Friedensvertrags von Versailles im Jahr 1919, der eine eingeschränkte Berufsarmee vorsah und die Wehrpflicht abschaffte, wurde die freiwillige Krankenpflege nicht weiter ausgebaut. Ihre Aufgabe war nun darauf beschränkt, im Falle »innerer Notstände«[33] zur Verfügung zu stehen. Die Hilfsgesellschaften widmeten sich ausschließlich den Friedensaufgaben in der Krankenpflege.[34] Rekrutierungspläne wie in den Jahren vor dem Ersten Weltkrieg waren daher nicht im Gespräch.

Mit der Machtergreifung der Nationalsozialisten gewann die freiwillige Krankenpflege für den Staat angesichts neuer Kriegspläne wieder an Bedeutung. Im Mittelpunkt des Interesses stand das DRK. Die neue Satzung vom 1. Januar 1938, mit Hitler als Schirmherr des Verbandes, verpflichtete das DRK zur Mithilfe im militärischen Sanitätsdienst der Wehrmacht.[35] Voraussetzung für die angehende DRK-Schwester war zunächst die Mitgliedschaft im BDM. Später sollte sie dem Deutschen Frauenwerk beitreten. Diejenigen DRK-Schwestern, die die Führungsebene anstrebten, mussten Mitglied der Partei oder der NS-Frauenschaft sein und an ideologischen Anleitungen der »Abteilung Rassenpolitische Schulung« teilnehmen.[36]

Zu den weiteren Maßnahmen gehörte, in Vorbereitung auf einen Krieg, eine als notwendig erachtete Erhöhung der Anzahl an Schwestern, die eine entsprechende fachliche und ideologische Ausbildung erhalten sollten. Ab 1937 erhielten DRK-Schwestern eine Weiterbildung für den Sanitätsdienst.[37]

Dem DRK standen etwa 9.000 bis 10.000 Vollschwestern für den Einsatz in der Wehrmacht zur Verfügung. Bei der Mobilmachung sollten zusätzlich ca. 13.000 bis 15.000 Ersatzschwestern, ehemalige Hilfsschwestern[38], die in die Kriegslazarette ziehenden Vollschwestern in der Heimat ersetzen[39].

In der Heimat arbeiteten die Schwestern in den Reservelazaretten des Heeres, der Luftwaffe und der Marine. Einrichtungen, die dazu vollständig oder teilweise in Anspruch genommen werden konnten, waren Krankenan-

---

31 Vgl. Büttner (2013), S. 80.
32 Vgl. Büttner (2013), S. 74 f.
33 Vgl. Napp (1938), S. 86.
34 Vgl. Napp (1938), S. 86.
35 Riesenberger (2002), S. 298 und S. 314.
36 Rassenpolitische Schulungen zur Rassenhygiene, Erbbiologie und Eugenik fanden bereits seit 1935 für Schwestern und Ärzte statt. Vgl. Riesenberger (2002), S. 294–305.
37 Vgl. Riesenberger (2002), S. 307.
38 Hilfsschwestern absolvierten eine dreimonatige Ausbildung mit anschließendem Examen. Vgl. dazu Aktennotiz vom 3. Februar 1939. ADCV, 081/01–325.
39 Vgl. Aktennotiz vom 3. Februar 1939. ADCV, 081/01–325.

stalten aller Art, außerdem Schulen, Gaststätten und andere Beherbergungsbetriebe. In den Krankenhäusern wurde das dortige Pflegepersonal vom Reservelazarett der Wehrmacht übernommen.

Idealisierung des Schwesternberufs in der Schwesternwerbung und Schwesternpropaganda

Zivile Krankenpflege im Vorfeld des Krieges

In einem Schreiben der Nationalsozialistischen Deutschen Arbeiterpartei (NSDAP) vom 23. Juni 1939 heißt es im Zusammenhang mit der Errichtung von Krankenpflegeschulen: »Die Erhaltung und Förderung des Krankenpflegenachwuchses ist eine der wichtigsten Aufgaben von Partei und Staat auf dem Gebiete der Volksgesundheit.«[40] Mit aufwendiger Schwesternwerbung und -propaganda[41] versuchte die NSDAP, dem vorherrschenden Mangel an solchen Pflegekräften, die ihrer Ideologie entsprachen, entgegenzuwirken. Das Ziel der Nationalsozialisten war daher, aus »politischen Gründen«[42] die weltlichen Verbände zu fördern.

Mit 150.000 Pflegekräften sei, nach Berechnungen der Oberin im Fachausschuss für Schwesternwesen, Karin Huppertz (1894–1978), aus dem Jahr 1941[43], der Bedarf zwar gedeckt. Doch fielen davon 100.000 Pflegende auf die konfessionellen Verbände und nur 50.000 auf die von den Nationalsozialisten favorisierten weltlichen Schwestern.[44]

Die Gründe, die dem Mangel an weltlichem Pflegepersonal zugrunde lagen, waren Huppertz' Meinung nach unterschiedlicher Natur. In ihrem Referat über die »Schwesternprobleme der Gegenwart«[45] nennt Huppertz als wesentliche Ursache den aus den Kriegsjahren 1914 bis 1918 resultierenden Geburtenrückgang[46]. Die Statistik prognostiziere überdies eine »Überalterung der Gesellschaft«.[47] Durch den bestehenden Mangel an Nachwuchs würde es folglich auch in einigen Jahren an Schwestern fehlen.[48]

---

40 Vgl. Schreiben vom 23. Juni 1939. BArchLichterfelde, Bestand NS 25–1070.
41 Vgl. die Ausführungen zur Schwesternwerbung in diesem Kapitel.
42 Vgl. Schreiben vom 12. Oktober 1944. BArchLichterfelde, Bestand R 1501–2959.
43 Vgl. Aufsatz von Karin Huppertz. Nach dem Referat gehalten am 5. Juli 1941. BArchLichterfelde, Bestand R 35–976, S. 2.
44 Vgl. Aufsatz von Karin Huppertz. Nach dem Referat gehalten am 5. Juli 1941. BArchLichterfelde, Bestand R 35–976, S. 3.
45 Vgl. Aufsatz von Karin Huppertz. Nach dem Referat gehalten am 5. Juli 1941. BArchLichterfelde, Bestand R 35–976.
46 Vgl. Aufsatz von Karin Huppertz. Nach dem Referat gehalten am 5. Juli 1941. BArchLichterfelde, Bestand R 35–976, S. 2.
47 Vgl. Aufsatz von Karin Huppertz. Nach dem Referat gehalten am 5. Juli 1941. BArchLichterfelde, Bestand R 35–976, S. 3.
48 Vgl. Aufsatz von Karin Huppertz. Nach dem Referat gehalten am 5. Juli 1941. BArchLichterfelde, Bestand R 35–976, S. 3.

Ein weiteres wesentliches Problem sah die Oberin in der Tatsache, dass der Krankenpflegeberuf, soweit es die weltlichen Schwestern betraf, ein »Durchgangsberuf«[49] sei. Die weltlichen Krankenschwestern würden im Durchschnitt nur fünf Jahre im Dienst bleiben.[50] Bestätigt wurde dies anhand einer Statistik, die 1944 veröffentlicht wurde. Bei der kurzen Verweildauer in den weltlichen Verbänden sei, so Huppertz, der Nachwuchsbedarf dort besonders hoch im Gegensatz zu den konfessionellen Verbänden, bei denen die Schwestern ein Leben lang bleiben würden.[51] Die jährlichen Austritte beliefen sich unter den weltlichen Schwestern auf 40, stellenweise auf 50 Prozent. Schon während der Ausbildung würde ein Drittel der Lernschwestern wegen Verheiratung ausscheiden.[52] Als »Abwanderungsgebiete« der ausgebildeten Schwestern seien führende Positionen im Reichsarbeitsdienst sehr beliebt.[53] Insgesamt, so konstatierte die Oberin, müssten zur Bedarfsdeckung jährlich 30.000 Nachwuchsschülerinnen ausgebildet werden.[54] Zwar wurde zur Gegensteuerung von der NSDAP die Schwesternwerbung initiiert. Diese sei jedoch in den letzten Jahren in »ungeeigneter Weise« vorgenommen worden, da Mädchen angesprochen worden wären, die »vom Wesen her«[55] nicht in die Pflege sollten[56].

Die NSDAP hingegen sprach von einem großen Erfolg der Schwesternwerbung. Offensichtlich hatten sich so viele Schwesternschülerinnen für die NS-Schwesternschaft beworben, dass im April 1938 die Errichtung zusätzlicher Krankenpflegeschulen auch an evangelischen Krankenanstalten geplant war.[57] Wenige Monate später wurden durch das »Gesetz zur Ordnung der Krankenpflege« und die »Erste Verordnung über die berufsmäßige Ausübung der Krankenpflege und die Errichtung von Krankenpflegeschulen vom 28.9.1938«[58] die Träger der öffentlichen Krankenanstalten zur Errichtung von Krankenpflegeschulen verpflichtet[59].

Die Rekrutierung des Schwesternnachwuchses sollte, wie bereits erwähnt, aus den Reihen des BDM kommen. Da der Nationalsozialismus eine »neue

---

49 Vgl. Aufsatz von Karin Huppertz. Nach dem Referat gehalten am 5. Juli 1941. BArchLichterfelde, Bestand R 35–976, S. 4.
50 Vgl. Aufsatz von Karin Huppertz. Nach dem Referat gehalten am 5. Juli 1941. BArchLichterfelde, Bestand R 35–976, S. 4.
51 Vgl. Schreiben vom 12. Oktober 1944. BArchLichterfelde, Bestand R 1501–2959.
52 Vgl. Aufsatz von Karin Huppertz. Nach dem Referat gehalten am 5. Juli 1941. BArchLichterfelde, Bestand R 35–976, S. 4.
53 Vgl. Aufsatz von Karin Huppertz. Nach dem Referat gehalten am 5. Juli 1941. BArchLichterfelde, Bestand R 35–976, S. 5.
54 Vgl. Aufsatz von Karin Huppertz. Nach dem Referat gehalten am 5. Juli 1941. BArchLichterfelde, Bestand R 35–976, S. 5.
55 Vgl. Aufsatz von Karin Huppertz. Nach dem Referat gehalten am 5. Juli 1941. BArchLichterfelde, Bestand R 35–976, S. 7.
56 Vgl. Aufsatz von Karin Huppertz. Nach dem Referat gehalten am 5. Juli 1941. BArchLichterfelde, Bestand R 35–976, S. 7.
57 Vgl. Schreiben vom 11. April 1938. BArchLichterfelde, Bestand NS 37–1037.
58 Vgl. Schreiben vom 1. November 1938. BArchLichterfelde, Bestand NS 37–1042.
59 Vgl. z. B. Schreiben vom 23. Juni 1939 und vom 17. Juni 1939. BArchLichterfelde, Bestand NS 37–1015.

Anschauung über die Gesundheitsführung des Volkes« vertrat und den »Gedanken der Rasse und Erbgesundheit in den Mittelpunkt des völkischen Lebens« stellen wollte, war es wichtig, Kräfte zu gewinnen, die diese Anschauung ins Volk »hineintragen« und somit als Multiplikatoren dienen würden. Innerhalb des BDM habe bereits eine nationalsozialistische Erziehung stattgefunden, auf die aufgebaut werden könnte.[60]

Innerparteilich erstellte das Amt für Volkswohlfahrt der NSDAP die Werbekampagnen, und zwar für die NS-Schwesternschaft, Schwesternschaft des DRK und den Reichsbund der freien Schwestern und Pflegerinnen e. V.[61] Für die Durchführung der Filmwerbung war der »Arbeitskreis für die Schwesternwerbung« zuständig.[62] Bezüglich des DRK lag der Werbeauftrag in den Händen des »Präsidium[s] Presse- und Werbeamt«.[63]

Als Mittel der Verbreitung wurden also moderne Medien eingesetzt. Über den Rundfunk, den Film und die Presse konnte ein breites Publikum erreicht werden. Weiterhin wurden Bildband- und Diavorträge organisiert sowie Broschüren, Merkblätter und Plakate verteilt. Die Filmwerbung sahen die Menschen in den Wochenschauen, in denen immer wieder Schwesternfilme vorgestellt wurden. Weiterhin wurden sie in den Schulen gezeigt, um dort gezielt potentielle Schwesternschülerinnen für den Beruf der Schwester zu interessieren.[64]

Für die Durchführung der Werbeveranstaltungen lagen genaue Richtlinien vor. So wurden im Jahr 1938 drei Schmalstummfilme über die Ausbildung und Arbeit der NS-Schwestern hergestellt, ein vierter Film über die Aufgaben und Tätigkeiten einer DRK-Schwester war bereits geplant. Vor jeder Filmvorführung, speziell an den Schulen, wurde eine kurze Einführung über den deutschen Schwesterndienst angeboten. Daneben war die örtliche Presse einzuladen und über Ort, Zeit und Programm der Filmvorführung zu verständigen.

Ein im Jahr 1937 geplanter »Werbefeldzug« wurde in mehreren »Werbewellen« innerhalb von drei Monaten durchgeführt.[65]

Eröffnet wurde der »Werbefeldzug« mit einer »reichswichtigen Sendung« zur Eröffnung des Rudolf-Hess-Krankenhauses in Dresden. Die anschließende »Vor- und Aufklärungspropaganda« und »Beeinflussung« hatte die Aufgabe, unter den Hörerinnen und Hörern »eine Einstellung zum Schwesternberuf wachzurufen«.[66] Die zweite »Werbewelle« knüpfte im Februar 1938 daran an.[67]

---

60 Vgl. Schreiben vom 25. November 1936. BArchLichterfelde, Bestand NS 37–1036.
61 Vgl. Schreiben vom 9. Dezember 1937. BArchLichterfelde, Bestand NS 37–1015.
62 Vgl. Schreiben vom 5. Februar 1938. BArchLichterfelde, Bestand NS 37–1015.
63 Vgl. Werbecampagnen. DRKArchiv, RK 65.
64 Vgl. Schreiben vom 5. Februar 1938 und vom 9. Dezember 1937. BArchLichterfelde, Bestand NS 37–1015.
65 Vgl. Schreiben vom 9. Dezember 1937. BArchLichterfelde, Bestand NS 37–1015.
66 Vgl. Anlage 6 zu Schreiben vom 9. Dezember 1937. BArchLichterfelde, Bestand NS 37–1015.
67 Vgl. Schreiben vom 5. Februar 1938. BArchLichterfelde, Bestand NS 37–1015.

Während der ersten »Welle«, der »Vorpropaganda und Beeinflussung«[68], sollte unter Inanspruchnahme von Presse, Rundfunk und Bildbandvorträgen zunächst das Interesse der Zuschauer und -hörer geweckt werden. Das heißt, es wurden zunächst nur der Dienst einer Schwester und die Einsatzmöglichkeiten vorgestellt. Die im Folgenden zitierte Anweisung zur Hörfolge »Aus dem Tagebuch von Schwester Else« soll das »idyllische« Leben einer Schwester in ihrem abwechslungsreichen Beruf zeigen:

> In Tagebuchform schildert Schwester Else ihre Tätigkeit – als Abschnitte z.B.: Sie besucht und betreut eine Familie – Frauen und Mütter holen sich bei ihr Rat – sie leitet Hilfsmassnahmen von Partei und Behörde ein – sie stellt einen Antrag auf Verschickung von Mutter und Kind – sie wacht eine Nacht am Krankenbett eines Kindes – sie hilft im Reichsmütterdienst. –
>
> Diese Tagebuchblätter bekommen durch eingeblendete Szenen aus dem Tagewerk der Schwester Leben und werden mit kleinen Begebenheiten ausgeschmückt; Schw. G. hat z.B. Geburtstag, und der ganze Kindergarten bringt ihr ein Ständchen. – In dieser Sendung soll auch etwas von der Freizeit der Schwester gestaltet sein: Die Schwester hilft einen Dorfgemeinschaftsabend gestalten – sie verbringt ihren Urlaub an der See und freut sich dann wieder auf ihre Tätigkeit – sie hat ein gutes Buch gelesen, das sie einer jungen Frau ausleiht, weil sie meint, dass sie neue Kraft aus ihm bekommen könnte.
>
> Diese Sendung kann so voller Leben und so vielseitig sein, wie die Tätigkeit der Schwester selbst.[69]

Die Absicht war, den Zuhörern zu vermitteln, dass der Beruf der Krankenschwester von allen anerkannt wurde, weil die Schwestern vielfältige Funktionen erfüllten, für die die Menschen dankbar waren. Dabei sollte deutlich werden, dass die Schwester ihre Arbeit gern machte, ihre Pflichten sollten die Hörerinnen und Hörer beeindrucken und zugleich grundsätzlich über die Tätigkeit informieren. Inwieweit die Geschichten in den Hörfolgen realitätsnah waren, spielte vermutlich keine Rolle. Den Hörern wurde suggeriert, dass die Krankenpflege ein Beruf ist, der zum einen für das Volk wichtig ist, aber auch für die Schwester selbst, die von ihrem Beruf leben und sogar Urlaub genießen konnte.

Nachdem die Hörerinnen durch diese erste »Werbewelle« einen Eindruck vom Beruf der Krankenschwester erhalten hatten, sollte durch die zweite »Welle« gezielt für den Beruf geworben werden. In Hörfolgen, Kurzszenen, Reportagen, Gesprächen, Lesungen, Nachrichten und Durchsagen sollte zunächst der Begriff »Schwesterndienst« besonders hervorgehoben werden. Diesen Dienst hatte jedes nationalsozialistische Mädchen zu erfüllen. Verglichen wurde die Schwester mit dem Mann im Arbeitsdienst oder in der Wehrmacht und damit auf die gleiche Stufe gestellt. In der nationalsozialistischen Ideologie übten Frauen normalerweise »untergeordnete Rollendienste aus«, weswegen die Gleichstellung einer hohen Anerkennung gleichkam.[70]

---

68 Vgl. Schreiben vom 9. Dezember 1937. BArchLichterfelde, Bestand NS 37–1015.
69 Vgl. Schreiben vom 9. Dezember 1937. BArchLichterfelde, Bestand NS 37–1015.
70 Vgl. Tewes (2016), S. 355.

Die »Aufklärungspropaganda« innerhalb der zweiten »Werbewelle« informierte die Zuschauer bzw. Hörer und Leser darüber, wie man Schwester werden konnte, was es kostete, wo man sich über die Ausbildung informieren konnte, wo man sich anmeldete und welche Laufbahn man innerhalb der Krankenpflege einschlagen konnte.[71]

Im Kern wurde den Frauen und Mädchen suggeriert, dass die Krankenpflege eine Lebensaufgabe sei und einen wichtigen Beitrag zur Volksgesundheit leiste. Sie würden damit zu einem unverzichtbaren und wertvollen Teil der Gesellschaft. Frauen und Mädchen würden in der Gemeindepflege und im Sanitätsdienst »in die vorderste Front des Kampfes« gestellt, um das wertvollste Gut der Volksgemeinschaft, die Volksgesundheit, zu erhalten.[72]

Bezüglich Eugenik und Euthanasie mutet besonders die sich wiederholende »lebensbejahende« Einstellung einer Schwester widersprüchlich an. Tatsächlich blieb die Werbung sehr subtil, denn es wurde in keinem der Beiträge über Rassenhygiene, Erbbiologie oder Eugenik gesprochen, die de facto bereits seit zwei Jahren auf Fortbildungen für leitende Schwestern gelehrt wurden.

Idealisierung der Schwester für den Kriegsdienst

Im Vorfeld des Zweiten Weltkriegs warb das DRK mit den Kriegslazarettschwestern des Ersten Weltkriegs. Um die Öffentlichkeit an die Leistung des Roten Kreuzes zu erinnern, erschien bereits 1934 auf 434 Seiten »Unter dem Roten Kreuz im Weltkriege. Das Buch zur freiwilligen Krankenpflege«, das von den Archivräten Eduard Senftleben und Gerhard Liesner sowie dem Direktor des Reichsarchivs, Wolfgang Foerster[73], herausgegeben wurde. Sachliche Texte, Bilder und persönliche Schwesternbriefe, die authentisch wirken sollten, lieferten anschauliche Informationen zur Tätigkeit der freiwilligen Krankenpflege im Ersten Weltkrieg. Persönliche Eindrücke in der Kriegskrankenpflege fanden ihren Niederschlag außerdem in veröffentlichten Erlebnisberichten und Romanen von bzw. über Schwestern.[74] Dabei wurde der Titel des Tagebuchs von Helene Mierisch[75] aus dem Ersten Weltkrieg, »Kamerad Schwester«, Programm für die Kriegsschwester im Zweiten Weltkrieg, die als »Kameradin« dem Soldat gleichgestellt wurde.

Die Gleichstellung von Schwestern und Soldaten wurde erst von den Nationalsozialisten propagiert und die Schwestern des Ersten Weltkriegs nachträglich im Sinne der nationalsozialistischen Einstellung idealisiert. In den angloamerikanischen Ländern waren die Schwestern militarisiert und trugen

---

71   Vgl. Schreiben vom 9. Dezember 1937. BArchLichterfelde, Bestand NS 37–1015.

72   Zur Werbung im Januar, Februar und März 1938 siehe Schreiben vom 9. Dezember 1937 mit Anhang. BArchLichterfelde, Bestand NS 37–1015.

73   Über die genannten Archivräte und Direktor Foerster sind keine Lebensdaten erhalten geblieben.

74   Vgl. z. B. Hoerner-Heintze (1934).

75   Vgl. Mierisch (1934).

eine Uniform. Diese sei, so Jane Brooks, eine mögliche Antwort auf die Frage, wie Krankenschwestern es ethisch vertrugen, die Soldaten zu pflegen, um sie wieder an die Front zu schicken, wo sie wieder verletzt oder gar getötet werden konnten.[76] Da die deutschen Kriegsschwestern keine Uniform trugen, sollten sie mittels der NS-Propaganda dazu gebracht werden, sich als Teil der Militärstruktur zu verstehen.[77]

In der Werbekampagne von 1937 für die NS-Schwesternschaft, den Reichsbund der freien Schwestern und Pflegerinnen e. V. und die Schwesternschaft des DRK wurde zugleich versucht, das Interesse für die Kriegskrankenpflege zu wecken.[78] Mit Worten wie »in die vorderste Front des Kampfes« sowie der Bezeichnung der Schwester als »Kamerad« und »Soldat« wurde die Kriegsschwester im Vorfeld des Krieges aufgewertet. Insbesondere hob die Werbung die DRK-Schwester und ihre Mitwirkung bei der Unterstützung des Sanitätsdienstes der Wehrmacht in Frieden und im Krieg, beim behördlichen Luftschutz, beim Eingreifen bei besonderen Notständen und Katastrophen sowie im Volksgesundheitsdienst hervor.[79]

Zu Beginn des Zweiten Weltkriegs hieß es in einem Artikel zur Regelung des Einsatzes von Schwestern in der Wehrmacht von 1939, dass das deutsche Volk mit Recht fordere, dass

> seine Schwestern nun wie im großen Kriege unter Beweis stellen, daß sie gewillt und fähig sind, selbstlos und treu ihre ganze Kraft in den Dienst zu stellen, und unter Hintansetzung aller persönlichen Wünsche zu dem gleichen Opfer an Gesundheit und Leben bereit sind wie unsere kämpfenden Soldaten an der Front und in der Heimat.[80]

Dies hatte mit der in der vorhergehenden Werbung propagierten »lebensbejahenden« Einstellung und der »lebensfrohen« Natur einer Schwester, die sich über ihre Freizeit und den Urlaub freute, nichts mehr gemeinsam. Für den Kriegseinsatz musste die Werbung andere Ziele verfolgen. In erster Linie hatte sie nun den Zweck, die Soldaten an der Front davon zu überzeugen, dass im Falle einer Verwundung alles für sie getan würde.[81]

Um die gefährliche Arbeit der Schwestern an den Fronten als heldenhaft darzustellen, veröffentlichte das »Präsidium Presse- und Werbeamt« des DRK Hörfunkbeiträge über die Arbeit der Kriegsschwestern.[82] Ausgestrahlt wurden verschiedene Beiträge, von denen einige – vermutlich nicht alle – im Archiv des DRK überliefert sind. Ihre Länge variiert zwischen wenigen Minuten und einem abendfüllenden Programm mit Vorreden von Parteifunktionären und Musik.[83] Ein Beitrag stellte in narrativer Form die Arbeit der Schwesternhel-

---

76 Vgl. Brooks (2017), S. 61.
77 Vgl. hierzu Brooks (2017), S. 63.
78 Vgl. zur Werbung im Januar, Februar und März 1938 Schreiben vom 9. Dezember 1937 mit Anhang. BArchLichterfelde, Bestand NS 37–1015.
79 Vgl. zur Werbung im Januar, Februar und März 1938 Schreiben vom 9. Dezember 1937 mit Anhang. BArchLichterfelde, Bestand NS 37–1015.
80 Vgl. Kunze (1939), S. 494.
81 Vgl. Tewes (2016), S. 377.
82 Vgl. die Beiträge in DRKArchiv, RK 65.
83 Vgl. DRKArchiv, RK 65.

ferinnen in Bessarabien vor, wie sie selbstlos und mit ganzem Einsatz den Einheimischen in den Lazaretten halfen. Ein weiterer Beitrag befasste sich mit der Tätigkeit der Schwestern auf einem Lazarettschiff. Dort arbeiteten die Schwestern und Ärzte in angenehmer Atmosphäre zusammen, die Schwestern zeigten eine unermüdliche Bereitschaft, zu helfen.[84] Die Inszenierung von »Dankbarkeit« gegenüber dem Volk und dem »Führer«, »dabei sein zu dürfen«, dominierte allgemein in der Schwesternpropaganda.[85]

In einem weiteren Beitrag erzählte eine DRK-Schwester von ihrer Arbeit bei der Umsiedlung der Bessarabiendeutschen.[86] Die Anforderungen, die an die DRK-Schwestern im Umsiedlungslager gestellt wurden, seien zwar viel größer als daheim im zivilen Krankenhaus oder an anderen Arbeitsstätten, die eigentliche Krankenpflege bliebe jedoch gleich. Nur die äußeren Umstände, wie die heißen Temperaturen und ihre Unterkunft, wären anders. Nichtsdestotrotz würde sie mit »Stolz und Freude«[87] ihre Arbeit im Lager verrichten.

Erlebnisse und Erfahrungen der Diakonissen im Spiegel ihrer Briefe

Allgemeines zum Einsatz der Kaiserswerther Diakonissen

Trotz der restriktiven Kirchenpolitik der Nationalsozialisten, in deren Rahmen die konfessionellen Verbände nach Kriegsende aufgelöst werden sollten, fanden Verhandlungen mit den katholischen Orden und der Kaiserswerther Diakonie im Vorfeld des Krieges statt.[88]

Die konfessionellen Schwestern entsprachen zwar nicht den Vorstellungen und Anforderungen der Nationalsozialisten, aber bei dem vorherrschenden Schwesternmangel, der auch durch aufwendige Werbekampagnen nicht behoben werden konnte, wurden sie gebraucht.

Als Ergebnis der Verhandlungen mit der Kaiserswerther Diakonie wurde in einem Erlass des Oberkommandos des Heeres vom 25. Oktober 1939 festgehalten, dass die evangelischen Schwestern »nach außen als geschlossene Einheit«[89] auftreten sollten. Sie blieben ihrem Mutterhaus gegenüber verpflichtet und waren somit keine Wehrmachtsangehörigen.[90] Allen Diakonissen sollte ein »Stationsgeld«, darunter fielen Unterkunft und Verpflegung, berechnet werden, womit alle Ansprüche an die Wehrmacht abgegolten sein sollten.[91]

---

84 Vgl. die Hörfunkbeiträge in DRKArchiv, RK 65.
85 Vgl. Tewes (2016), S. 376.
86 Bessarabiendeutsche sind Angehörige einer deutschen Volksgruppe in Bessarabien, einem historischen Gebiet in der Republik Moldau und der Ukraine.
87 Vgl. den Hörfunkbeitrag »Als DRK-Schwester bei der Umsiedlung«, S. 3. DRKArchiv, RK 65.
88 Vgl. Schreiben vom 1. und 30. Oktober 1939. AFKSK, 1725; Katscher (1992), S. 13.
89 Vgl. Schreiben vom 30. Oktober 1939. AFKSK, 1725.
90 Vgl. Morgenbrod/Merkenich (2008), S. 252.
91 Vgl. Schreiben vom 30. Oktober 1939. AFKSK, 1725.

Die Kaiserswerther Diakonie hatte im Jahr 1940 auf Anordnung des Inspektors vom Roten Kreuz den Lazaretten 30 Prozent ihres Personals zur Verfügung zu stellen.[92]

Lebensbedingungen in den Reservelazaretten

Wohnen und Verpflegung
Die Kaiserswerther Diakonissen waren von Kriegsbeginn an bis in die unmittelbare Nachkriegszeit in den Reservelazaretten der Heimat beschäftigt. Soweit es ihren privaten Alltag betraf, bedeutete die Arbeit dort meist keine große Umstellung ihrer Lebensgewohnheiten. Drei Diakonissen berichteten im September 1939, auch im Hinblick darauf, dass sie wie gewohnt zusammenarbeiteten: »Es kommt uns oft vor, als wären wir nur umgezogen und richteten uns neu ein.«[93] Über die Wohnverhältnisse wurde insgesamt wenig – und dies auch nur in der Anfangszeit – berichtet.

Im Gegensatz dazu war das Essen von Anfang an bis in die Nachkriegszeit, die manche in Gefangenschaft erlebten, ein Thema. Denn anders als ihre Unterkunft, die, wenn sie nicht von Bomben getroffen worden war, immer gleich blieb, war der Zugang zu Nahrungsmitteln kriegsbedingt unterschiedlich schwierig.

Die Grundnahrungsmittel erhielten die Schwestern vom Militär. Für das Lazarett in Bedburg-Hau wurde im Mai 1940 erwähnt, dass das Essen für die Schwestern »reichlich und gut«[94] war.

An Weihnachten im Jahr 1942 wurden in Herford für insgesamt 70 Schwestern und für alle Patienten jeweils »1 Pfund Nüsse, 400 g Printen, 200 g Keks, 180 g Bonbons, 130 g Äpfel, 1 Flasche Wein«[95] verteilt. Außerdem gab es Kuchen, Christstollen, Gebäck, Liköre, Weine und zum Mittagessen am Weihnachtsfeiertag Gänsebraten und Kaffee von der Partei und dem BDM. Eine Diakonisse empfand dies als sehr reichlich.[96] Aber auch die Diakonieschwestern beispielsweise aus Ingelheim berichteten davon, den Soldaten genügend Lebensmittel bieten zu können.[97] Noch im Februar 1943 erhielten die Schwestern Kaffee und Kuchen zum Geburtstag.[98] Vom Lazarett gab es Gebäck, Äpfel, Drops und eine Flasche Wein dazu. Mit dem Angebot an Kuchen, wie ihn die NS-Frauenschaft an Weihnachten 1943 für die Soldaten präsentierte, konnten die Diakonissen allerdings nicht mehr mithalten.[99] Sie backten ihre Weihnachtsmänner aus Futterkartoffeln und Futterrüben, um den Soldaten

---

92 Vgl. Schreiben des Inspektors vom Roten Kreuz vom 20. April 1940. AFKSK, 1725.
93 Vgl. Brief dreier Diakonissen vom 21. September 1939. AFKSK, 1806.
94 Vgl. Schreiben der Kaiserswerther Diakonie vom 11. Mai 1940. AFKSK, 1752.
95 Vgl. Brief einer Diakonisse vom 29. Dezember 1942. AFKSK, 1806.
96 Vgl. Brief einer Diakonisse vom 29. Dezember 1942. AFKSK, 1806.
97 Vgl. z. B. Katscher (1992), S. 30.
98 Vgl. Brief einer Diakonisse vom 22. Februar 1943. AFKSK, 990.
99 Zur Funktion der NS-Frauenschaft vgl. Eckart (2012), S. 184–189.

überhaupt etwas geben zu können.[100] Der Beschaffung von Lebensmitteln kommt hier eine besondere Bedeutung zu. Indem die Schwestern die Ernährung der Soldaten als ihre pflegerische Aufgabe sahen, standen sie in Konkurrenz mit der NS-Frauenschaft. Nach Brooks ist die Gabe von Lebensmitteln ein entscheidender Faktor in der Genesung der Patienten. Außerdem würde die Zufriedenheit der verwundeten und erkrankten Soldaten gesteigert.[101] Im Falle der Diakonissen konnte dieses Ziel nicht von ihnen selbst erreicht werden, sondern von der NS-Frauenschaft.

Versorgung kranker Schwestern
Zu den Belastungen in der Pflege kam hinzu, dass immer mehr Schwestern selbst krank wurden. Eine Erkrankung war nicht nur für die Betroffenen, sondern auch diejenigen Schwestern eine Belastung, die für die Erkrankten einspringen mussten und somit zu ihren eigenen noch weitere Stationen zu versorgen hatten. Am härtesten traf der erhöhte Arbeitsaufwand ältere Schwestern, die den Anforderungen oft nicht mehr gewachsen und entsprechend »herunter mit den Nerven«[102] waren. Die Ärzte versuchten in solchen Fällen, eine sogenannte Ablöseschwester vom Mutterhaus zu erwirken, was sich unter Umständen über Monate hinziehen konnte.

Aber auch für das Mutterhaus war die längere Erkrankung einer Schwester eine Last. Zum einen litt der Ruf der Diakonie bei den Nationalsozialisten, außerdem musste diese bei längerem Ausfall Ersatz stellen, um den Militärärzten den reibungslosen Ablauf auf den Stationen und in den Funktionsräumen, wie Verbandszimmern oder Operationssälen, zu garantieren.

Den Briefen nach schien die Anzahl erkrankter und geschwächter Schwestern im Verlauf des Krieges zuzunehmen. So heißt es beispielsweise in einem Brief aus dem Jahr 1943: »Die Schwestern werden ständig krank. Diphtherie, Gelenkrheuma, Nierenentzündung. In einem Teillazarett fällt die Küchenschwester 6 Wochen aus, bis sie in dem Krankenhaus ein Bett bekommt, das ist eine Not!«[103] Inzwischen hatten auch erholungsbedürftige Schwestern Probleme, in einem der Erholungsheime in Feldkirchen oder Badenweiler, die die Diakonie unterhielt, unterzukommen. So war das Haus in Badenweiler bereits im März 1943 mit »sehr erholungsbedürftigen Schwestern«[104] überbelegt.

Wenn der Lazarettarzt eine Rekonvaleszenz attestierte, durfte die betroffene Schwester im Anschluss an ihre Krankheit unter Umständen für mehrere Wochen in eines der Erholungshäuser ihres Mutterhauses. Aber auch diese waren, wie erwähnt, im Kriegsverlauf ständig überfüllt, so dass eine Schwester lange auf einen freien Platz warten musste. Manche versuchten daher, sich bei Verwandten zu erholen.

---

100 Vgl. Briefe einer Diakonisse vom 20. Dezember 1943 und vom 25. November 1942. AFKSK, 1752; zur Ernährung der Soldaten vgl. auch Thoms (2006), S. 207–225.
101 Vgl. Brooks (2017), S. 62.
102 Vgl. z. B. Brief einer Diakonisse vom 19. August 1949. AFKSK, 1752.
103 Vgl. Brief einer Diakonisse vom 23. Februar 1943. AFKSK, 1808.
104 Vgl. Briefe der Oberin in Kaiserswerth vom 29. März 1943 und vom 8. Dezember 1943. AFKSK, 1752 und 1808.

Die Krankheiten hatten meist kriegs- oder berufsbedingte Ursachen wie beispielsweise die Pflege bei Schwerkranken und Sterbenden, die die ganze physische und psychische Kraft der Diakonissen einforderte.[105] Eine Schwester war nach Angaben ihrer Kollegin der vielen Arbeit körperlich nicht mehr gewachsen. Ihre Stationen waren sehr groß und zudem überbelegt.[106]

Weniger schlimm, dafür jedoch kostenintensiv, waren beispielsweise Zahn- oder Fußbeschwerden. Der Arzt, den die Schwestern am häufigsten aufsuchten, war der Zahnarzt. Selten blieb es bei einer Behandlung, so musste eine Schwester wegen ihres Zahnproblems 20-mal zum Arzt.[107] Für die Erneuerung von Plomben, die Reparatur kaputter Brücken und Wurzelbehandlungen fielen derart hohe Kosten an, dass das Mutterhaus, dessen Schwestern nicht gesetzlich krankenversichert waren, mit den Zahnärzten einen Ersatzkassenbeitrag aushandelte.[108] Vor jedem Zahnarztbesuch musste sich die Schwester vom Arzt einen Kostenvoranschlag für das Mutterhaus machen lassen. Die Rechnung (dies galt auch für Brillen, orthopädische Schuhe und Einlagen) hatte sie nach Kaiserswerth an ihre Oberin zu schicken, die ihrerseits die Rechnung an die Kasse der Diakonie weiterleitete.[109]

Urlaub und Freizeit der Schwestern
Eine effektive Freizeitgestaltung zur Wiederherstellung der Gesundheit und der seelischen und körperlichen Kräftigung wurde von den Lazarettärzten der Wehrmacht und dem Mutterhaus der Kaiserswerther Diakonie unterstützt. Dies geschah in erster Linie aus Sorge um die Schwester, wohl aber auch deshalb, weil es notwendig war, die Arbeitskraft der Schwester in der schwierigen Kriegszeit zu erhalten.[110]

Das Militär gewährte den Schwestern 21 Tage Urlaub, die sie sechs Monate nach dem Beginn ihrer Tätigkeit für die Wehrmacht in Anspruch nehmen durften.[111] Bei Krankheit oder allgemeiner Schwäche konnte der Urlaub mit einem ärztlichen Attest um einige Wochen verlängert werden.[112] Als anstrengend und nicht gesundheitsförderlich wurden daher die Urlaubssperren, die von Zeit zu Zeit verhängt wurden, empfunden. Ein der Diakonie nahestehender Arzt stellte Atteste für die Schwestern aus, ohne dass diese krank waren. Er argumentierte, dass sie die Strapazen in der Pflege sonst nicht durchhalten würden.[113] Ab 1944 konnten nur noch »Kurzurlaube« zweimal im Jahr vergeben werden, bis auch selbst diese der Urlaubssperre unterlagen.[114]

---

105 Vgl. Brief einer Diakonisse vom 29. Januar 1942. AFKSK, 1808.
106 Vgl. Brief einer Diakonisse vom 14. Oktober 1942. AFKSK, 1808.
107 Vgl. Brief einer Diakonisse vom 8. November 1940. AFKSK, 990.
108 Vgl. z. B. Brief der Oberin vom 14. August 1940. AFKSK, 1752.
109 Vgl. z. B. Brief der Oberin vom 14. August 1940. AFKSK, 1752.
110 Vgl. z. B. Brief der Oberin vom 24. Mai 1943. AFKSK, 990.
111 Vgl. z. B. Brief einer Diakonisse vom 27. September 1940. AFKSK, 1752.
112 Vgl. z. B. Brief einer Diakonisse vom 27. September 1940. AFKSK, 1752.
113 Vgl. Brief einer Diakonisse vom 19. März 1944. AFKSK, 1752.
114 Vgl. Brief einer Diakonisse vom 9. Juli 1944. AFKSK, 1808.

In der immer schwieriger werdenden Kriegszeit wurde den Schwestern der private Raum zunehmend wichtiger[115] – sei es, um in einem der Erholungsheime der Kaiserswerther Diakonie auszuspannen und neue Kraft zu sammeln, oder weil sie im Zuge der Bombardierungen und der damit verbundenen Sorge um die Angehörigen nach Hause wollten, um bei ihren Verwandten oder engen Freunden zu sein, die sie vielleicht nie wiedersehen würden[116]. Der Urlaub bekam eine andere Bedeutung, vor allem dann, wenn die Schwestern in Gegenden fuhren, in denen keine Angriffe zu erwarten waren. Eine Schwester freute sich auf »drei Wochen ohne Alarm und Angst«.[117]

Zur religiösen Stärkung stellte die Diakonie eigens eine Schwester zur Verfügung, die in die Lazarette reiste, um dort ein offenes Ohr für die alltäglichen Probleme der anderen Schwestern zu haben und sie moralisch zu unterstützen. Im Mutterhaus gingen viele begeisterte Briefe aus allen Lazaretten ein, die diese Schwester wieder bei sich haben wollten. Sie war für die Diakonissen eine seelische Stütze, der sie sich »von Frau zu Frau«[118] anvertrauen konnten. Was sie genau belastete, das sie nicht ihrem Pastor sagen konnten, schrieben die Schwestern in den Briefen jedoch nicht.

Arbeit im Lazarett

Personalkonflikte

Konflikte und Streit unter dem Pflegepersonal und zwischen den Ärzten und Schwestern wurden von allen Beteiligten als äußerst belastend empfunden. Für das Mutterhaus standen in der Zeit des Nationalsozialismus Autorität und Glaubwürdigkeit auf dem Spiel, wenn Beschwerden über die Schwestern geäußert wurden. Diese traf es ebenfalls hart, da ihnen in der schweren Kriegszeit Harmonie umso wichtiger war. In einzelnen Fällen galten Konflikte sogar als Auslöser für Erkrankungen. Das Mutterhaus intervenierte vor allem in den Fällen, in denen der Ruf der Diakonie gefährdet schien. Die Direktion der Kaiserswerther Diakonie betrieb dabei einen großen Aufwand, um diplomatische Lösungen zu finden, zumal in manchen Fällen alle Beteiligten, die Schwestern, die leitende Schwester und die Ärzte, an das Mutterhaus herantraten. Die Pfarrer und die Oberin des Mutterhauses sprachen zunächst mit allen Betroffenen vor Ort im Lazarett. Im Anschluss an die Anhörungen wurde die Angelegenheit in Kaiserswerth in größerer Runde besprochen, um Lösungswege zu finden.

Das Verhältnis zwischen den Diakonissen und den DRK-Helferinnen war aus der Sicht der Diakonissen eher gespalten. Die Helferinnen wurden zwar gebraucht und auch immer wieder von den Diakonissen angefordert.[119] Sie

---

115 Vgl. z. B. Brief einer Diakonisse vom 22. September 1941. AFKSK, 990.
116 Vgl. z. B. Brief einer Diakonisse vom 18. April 1943. AFKSK, 990.
117 Vgl. Brief einer Diakonisse vom 18. Mai 1943. AFKSK, 990.
118 Vgl. z. B. Brief einer Diakonisse vom 24. Januar 1942. AFKSK, 990.
119 Vgl. z. B. Brief einer Diakonisse vom 23. Januar 1941. AFKSK, 1752.

mussten sogar als Urlaubsvertretungen für die vollausgebildeten Schwestern einspringen und ersetzten in den Nachtdiensten eine Schwester.[120] Gleichzeitig arbeiteten die Diakonissen nur ungern mit ihnen zusammen. Das mag daran gelegen haben, dass einige nur solche Krankenpflegerinnen akzeptierten, die »fest zum Mutterhaus«[121] standen und die gleichen christlichen Werte vertraten. Mit ihnen konnten sie sich, was in dieser Zeit nicht selbstverständlich war, angstfrei über alles unterhalten.[122]

Sehr viel heftiger schienen die Konflikte unter den Diakonissen gewesen zu sein. Die leitende Schwester konnte sich bei Streitigkeiten immer an das Mutterhaus wenden und aus der Direktion jemanden bitten, vor Ort als Schlichter aufzutreten. Häufig schrieb eine leitende Schwester, dass sie viel zu vermitteln und zu klären hätte. Konkret ging es um schwierige Schwestern, die gereizt waren, weil sie keinen Urlaub nehmen durften, und ein »versteinertes Gesicht«[123] zeigten. »Unsere böseste Schwester«, so eine Diakonisse im Brief an ihre Oberin, »ist Anni, sie treibt Wühlarbeit, kommt nicht zu Tisch, war gestern auch nicht zur Bet- und Bibelstunde da.« Weiterhin beklagte die Diakonisse ihre Unsauberkeit. Dabei hätte sie auch noch den Abteilungsarzt »hinter sich«, so dass es der vorgesetzten Schwester nicht einmal möglich war, den Arzt zu Rate zu ziehen.[124]

Das Verhältnis zwischen den Ärzten und den Schwestern wurde meist als gut beschrieben. Die Ärzte bemühten sich darum, den Schwestern zu helfen, vor allem dann, wenn die Lazarettleitung von einem christlich gesinnten Arzt besetzt war. Manche Ärzte kannten den leitenden Pfarrer der Kaiserswerther Diakonie persönlich und waren fast freundschaftlich mit ihm verbunden. Andere hatten über ihre Verwandtschaft einen Bezug zur Diakonie.

Zu Konflikten mit den Ärzten kam es vor allem dann, wenn sich eine Schwester den Anweisungen des Arztes nicht fügen wollte.[125] Bei Verstößen dieser Art mussten die Schwestern in der Regel das Lazarett verlassen.[126]

Von den Ärzten hatten manche Diakonissen den Eindruck, sie würden schlecht über sie urteilen und denken, dass sie nicht so gut ausgebildet seien wie DRK-Schwestern und nie vergnügt und froh seien.[127] Eine Schwester schob es auf die Zeitumstände, in denen insbesondere christliche Schwestern ihren »Schutz etwas zu erkämpfen«[128] hätten.

---

120 Vgl. z. B. Briefe einer Diakonisse vom 17. März 1942 und vom 18. Februar 1941. AFKSK, 990 und 1808.
121 Vgl. Brief einer Diakonisse vom 1. Oktober 1942. AFKSK, 1752.
122 Vgl. Brief einer Diakonisse vom 15. Juni 1940. AFKSK, 1752.
123 Vgl. Brief einer Diakonisse vom 2. Februar 1943. AFKSK, 1752.
124 Vgl. Brief einer Diakonisse vom 2. Februar 1943. AFKSK, 1752.
125 Vgl. z. B. Briefe einer Diakonisse vom 25. Februar 1941 oder vom 3. Mai 1944. AFKSK, 1806.
126 Vgl. Brief einer Diakonisse vom 3. Mai 1944. AFKSK, 1752.
127 Vgl. Brief einer Diakonisse vom 7. August 1940. AFKSK, 1752.
128 Vgl. Brief einer Diakonisse vom 7. August 1940. AFKSK, 1752.

Tatsächlich waren die Diakonissen im Allgemeinen den Ärzten sehr willkommen. Sie galten als verlässlich und unkompliziert.[129] Allseits erwünscht waren gutausgebildete Schwestern, die möglichst eine Fachausbildung insbesondere für den Operationsbereich, das Röntgen oder das Verbandszimmer besaßen. Ein junger Stabsarzt beispielsweise fand seine Schwester, eine Diakonisse, derart unentbehrlich, dass er sie nicht einmal für einen dreimonatigen Kurs im Mutterhaus »abgeben« wollte. Er schätzte sie als Fachkraft und fand sie sogar besser als einen Hilfsarzt. Gegenüber dem Mutterhaus betonte er, dass er den hohen Arbeitsaufwand ohne sie nie geschafft hätte. Die religiöse Weiterbildung seiner Schwester im Mutterhaus hielt er nicht für wichtig.[130]

Probleme in der Pflegepraxis

Für das Militär und die Lazarettärzte waren die Krankenschwestern der Kaiserswerther Diakonie unentbehrlich. Zum einen machten sie den größeren Teil des Pflegepersonals aus, da die DRK-Schwestern und DRK-Helferinnen für die Lazarette an den Fronten abgezogen wurden. Zum anderen war die Krankenschwester generell, aber auch die Helferin fester Bestandteil im Sanitätswesen, zumal auch das männliche Sanitätspersonal nach und nach an die Front abgezogen wurde.[131] Außerdem befanden sich unter der Schwesternschaft viele Diakonissen, die eine spezielle Ausbildung hatten und in den Operationssälen, in der Röntgenabteilung oder in der Apotheke arbeiten konnten.[132]

Zunächst allerdings bedeutete die Lazarettarbeit für viele Diakonissen eine große Umstellung. Dies galt insbesondere für die Gemeindeschwestern. Sie hatten im Lazarett eine besonders schwere Stellung, denn ihnen war die Pflege in einem Krankenhaus fremd. Den Anforderungen, die die Kolleginnen und Ärzte an sie stellten, wurden sie zunächst nicht gerecht. Sie mussten sich dennoch nicht nur den Ärzten gegenüber behaupten, sondern auch gegenüber ihrer vorgesetzten leitenden Schwester, die, wie sie immer wieder betonte, die Gemeindeschwestern nicht brauchen könne, weil es ihnen an Erfahrung fehle.[133]

Eine Gemeindeschwester beklagte sich, sie habe »nie im Krankenhaus gearbeitet, kannte nur Gemeindearbeit, und musste hier Stationsschwester sein«.[134] Aber auch für Diakonissen, die bereits Erfahrung in zivilen Krankenhäusern gesammelt hatten, war die Arbeit im Militärlazarett schwierig. Soweit möglich, benötigte und erhielt eine neu im Lazarett angekommene Schwester eine Einarbeitungszeit von bis zu sieben Wochen, wenn ihr der Lazarettbetrieb völlig fremd war.[135] Die Andersartigkeit der Tätigkeit im Krankenhaus be-

129 Vgl. z. B. Brief einer Diakonisse vom 27. März 1941. AFKSK, 1752.
130 Vgl. Brief eines Arztes vom 11. September 1943. AFKSK, 1808.
131 Vgl. z. B. Brief eines Arztes vom 19. Februar 1941. AFKSK, 1808.
132 Vgl. z. B. Brief einer Diakonisse vom 21. April 1940. AFKSK, 1808; vgl. zur Unentbehrlichkeit der Schwestern auch Brooks (2017), S. 61–72.
133 Vgl. z. B. Brief einer Diakonisse vom 4. April 1943. AFKSK, 990.
134 Vgl. Brief einer Diakonisse vom 8. März 1942. AFKSK, 990.
135 Vgl. z. B. Brief einer Diakonisse vom 4. April 1943. AFKSK, 990.

stand nicht nur darin, dass ihr möglicherweise der Krankenhausbetrieb fremd oder sie auf einer fachfremden Station eingesetzt war. Sie wurde im Krieg grundsätzlich mit anderen Tätigkeiten konfrontiert. Der Arbeitsaufwand variierte sehr stark und ihre weisungsbefugten Vorgesetzten waren Militärärzte.[136] Auch die Atmosphäre auf den Stationen war ihnen oftmals fremd. Eine Diakonisse fühlte »den Kontrast«, wie sie schreibt, »zwischen meiner lieben Gemeindearbeit und der neuen Lazarettarbeit doch sehr stark«.[137] Den ganzen Tag lief das Radio, und »Überflüssigkeit und Leichtfertigkeit«[138] seien an der Tagesordnung.

Auch die Tatsache, dass die Patienten Soldaten waren, erschwerte für manche Diakonisse die Arbeit. Einige waren enttäuscht über sie, weil sie so oft ungehalten waren[139], eine andere störten die »schmutzigen Reden der Männer«[140], oder sie fühlten sich von ihnen, wenn sie munter waren, überfordert. Die meisten sprachen jedoch von »armen Männern«[141], und nicht wenige vergossen über deren Leid auch Tränen, zumal sie »für jeden, noch so kleinen Liebesdienst dankbar«[142] waren. Nach Brooks war es unter anderem dieser »Liebesdienst«, mit dem die Schwestern, die immerhin keine Ausbildung oder auch nur Erfahrungen im Umgang mit traumatisierten Patienten hatten, den verwundeten und erkrankten Soldaten halfen.[143] Über intensivere Verhältnisse zwischen Diakonissen und Soldaten wurde nichts berichtet.[144]

Zur Pflegepraxis im weiteren Sinne gehörte es, Operations- und Verbandszimmer und sogar ganze Stationen einzurichten, vor einer solchen Einrichtung und bei Patientenwechsel zu putzen, Betten aufzustellen, die sie vorher vom Dachboden geholt hatten, und zu beziehen.[145] In der Anfangszeit war oft nichts anderes zu tun, so dass die Diakonissen speziell in Herford vier Wochen lang nur Stationen einrichteten und putzten.[146] Wenn sie nicht gerade aus einer Gemeinde kamen, war ihnen das viele Beziehen der Betten zwar nicht fremd, jedoch war der Arbeitsaufwand im Krieg nicht mit dem in Friedenszeiten zu vergleichen. Zum einen musste, wenn große Transporte angemeldet waren, gleich Platz für mehrere Hundert Kranke und Verwundete geschaffen werden, die, das kam erschwerend hinzu, nie lange blieben, weshalb die Betten gleich wieder abgewaschen und neu bezogen werden mussten.

---

136 Vgl. z. B. Brief einer Diakonisse vom 13. November 1939. AFKSK, 1806.
137 Vgl. Brief einer Diakonisse vom 4. April 1943. AFKSK, 990.
138 Vgl. Brief einer Diakonisse vom 4. April 1943. AFKSK, 990.
139 Vgl. Brief einer Diakonisse vom 13. November 1939. AFKSK, 1806.
140 Vgl. Brief einer Diakonisse vom 24. April 1940. AFKSK, 1752.
141 Vgl. Brief einer Diakonisse vom 15. Mai 1940. AFKSK, 1752.
142 Vgl. Brief einer Diakonisse vom 6. Juni 1940. AFKSK, 1806.
143 Vgl. Brooks (2018), S. 46.
144 Vgl. zur Verbindung zwischen den DRK-Schwestern und den Soldaten auch Tewes (2016), S. 283.
145 Vgl. hierzu auch die Angaben bei Katscher (1992), S. 28.
146 Vgl. Brief einer Diakonisse vom 8. Oktober 1939. AFKSK, 1806.

Das »stramme Tempo«[147], das sie vorlegen mussten, ließ manche Schwester zweifeln, ob sie es durchhalten könne.

In der Pflege spezialisierten sich die Schwestern für eine Innere oder Äußere Station mit Verbandszimmer, für die Ohrenstation, den Operationsdienst und ein »Zimmer« vor dem Operationssaal – wohl eine Art »Aufwachraum« für operierte Schwerverwundete – sowie für die Röntgenabteilung, wobei hier unterschieden wurde zwischen einer Röntgenassistentin, die keine Schwester war, und einer Röntgenschwester, einer spezialisierten Krankenschwester. Außerdem waren sie für die Apotheke ausgebildet, die Funktionszimmer und die Küche.[148] Die Arbeit einer Schwester in einem der Funktionsräume wurde von ihrem Arzt beschrieben, der damit ihre Unentbehrlichkeit deutlich machen wollte. Demnach war sie im Behandlungszimmer eingearbeitet, führte einige Untersuchungen selbständig durch, darunter sogar Stoffwechseluntersuchungen ohne ärztliche Hilfe.[149]

Die Spezialisierung in den verschiedenen Bereichen, insbesondere im Operationssaal, machte es zeitweise schwierig, die Diakonissen im Falle ihrer Abwesenheit zu ersetzen, weil es nur jeweils wenige von ihnen gab.

Die Helferinnen, die zur Unterstützung der Diakonissen angefordert wurden, konnten zwar bei Leichtkranken auch die Nachtwachen übernehmen, eine ausgebildete Diakonisse ersetzten sie jedoch nicht. Bei schwerkranken Patienten arbeiteten sie daher nicht allein.[150]

Aufwand
Soweit die Schwestern darüber berichten, war eine Diakonisse mit Beginn des Krieges für etwa 40 bis 46 Patienten zuständig.[151]

Der Arbeitsaufwand stieg nicht überall kontinuierlich im Laufe des Krieges an. In Herford beispielsweise kamen die Schwerkranken in das nahe gelegene Krankenhaus. Das Lazarett diente für sie nur zur Erholung.[152] Die Belegung wurde zum Bedauern der Schwestern bis zu seiner Auflösung im August 1940 immer geringer. Vermutlich wurden die Patienten vom Krankenhaus unmittelbar an die Front zurückgeschickt.[153]

Im Lazarett in Soest hingegen, das im Oktober 1939 eröffnet wurde und bis mindestens Juni 1945 bestand, zeichnete sich nach Angaben der Schwestern in den Belegungszahlen ein deutlicher Trend nach oben ab.[154] Während zu Beginn des Krieges Transporte mit 41 oder 60 Verwundeten eintrafen, wurden die Stationen nach und nach aufgestockt, bis im Jahr 1944 trotz voller

---

147 Vgl. Brief einer Diakonisse vom 12. März 1940. AFKSK, 1806.
148 Vgl. z. B. Brief einer Diakonisse vom 18. August 1940. AFKSK, 1806.
149 Vgl. Brief eines Arztes vom 11. September 1943. AFKSK, 1808.
150 Vgl. z. B. Brief einer Diakonisse vom 18. Februar 1941. AFKSK, 1808.
151 Vgl. Brief einer Diakonisse vom 19. November 1939. AFKSK, 1806.
152 Vgl. Brief einer Diakonisse vom 1. April 1940. AFKSK, 1806.
153 Vgl. Brief einer Diakonisse vom 1. April 1940. AFKSK, 1806.
154 Vgl. Brief einer Diakonisse vom 14. Juni 1945. AFKSK, 1808.

Belegung weitere 1.000 Betten aufgestellt werden mussten.[155] Die angeforderten Helferinnen wurden zwar bewilligt, dennoch war es schwierig, adäquaten Ersatz zu stellen, da insbesondere Fachpersonal gebraucht wurde.[156] Wie in allen Lazaretten wurden auch in Soest sämtliche Sanitäter eingezogen und durch Helferinnen ersetzt.[157]

Das größte Lazarett, in dem die Kaiserswerther Diakonissen arbeiteten, war das Wehrmachtslazarett (und spätere Marinelazarett) in Bedburg-Hau. Nachdem sie im April 1941 noch Betten für 1.400 Zugänge gerichtet hatten, verzeichnete das Lazarett einen Einbruch in den Patientenzahlen auf zehn erkrankte Soldaten im Juli desselben Jahres. Der Grund dafür war, dass es als Speziallazarett für Ohren- und Zahnerkrankungen genutzt werden sollte. Während dieses Lazarett nun unterbelegt war, waren andere hingegen überfüllt.[158] Zwei Monate später mussten daher wieder Verwundete aus dem Osten aufgenommen werden. Seitdem blieben die Stationen weitgehend überbelegt. Eine Schwester sprach von über 100 Operationen im Monat, außerdem waren Gipse anzulegen und Bluttransfusionen durchzuführen.[159] Die Arbeit wurde von den Schwestern als schwierig empfunden. Sie hofften vor allem, dass sie kräftemäßig durchhielten und dass sie bald wieder ihre geregelte Friedensarbeit aufnehmen konnten.[160]

Pflege im Kriegsverlauf

Viele in der Kriegskrankenpflege tätige Diakonissen waren bereits vor der Eröffnung eines Reservelazaretts im Einsatz, wobei dasjenige in Herford, neben anderen, mit Kriegsbeginn im September 1939 für die Aufnahme von Patienten vorbereitet wurde.[161] Für die ersten Berichte an ihr Mutterhaus ließen sich die Schwestern zwei Wochen Zeit, denn viel gab es in dem im Westen des Deutschen Reichs gelegenen Herford nicht zu berichten. Die ersten Verwundeten kamen nicht vor November, so waren sie zunächst mit dem Einrichten der Krankenstationen beschäftigt. Innerhalb von vier Wochen hatten die Schwestern das gesamte Lazarett geputzt, 1.800 Betten aufgestellt und die Verbandszimmer eingerichtet.[162]

Nachdem auch im Oktober keine Transporte gekommen waren, »schrubbten« sie gemäß der »Parole« »Wir Schwestern müssen beschäftigt werden«[163] die Wände und bemerkten weiter: »und wenn wir im letzten Zimmer an-

---

155 Vgl. hierzu die Briefe der Diakonissen vom 29. Oktober 1939 und vom 20. September 1944. AFKSK, 1808.
156 Vgl. z. B. Briefe einer Diakonisse vom 10. und 22. Januar 1941. AFKSK, 1808.
157 Vgl. z. B. Brief einer Diakonisse vom 2. Februar 1945. AFKSK, 1808.
158 Vgl. Brief einer Diakonisse vom 20. Juli 1941. AFKSK, 990.
159 Vgl. Brief einer Diakonisse vom 3. Februar 1942. AFKSK, 990.
160 Vgl. Brief einer Diakonisse vom 4. April 1942. AFKSK, 990.
161 Vgl. hierzu auch die Angaben in Katscher (1992), S. 28.
162 Vgl. Brief einer Diakonisse vom 13. September 1939. AFKSK, 1806.
163 Vgl. Brief einer Diakonisse vom 8. Oktober 1939. AFKSK, 1806.

gekommen sind, so fangen wir wieder im ersten an«[164]. Diese Arbeit war verständlicherweise nicht befriedigend. Beschäftigung in der Pflege fanden sie schließlich im Städtischen Krankenhaus. Dort übernahmen sie die »Wachen«.[165] Bei den erkrankten Soldaten der Herforder Kaserne handelte es sich um durchziehende deutsche Truppen und um gefangengenommene polnische Soldaten.[166] Nachdem bis Ende September 1939 keine Transporte gekommen waren, überlegten die Ärzte, die Schwestern in den Urlaub zu schicken, was diesen nur recht war.[167] Die meisten Briefeschreiberinnen wollten von Anfang an gleich wieder nach Hause. Sie vermissten ihre geregelte Arbeitszeit in den zivilen Krankenhäusern bzw. in den Gemeinden.

Das große Reservelazarett des Heeres und spätere Marinelazarett in Bedburg-Hau wurde erst am 11. Mai 1940 mit Schwestern der Kaiserswerther Diakonie besetzt. Zuvor hatten DRK-Schwestern und DRK-Helferinnen sowie -Schülerinnen die Pflege übernommen. Da die Wehrmacht das Lazarett um zwei Häuser mit 250 Betten erweitert hatte, waren weitere Schwestern notwendig geworden.[168] Am Pfingstsonntag traf eine Gruppe von 29 Diakonissen in Bedburg ein, die, im Gegensatz zu den Schwestern in Herford, sofort in Anspruch genommen wurden. Wegen eines in der Nacht eingetroffenen Lazarettzugs, dem weitere folgten, mussten die Schwestern gleich die erste Nacht und weitere Tage durcharbeiten. Danach fand die Oberschwester endlich Zeit für einen kurzen Bericht, in dem sie ihre ersten Eindrücke schilderte:

> Wir vergessen wohl alle diese Pfingsttage nicht. Als wir hier ankamen, waren unsere Häuser leer, nur eine Rote Kreuz Schwester die zu dem Recklingshäuser Sanitätsstab gehörte, war dabei, den OP einzurichten. Diese Schwester ist nun mit den Ärzten und sämtlichen Instrumenten heute weiter vorgerückt. Die neuen Ärzte stellten sich eben vor, jetzt wird hier wohl ein richtiges Reservelazarett ausgebaut. Es fehlte alles zur Krankenpflege, aber wir haben schon manches herbeiorganisiert. Der Zahlmeister ist sehr nett und tut was er kann. Die Häuser sind schön, liegen ganz im Grünen, ich bin überrascht, wie groß die Anstalt ist, ich finde mich aber gut zurecht und weiß, wo ich etwas bekommen kann für unsere Soldaten.[169]

Da die Schwestern in den Heimatlazaretten häufig unweit ihres persönlichen Zuhauses eingesetzt waren, bedeutete der Beginn ihrer neuen Arbeit für sie keine große Umstellung, soweit es das alltägliche Leben oder die Kolleginnen betraf.[170] In dem großen Lazarett in Bedburg-Hau sprach die leitende Diakonisse sogar von einem geschlossenen Schwesternkreis von Kaiserswerther Diakonissen.[171] Das bedeutete für sie, dass der Gemeinschaftsgeist bewahrt blieb, da sie wie gewohnt alles zusammen machen konnten.[172]

---

164 Vgl. Brief einer Diakonisse vom 8. Oktober 1939. AFKSK, 1806.

165 Vgl. Brief einer Diakonisse vom 3. Oktober 1939. AFKSK, 1806.

166 Vgl. Brief einer Diakonisse vom 19. Oktober 1939. AFKSK, 1806.

167 Vgl. Brief einer Diakonisse vom 21. September 1939. AFKSK, 1806.

168 Vgl. Schreiben der Kaiserswerther Diakonie vom Mai 1940. AFKSK, 1752.

169 Vgl. Brief einer Diakonisse vom 15. Mai 1940. AFKSK, 1752.

170 Vgl. Brief einer Diakonisse vom 15. Mai 1940. AFKSK, 1752.

171 Vgl. Brief einer Diakonisse vom 5. Mai 1940. AFKSK, 1752.

172 Vgl. hierzu auch Katscher (1992), S. 45.

Die »schwere Zeit des Einlebens«[173] galt vor allem der Pflegetätigkeit, die sich, wie bereits erwähnt, drastisch von der bisherigen zivilen Krankenpflege unterschied. Einige wenige waren stolz darauf, dem »großen Geschehen« einen Dienst erweisen zu können, die meisten jedoch wollten zurück in ihre gewohnte Arbeit in der Gemeinde oder im zivilen Krankenhaus, zumal sie dort im Krieg mehr denn je gebraucht wurden.

Seitens der Kaiserswerther Diakonie scheinen Probleme im Kriegsverlauf allem voran personeller Natur gewesen zu sein. Immer wieder mussten neue Schwestern aus anderen Lazaretten oder aus dem zivilen Dienst angefordert werden. Dies wurde schon durch die steigenden Krankheitsfälle der Schwestern mit der Zeit immer schwieriger. So schrieb eine Diakonisse an ihr Mutterhaus: »Die Schwestern sind ständig krank.«[174] Dieser Umstand, die hohe Patientenbelegung und die erforderlichen zusätzlichen Nachtwachen für Schwerkranke bedeuteten für die noch gesunden Schwestern eine hohe Belastung.[175] Zunehmend wurde gutausgebildetes Personal gebraucht, das Erfahrung vorzugsweise in einem Krankenhaus vorweisen konnte, eine Ausbildung für den Operationssaal und für die Narkose besaß und im Verbandszimmer oder beim Röntgen mithalf.[176]

Die Personalnot in den Lazaretten spiegelte auch die Not in der zivilen Pflege wider. Als die Diakonie versuchte, eine Röntgenschwester abzuberufen, da diese dringend in einem Kinderheim gebraucht wurde, lehnte dies der Oberstabsarzt im zuständigen Lazarett ab.[177] Die Diakonie musste sich fügen.

Im weiteren Verlauf wurden auch noch die restlichen männlichen Arbeitskräfte aus den verschiedenen Einrichtungen wie Wäscherei und Pflege abgezogen und mussten durch Schwestern ersetzt werden.[178] Die leitenden Schwestern wussten oft nicht mehr, wie sie ihre Stationen noch besetzen sollten.[179] Auf Anfrage einer Schwester nach einer Ersatzschwester antwortete die Oberin in Kaiserswerth: »Wieviel Zeit darüber vergeht, wenn wir uns den Kopf zerbrechen, wie wir die Lücken füllen sollen ohne Menschen zur Verfügung zu haben, das können Sie sich kaum vorstellen.«[180]

Schließlich wurden aus den Lazaretten nicht nur die Sanitätsdienstgrade, sondern nach und nach auch die Ärzte eingezogen.[181]

---

173 Vgl. Brief einer Diakonisse vom 4. April 1943. AFKSK, 990.
174 Vgl. Brief einer Diakonisse vom 20. Februar 1943. AFKSK, 1808.
175 Vgl. z. B. Brief eines Arztes vom 19. Februar 1941. AFKSK, 1808.
176 Vgl. z. B. Briefe einer Diakonisse und der Diakonie vom 22. Februar 1941 und vom 17. Januar 1942. AFKSK, 1808 und 1726; vgl. über die wenig ausgebildeten Fachschwestern aus dem Zehlendorfer Diakonieverein die Angaben in Katscher (1992), S. 31.
177 Vgl. Briefe der Diakonie und des Reservelazaretts vom 17. Januar 1942 und vom 23. Januar 1942. AFKSK, 1726.
178 Vgl. z. B. Brief einer Diakonisse vom 25. Februar 1943. AFKSK, 1808.
179 Vgl. z. B. Brief einer Diakonisse vom 28. Mai 1943. AFKSK, 1752.
180 Vgl. Brief der Oberin vom 21. April 1943. AFKSK, 1752.
181 Vgl. Briefe einer Diakonisse vom 19. Februar 1943 und 4. Juni 1943. AFKSK, 1752; vgl. hierzu Süß (2003), S. 192.

Als es für die DRK-Schwestern und DRK-Helferinnen, die im Osten eingesetzt waren, ab 1944 zu gefährlich wurde, mussten diese zurück ins Deutsche Reich. In einem Lazarett in Herford kamen an einem Tag 67 Schwestern, zehn Marinehelferinnen und 95 Helferinnen aus dem Heer an, die den Diakonissen in den Lazaretten helfen konnten.[182] Vier Wochen später waren davon allerdings nur noch 32 Helferinnen mit 38 Diakonissen zusammen.[183] Wo die Pflegerinnen im Anschluss eingesetzt wurden, findet keine Erwähnung.

Die letzten beiden Kriegsjahre waren geprägt von Bombenangriffen. Von Personalproblemen sprachen die Schwestern weniger als vielmehr nur noch von der Zerstörung der Krankenhäuser und der Lazarette. Als in Soest das Marinelazarett zerstört war und gleichzeitig Transporte mit Verwundeten erwartet wurden, vermerkte eine Schwester in ihrem Brief: »Jedes Hotel, jedes Privatquartier haben wir in Soest belegt.«[184] Drei Monate später waren weitere drei Lazarette durch Bomben »ganz vernichtet«.[185] Schließlich wurden im darauffolgenden Februar nochmals »einige hundert Betten« zerstört.[186] Gleichzeitig kamen große Truppentransporte aus dem Osten mit Hunderten von größtenteils schwerverwundeten Soldaten an. Die Schwestern hatten in Soest in zwei Wochen einen Tanzsaal mit 50 Betten und zwei Schulen mit je 500 Betten eingerichtet. Die Unterbringung der Verwundeten in den begrenzt vorhandenen Räumlichkeiten gestaltete sich inzwischen als sehr schwierig. Eine Schwester schrieb darüber:

> Am Freitag vergangener Woche kamen morgens in aller Frühe, die rote Schule war nicht fertig, 505 zum grössten Teil Schwerverwundete. Nun denken Sie in einem Raum übereinander stehend 134 Betten, nur 1 Strohsack mit zwei Decken, sonst nichts, aber auch nichts, nicht mal ein Steckbecken und eine Urinflasche! Wir haben ihnen Blechdosen gegeben und es ging auch.[187]

Wie schon zu Beginn des Krieges waren die Schwestern wieder verstärkt damit beschäftigt, die inzwischen durch Bombenangriffe zerstörten Lazarette neu einzurichten. Im Jahr 1944 wurden insgesamt 800.000 Betten in den Heimatlazaretten gezählt, 850.000 wurden gebraucht. Der große Ansturm erklärt sich dadurch, dass an der Ostfront viele Betten durch das Vorrücken der gegnerischen Heere verlorengingen.[188]

Eine Diakonisse bemerkte in ihrem Brief: »Überall kehrt das große tiefe Leid ein. […] Wir ertragen jedoch alles, wenn Gott uns nicht in die Hände der Feinde gibt.«[189]

Tatsächlich kamen die Diakonissen zunächst in amerikanische, dann in britische Gefangenschaft. Von einem Teillazarett, das von Russen besetzt

---

182 Vgl. Brief einer Diakonisse vom 1. September 1944. AFKSK, 1806.

183 Vgl. Brief einer Diakonisse vom 30. September 1944. AFKSK, 1806.

184 Vgl. Brief einer Diakonisse vom 20. September 1944. AFKSK, 1808.

185 Vgl. Brief einer Diakonisse vom 8. Dezember 1944. AFKSK, 1808.

186 Vgl. Brief einer Diakonisse vom 2. Februar 1945. AFKSK, 1808.

187 Vgl. Brief einer Diakonisse vom 20. September 1944. AFKSK, 1808.

188 Vgl. Tewes (2016), S. 268.

189 Vgl. Brief einer Diakonisse vom 2. Februar 1945. AFKSK, 1808.

wurde, berichteten sie, dass das gesamte Personal getötet worden war.[190] Die
Diakonissen blieben unversehrt, sie waren noch bis mindestens Ende Juni
1945 in den Lazaretten beschäftigt.[191]

Persönliche Erfahrungen
In den Briefen der Diakonissen fanden im Zusammenhang mit dem Kriegsge-
schehen vor allem zwei einschneidende Erlebnisse Erwähnung: die Bombardierungen und die damit verbundenen Sorgen um die Angehörigen.

Am 22. Juni 1940, fast sechs Wochen nach dem ersten großflächigen An-
griff auf eine reichsdeutsche Stadt[192], berichtete eine Diakonisse aus Soest
zum ersten Mal über »bewegte Tage und Nächte«[193]. Sprengbomben hatten
das Bahnhofsgebäude und die umliegenden Häuser getroffen und dabei zwei
Menschen getötet.[194] Deshalb war die Schwester »froh und dankbar«, dass
ihre »Lieben unverletzt« geblieben waren.[195]

Die eigenen Angehörigen am Leben zu wissen, war für die Schwestern das
Wichtigste. Bei einem Bombenangriff auf Krefeld 1943, bei dem die Familie
einer Diakonisse überlebte, hatte diese ein schlechtes Gewissen wegen ihrer
Freude und Erleichterung, da es so viele andere Menschen getroffen hatte.[196]
Entsprechend bedeutend wurden die Besuche zu Hause. Die Eltern und alle
Geschwister wiederzusehen, empfanden sie als »stärkend«, denn »wer weiß,
ob man sich wieder sieht«.[197]

Bis zum Kriegsende blieben die Sorge um die Angehörigen und das eigene Überleben die größten Belastungen der Diakonissen. Auf ihre Arbeit
scheinen diese allerdings keinen Einfluss gehabt zu haben. Im Gegenteil, eine
Diakonisse, deren Geschwister in einer Bombennacht alles verloren hatten,
aber überlebten, war froh, wieder im Lazarett zu sein, weil es sie von dem
Leid ihrer Angehörigen ablenkte.[198] In der Regel sehnten sich die Schwestern
jedoch nach Urlaub an ruhigen Orten ohne Bomben, und sei es nur, um einmal ausschlafen zu können.[199]

Manche Schwestern blieben bei Bombenangriffen erstaunlich gelassen.
Eine von ihnen schrieb während eines Alarms einen Brief, der damit endete,
dass Entwarnung gegeben wurde und sie nun zu Bett gehen konnte. Sie war
während des Angriffs nicht einmal in den Keller gegangen.[200]

Während einer von der NS-Frauenschaft ausgerichteten Weihnachtsfeier
war einer Schwester der Alarm sogar willkommen, um die Feier abbrechen zu

---

190 Vgl. Brief einer Diakonisse vom 14. Juni 1945. AFKSK, 1808.
191 Vgl. Brief der Oberin vom 30. Juni 1945. AFKSK, 1808.
192 Duisburg.
193 Vgl. Brief einer Diakonisse vom 22. Juni 1940. AFKSK, 1808.
194 Vgl. Brief einer Diakonisse vom 22. Juni 1940. AFKSK, 1808.
195 Vgl. Brief einer Diakonisse vom 22. Juni 1940. AFKSK, 1808.
196 Vgl. Brief einer Diakonisse vom 24. Juni 1943. AFKSK, 990.
197 Vgl. Brief einer Diakonisse vom 2. März 1943. AFKSK, 1752.
198 Vgl. Brief einer Diakonisse vom 7. August 1943. AFKSK, 990.
199 Vgl. z. B. Brief einer Diakonisse vom 28. Juni 1943. AFKSK, 990.
200 Vgl. Brief einer Diakonisse vom 12. August 1942. AFKSK, 990.

können. Ihr waren die britischen Bomber immer noch lieber als die national-sozialistischen Frauen.[201] Ebenfalls auffallend war noch in der ersten Kriegs-hälfte die euphemistische Rhetorik mancher Schwestern, wie »die Engländer begrüßten mich«[202] oder die »nächtlichen Kellerwanderungen«[203] im Jahr 1940. Diese Sprache verlor sich in den letzten Kriegsjahren. Im September 1944 beschrieb eine Schwester ihre Situation in Bedburg-Hau und Kleve wie folgt:

> [...] das Trommelfeuer von der Front, oder auch hier die Schießerei in der Luft, die Luft-kämpfe sind schrecklich. Bis jetzt geschah uns hier noch nichts, aber so ganz unbesorgt kann man nicht mehr durch das Gelände gehen wenn die schwere Flak einsetzt. Es fängt schon in der Frühe an und hört überhaupt nicht mehr auf, den Tag über, und abends kommen sie auch noch. [...] Dienstag, Schw. Lydia und Schw. Johanna waren noch nicht lange fort, wurde Kleve mit einem Bombenteppich belegt, 72 Bomben fielen in die Unterstadt (Bahnhofsgegend). Um das Krankenhaus herum schlugen 15 Bomben ein und eine in den Innenhof. Das Haus mußte geräumt werden, es kam alles nach Bedburg, die Männer nach Haus M 11 und Frauen nach M 12. Es war herzzerreißend, wie sahen viele Kranke aus, unsere rauhen Marine-Männer wurden ganz weich beim Anblick der klei-nen Säuglinge. Dazu kam alles zu uns heraus was verletzt war. Die ganze Nacht wurde durchgearbeitet im großen Op an drei Tischen, in Haus F. I und im OP Wagen der Luft-waffe, der ja in der Nacht vom 18.–19. mit seinem ganzen Wagenpark hier einrollte. [...] Die toten Zivilleute von Kleve habe ich gesehen, das Bild werde ich nie los werden.[204]

Im »Totalen Krieg« vermischten sich die Lazarett- und zivile Pflege. Verwun-dete Soldaten wurden in Krankenhäusern behandelt und Zivilisten in Laza-retten.[205]

Elf Tage später beschrieb eine andere Schwester die Situation in Bed-burg-Hau und Kleve:

> Wenn wir bisher noch nicht wußten, was Krieg ist, so wissen wir es jetzt nach alldem was wir gesehen haben. Unendlich schwer ist es, damit fertig zu werden, wenn man sieht, daß die Arbeit bei den vielen Kopf- Lungen- und Bauchschüssen so vergeblich ist. [...] Sams-tagnachmittag hatte Kleve einen Terrorangriff. Es war furchtbar. Unsere Häuser hier im Lazarett bebten in allen Fugen. Viele Tote sollen sein, da die meisten Keller nicht stand gehalten haben. Ein Teil der Verletzten und Verschütteten sind hier in den Häusern H.11 und H.12 untergebracht. [...] Soeben donnern wieder die großen Geschütze, sie sind so nahe, sodass unsere Fenster und Türen erschüttern.[206]

Gegen Kriegsende überlagerten die Bombenangriffe fast alle Probleme, über die die Diakonissen sich zuvor noch ausgesprochen hatten.

---

201 Vgl. Brief einer Diakonisse vom 29. Dezember 1942. AFKSK, 1808.
202 Vgl. Brief einer Diakonisse vom 15. Oktober 1940. AFKSK, 1808.
203 Vgl. Brief einer Diakonisse vom 25. Juli 1940. AFKSK, 1808.
204 Vgl. Brief einer Diakonisse vom 30. September 1944. AFKSK, 1752.
205 Vgl. hierzu auch die Angaben in Katscher (1992), S. 27.
206 Ausführungen einer Diakonisse vom 11. Oktober 1944. AFKSK, 990.

Ideologie und christliches Wertesystem

Den christlichen Werten der Diakonie stand die antichristliche Haltung der Nationalsozialisten gegenüber. Da die Diakonissen weitgehend unter sich blieben und auch einige der Ärzte der Kaiserswerther Diakonie positiv gegenüberstanden, wurden die Schwestern weniger mit der Ideologie der Nationalsozialisten konfrontiert als die anders sozialisierten DRK-Schwestern. Wenn es jedoch zu Konfrontationen kam, konnten sich die Diakonissen der Unterstützung ihrer Vorgesetzten im Mutterhaus sicher sein. Beispielsweise versuchte ein Arzt, eine Diakonisse in ein Gespräch über Glaubensfragen zu verwickeln. Dabei äußerte er die Meinung, dass die Schwester auf der Nervenstation mit den erkrankten Soldaten ihre Kraft vergeude. Das Mutterhaus fand die Ansicht des Arztes erschütternd und betonte in einem Antwortschreiben, dass sie in ihrer Einstellung keinen Schritt nachgeben und sich von der nationalsozialistischen Ideologie weiter fernhalten solle.[207]

Weitere ähnliche Konfrontationen beispielsweise mit dem BDM oder der NS-Frauenschaft kamen hauptsächlich an Weihnachten auf die Diakonissen zu. Sie störte vor allem, dass keine Weihnachtslieder gesungen wurden, nicht an Christus gedacht wurde und deshalb auch keine Weihnachtsstimmung aufkam. Stattdessen lief das Weihnachtsfest mit Alkoholkonsum und unchristlichen Gesängen aus dem Ruder.[208] Die Diakonissen hatten wohl keine andere Wahl, als sich gegenüber dem BDM oder der NS-Frauenschaft zurückzuhalten.

Von einer Diakonisse ist bekannt, dass sie aufgrund ihrer nationalsozialistischen Gesinnung aus der Diakonie austrat. Zur Begründung gab sie an, dass sie zur Nationalsozialistischen Volkswohlfahrt gehen wolle, weil sie die innere Grundlage der Diakonie nicht mehr vertreten könne.[209] Der Pastor kommentierte den Brief nicht und sprach lediglich von einem »weiteren neuen« Austritt. Ob noch weitere Diakonissen ebenfalls aufgrund ihrer »Weltanschauung« austraten, ist nicht bekannt. Wohl aber wird von weiteren Austritten berichtet.[210]

Insgesamt jedoch zeigen die ausgewerteten Briefe, dass die Diakonissen nicht anfällig für die Ideologie der Nationalsozialisten waren, da diese sich gegen ihre Religion richtete und damit gegen das, was ihren Lebensinhalt ausmachte. Der Glaube hielt sie in dieser schwierigen Zeit aufrecht, auch wenn sie persönliche Schicksalsschläge hinnehmen mussten. Ihr christliches Wertesystem war für die meisten unerschütterlich.

---

207 Vgl. Brief einer Diakonisse vom 24. Januar 1942 und das Antwortschreiben (ohne Datum). AFKSK, 990.
208 Vgl. z. B. Brief einer Diakonisse vom 16. Dezember 1942. AFKSK, 990.
209 Vgl. Brief des Pastors der Diakonie vom 12. August 1942. AFKSK, 1752.
210 Vgl. Brief einer Diakonisse vom 20. Juli 1942. AFKSK, 990.

Vergleich des Heimateinsatzes der Diakonissen mit dem Einsatz der DRK-Schwestern in den Kriegsgebieten

Nach Tewes arbeiteten in den besetzten Gebieten 10.773 Schwestern, davon 5.230 Vollschwestern und 5.543 Helferinnen. Die DRK-Schwestern waren überall dort im Einsatz, wo der Krieg stattfand. Dies umfasste die Schauplätze in Europa, Afrika und Asien.

In der Heimat waren hingegen insgesamt 21.651 DRK-Schwestern, katholische Schwestern, Diakonissen und NS-Schwestern in der Pflege tätig.[211] Der Chef des Wehrmachtssanitätsdienstes sah eine Dienstzeit von zwei Jahren vor, die jedoch nicht erreicht worden ist. Rein rechnerisch verblieb eine DRK-Schwester 18,56 Monate an der Westfront und 19,48 Monate an der Ostfront.[212]

Private Lebensbedingungen in den Kriegslazaretten

Wohnen
Über die Wohnverhältnisse berichteten die Schwestern aus den besetzten Gebieten ungleich häufiger als die Heimatschwestern, da ihnen alles fremd war und sie die Eindrücke weitergeben wollten. Zum Teil waren sie in privaten Quartieren der Bevölkerung oder in öffentlichen Gebäuden wie beispielsweise in Turnhallen untergebracht. Am liebsten hatten sie ihr Quartier innerhalb ihres Kriegslazaretts, da sie hier nur von Deutschen umgeben waren.[213] Im ungünstigen Fall lag ihr Quartier, wie bei den Kaiserswerther Diakonissen, sehr weit weg von ihrem Arbeitsplatz oder auch dem Casino, in dem sie ihre Mahlzeiten zu sich nahmen. Hier wurde der gefährliche und zeitraubende Marsch moniert.

Idealerweise hatten sie ein Zimmer für sich. Dafür nahmen sie auch in Kauf, dass es sich in einem desolaten Zustand befinden konnte.[214] Meistens teilten sich zwei oder mehrere Schwestern ein Zimmer.[215] Das war für viele auf die Dauer schwer zu ertragen, so dass sie oft »Sehnsucht nach Ruhe und den eigenen 4 Wänden«[216] hatten.

Im Zuge der Rückwärtsbewegung während der letzten Kriegsmonate schliefen teilweise bis zu 400 Schwestern in einem Saal. Dies war allerdings der Ausnahmesituation geschuldet und nur vorübergehend.

Die Quartiere in den zerstörten und verarmten besetzten Gebieten waren häufig nur mit dem Nötigsten ausgestattet, und zwar »[o]hne Bett, ohne Stuhl, ohne Schemel, ohne Licht u. ohne Wasser also ganz wie ich es erwartet

---

211 Vgl. die Zahlen bei Tewes (2016), S. 38.
212 Vgl. die Angaben bei Tewes (2016), S. 272.
213 Vgl. DTA, 1790–1, S. 35.
214 Vgl. DTA, 1790–1, S. 35.
215 Vgl. Penkert (2006), S. 144.
216 Vgl. Penkert (2006), S. 214.

hatte«.[217] Die Schwestern waren schon froh, wenn ihnen Wasser und Licht wenigstens stundenweise zur Verfügung standen. Eine von ihnen berichtete aus Bulgarien:

> Unsere Wohnung lag in einem halbverfallenen Häuschen. Dies Häuschen hatte 2 Zimmer, in denen mit Kunst sich je 3 Betten stellen lassen. In der Mitte zwischen den Zimmer[n] ist ein Clo und ein Handwaschbecken mit Wasser. Abgesehen von der unbeschreiblichen Enge ist es so feucht in dem rissigen Bau und so kalt, daß wir meistens in der Nacht vor Kälte aufwachten, trotz reichlicher Decken und Wärmflaschen. [...] Unser Clo war übrigens zunächst undicht und nicht zu brauchen; im Pavillon, wo Irmg. krank lag, ist gar kein Clo, so ging man halt nachts in den Garten![218]

Die schwierigen »Clo-Verhältnisse«[219] trafen die Schwestern fast überall in den besetzten Gebieten vor und wurden immer beanstandet[220].

Besonders hart trafen die Schwestern jedoch die klimatischen Verhältnisse vor allem im Osten. In Russland erlebten sie Temperaturen bis minus 35 Grad.[221] Bei dieser Kälte konnten sie nachts nicht schlafen, zumal zeitweise auch die Heizung einfror, was eine starke Belastung für sie war.[222] Aber auch die »brütende Sommerhitze«[223] machte ihnen zu schaffen. Die desolate Situation beeinflusste ihr Befinden sehr stark und war durchaus ein Grund, wieder nach Hause zu wollen.

Verpflegung

Über die Verpflegung beschwerte sich keine der Briefschreiberinnen. Sie galt zwar häufig als einseitig, sonst aber als zufriedenstellend und »gegenüber den Rationen in der Heimat sogar üppig«.[224] Manche schickten sogar Essenspakete nach Hause zu ihren Familien, denen mitunter sogar rohe Eier beigegeben wurden. Insbesondere freuten sie sich über das »Führerpaket«, das sie für die Heimreise erhielten und das beispielsweise mit »2 kg Fett, Käse, Wurst und Fleisch«[225] gefüllt war.

Beanstandet wurden hingegen häufig die Rahmenbedingungen der Verpflegung. So wurden ein »ordentlich gedeckter Tisch«[226] und Geschirr vermisst. Manchmal fehlte allerdings sogar der Essraum oder der Tisch selbst.

Geburtstage konnten fast immer mit Kuchen und Bohnenkaffee gefeiert werden, und auf den vielen Kameradschaftsabenden gab es ihrem Empfinden

---

217 Vgl. Penkert (2006), S. 101.
218 Vgl. die Angaben in den Briefen einer DRK-Schwester. DTA, 1790-1, S. 61.
219 Vgl. die Angaben in den Briefen einer DRK-Schwester. DTA, 1790-1, S. 61.
220 Vgl. hierzu auch die Angaben der amerikanischen Schwestern, die nach ihrer Rückkehr aus den besetzten Gebieten u. a. funktionstüchtige sanitäre Anlagen am meisten vermissten, in Tomblin (1996), S. 206.
221 Vgl. Penkert (2006), S. 110.
222 Vgl. Penkert (2006), S. 110.
223 Vgl. Penkert (2006), S. 153.
224 Vgl. Bericht von Ursula Scheibe. GLA, Bestand 69 Badische Schwesternschaft, Nr. 1444, S. 6.
225 Vgl. Bericht von Ursula Scheibe. GLA, Bestand 69 Badische Schwesternschaft, Nr. 1444, S. 28.
226 Vgl. die Angaben im Brief einer DRK-Schwester. DTA, 1790-1, S. 48.

nach alles im Überfluss. Dass die Bevölkerung und die Gefangenen vor dem Hintergrund des sogenannten »Hungerplans«[227] nichts zu essen hatten, während sie selbst sich über halbe Hähnchen freuen durften, wurde bemerkt, aber nicht beanstandet[228].

Kranke Schwestern

Anhand der vorliegenden Briefe kann festgehalten werden, dass die Schwestern aus den besetzten Gebieten auffallend seltener von erkrankten Kolleginnen berichteten als die Schwestern in der Heimat. Manche schrieben von wunden Händen, Impfunverträglichkeiten und nur in einem Fall von Typhus. Schwererkrankte Schwestern wurden, wenn sie transportfähig waren, nach Hause gebracht.

Es ist anzunehmen, dass bei der erhöhten körperlichen Belastung, den Wetterbedingungen und den unhygienischen Zuständen vor allem bei den mit Seuchen infizierten Patienten erkrankte Schwestern an der Tagesordnung waren. Das wurde jedoch kaum thematisiert. Unklar bleibt daher auch, welche und wie viele Folgeschäden die Schwestern nach dem Krieg davontrugen. Aus Berichten ehemaliger Schwestern geht hervor, das zumindest eine von ihnen selbst 20 Jahre nach dem Krieg noch unter der kräftezehrenden Arbeit in den Lazaretten zu leiden hatte.[229] Möglicherweise galten im ideologisch gesteuerten DRK Krankheiten als Schwäche; zumindest wurden die Soldaten, die an einer Krankheit starben, bedauert, da sie nicht »auf dem Felde der Ehre« gefallen waren.[230]

Freizeit/Urlaub

Ihre Freizeit verbrachten die Schwestern gerne mit Lesen, Spazierengehen oder mit Städtebesichtigungen. Auf ihren Ausflügen kamen sie häufig mit der Bevölkerung in Berührung, die, sowohl im Westen als auch im Osten, als unsympathisch dargestellt wurde. Allerdings trat bei den Schwestern, die jüdische Bevölkerung ausgenommen, auch keine tiefe Abneigung zutage.[231]

Besondere Höhepunkte waren Kinoveranstaltungen, für die sie weite Wege in den besetzten Gebieten in Kauf nahmen. Das Medium »Film« war für die Nationalsozialisten bekanntlich eine wirksame Methode, das Volk zu lenken.[232] Eine Schwester geriet über die »prächtigen Jungs«, die die Hitlerjugend in dem Propaganda-Film »Junge Adler« verkörperten, ins Schwärmen.[233]

---

227 Vgl. Benz (2011).
228 Vgl. die Angaben in den Briefen einer DRK-Schwester. DTA, 1790–1, S. 45 und S. 51.
229 Vgl. die Berichte in GLA, Bestand 69 Badische Schwesternschaft, Nr. 218.
230 Vgl. die Angaben im Tagebuch einer DRK-Schwester. DTA, 1265–1, S. 32.
231 Vgl. z.B. die Angaben im Tagebuch einer DRK-Schwester. GLA, Bestand 69 Badische Schwesternschaft, Nr. 1466.
232 Vgl. hierzu die Angaben in Tewes (2016), S. 409–411.
233 Vgl. die Angaben im Tagebuch einer DRK-Schwester. DTA, 1265–1.

Ebenfalls propagandistisch geprägt waren die Wochenschauen. Für die Schwestern waren sie verpflichtend, was einige störte. Die meisten jedoch sahen ihnen erwartungsvoll entgegen.[234]

Das wichtigste Medium war das Radio, das sie bei jeder Gelegenheit hörten, um Informationen aus der Heimat zu erhalten, denn die Sorgen um die Angehörigen zu Hause waren ständig präsent. Neben ihrer Funktion als Informationsquelle erfüllten die Beiträge aus dem Radio propagandistische und meinungsbildende Aufgaben.[235]

Ebenfalls von der Propaganda gelenkt waren die von den Kaiserswerther Diakonissen so verpönten Kameradschaftsabende. Den meisten DRK-Schwestern, die von der Front berichteten, gefielen sie. Sie saßen gemeinschaftlich zusammen, ihnen wurde gutes Essen serviert, während sie sich beim Bier und bei Gesang vergnügten.

Eine wichtige Feierlichkeit war sowohl zu Hause als auch an der Front das Weihnachtsfest, das mit Tannenbäumen und vielen Geschenken begangen wurde. Dass dabei keine Weihnachtslieder gesungen wurden, bedauerte nur eine religiös geprägte DRK-Schwester.

Die Geburtstagsfeiern der Schwestern mit Kaffee, Kuchen und kleineren Geschenken fanden häufig ihren Niederschlag in den Briefen. Die Feiern zu Ehren von Hitlers Geburtstag hingegen wurden nur einmal kurz und kommentarlos erwähnt.

In ihrem Urlaub fuhren die Schwestern zu ihren Familien, wobei die zum Teil lange An- und Abfahrt von bis zu einer Woche jeweils nicht auf den Urlaub angerechnet wurde. Waren ihre Familien »ausgebombt«, erhielten sie »Bombenurlaub«.[236] Gegen Kriegsende herrschte allerdings oft Urlaubssperre, was für die Schwestern, die nur in der Erwartung lebten, bald nach Hause kommen zu dürfen, besonders hart war. Ebenso schwierig war es für sie, nach einem Urlaub wieder zurück in die besetzten Gebiete zu fahren. Zum einen, weil sie nicht wussten, ob sie ihre Angehörigen jemals wiedersehen würden, zum anderen, weil sie sich vorstellen konnten, was sie hinter den Fronten erwartete.

Arbeitsbereiche in den Kriegslazaretten

Die Autorinnen der Briefe und Berichte setzten in Bezug auf die Pflege andere Schwerpunkte als die Heimatschwestern. Im Vergleich zu den Diakonissen erwähnten sie den Zustand der Lazarette öfter und erzählten mehr über die

---

234 Vgl. Penkert (2006), S. 95. Über den Unmut, in die Wochenschau zu müssen, vgl. die Angaben im Tagebuch einer DRK-Schwester. GLA, Bestand 69 Badische Schwesternschaft, Nr. 1466.

235 Vgl. zum »Radio als Medium der Kriegserfahrung« Tewes (2016), S. 395–398.

236 Vgl. Bericht von Ursula Scheibe. GLA, Bestand 69 Badische Schwesternschaft, Nr. 1444, S. 25.

Patienten. Über ihre Pflegetätigkeit berichteten sie selten, stattdessen mehr über die Umstände, unter denen sie arbeiteten.

Eine Schwester, deren Lazarett in Schachny die Verwundeten aus der Schlacht von Stalingrad aufnahm, hatte 44 Jahre nach dem Krieg Folgendes in Erinnerung:

> Untergebracht in einem ehemaligen russischen Krankenhaus, waren die Arbeitsbedingungen dort katastrophal. Durch Bombenangriffe zersprungene Fenster, die Einrichtung mehr als ein Provisorium, Wasser war absolute Mangelware. Der Wasserturm in der Stadt war zerschossen. Nur dem OP stand eine gefüllte Badewanne zur Verfügung. Man behalf sich, so gut es ging, mit aufgetautem Schnee. Die hygienischen Verhältnisse waren gleich Null, die Läuse nahmen überhand. Die Räume konnten nur unzureichend mit Kanonenöfen beheizt werden. Der Mangel an Schornsteinen wurde dadurch behoben, daß der Abzug der Öfen durch die Fenster geleitet wurde. [...] Es zog an allen Ecken und Enden. [...] Und die Flut der Verwundeten ergoß sich bald aus dem »Kessel«. Elendsgestalten füllten die Stationen, ausgemergelt oder unförmig aufgeschwemmt. Letzteres war Folge wochenlangen Ausgesetztseins in Nässe, Kälte und Schnee. [...]
>
> Zeit durfte für uns keine Rolle mehr spielen. Der Tagesdienst ging nahtlos in Nachtarbeit über und es kam vor, daß wir noch den aufdämmernden Morgen auf Station erlebten. Waschen, Betten, Brote streichen, Verpflegung austeilen, Füttern, Verbinden, Medikamente und Spritzen geben usw., es nahm kein Ende und der Strom riß nicht ab.[237]

Auch an anderen Orten war »nichts wie in der Heimat«.[238] Eine Schwester berichtete, dass der Arbeitsaufwand in den besetzten östlichen Gebieten ungleich höher sei als zu Hause.

Im Westen, insbesondere nach dem Waffenstillstand im Jahr 1940, war den Angaben der Frontschwestern zufolge kaum etwas zu tun. Dort langweilten sie sich und wollten in den Osten, wo sie ihrer Auffassung nach auch gebraucht würden.[239] Allgemein galt die Arbeit im Osten als schwerer als im Westen sowie in der Heimat, während die Kriegssituation an sich, bedingt durch die Bombardierungen in der Heimat, dort als schlimmer als in den besetzten Gebieten eingeschätzt wurde.[240] Lebensfeindliche Bedingungen begegneten den Schwestern durch die Bombardierungen an den Fronten und in der Heimat. Die Schwierigkeiten für sie bestanden darin, eine optimale Pflege zu gewährleisten, obwohl weder Räumlichkeiten noch genügend Medikamente vorhanden waren.[241]

---

237 Vgl. Bericht von Ursula Scheibe. GLA, Bestand 69 Badische Schwesternschaft, Nr. 1444, S. 8 f.

238 Vgl. Penkert (2006), S. 109.

239 Vgl. hierzu auch Tewes (2016), S. 406.

240 Vgl. zu den schwierigen Arbeitsbedingungen amerikanischer Schwestern im September 1944 im Deutschen Reich z. B. Jackson (2000), S. 76, oder zu denen im Juni 1944 in Nordfrankreich (D-Day) in den mobilen Feldlazaretten Tomblin (1996), S. 132.

241 Vgl. Brooks (2014), S. 1511.

Ideologie

Die im Vorfeld des Krieges von den Nationalsozialisten propagierte ideale Schwester spiegelte sich in den vorliegenden Briefen lediglich bei einer Autorin wider. Selbst scheinbar unerschrocken und bereit für die härteste Arbeit, verpönte sie Schwestern, die Angst um ihr Leben hatten. Jene Kolleginnen, die sich der Situation im Osten nicht gewachsen fühlten, bezeichnete sie daher auch als »Abfall«[242], auf den man gerne verzichten könne[243]. Die größte Sünde für sie jedoch war, aus der Gemeinschaft auszubrechen, da jeder Einzelne ein Glied in der Kette bilde und für den Sieg bzw. die Niederlage mitverantwortlich sei. Dafür stellte sie alles, auch das Wohl ihrer Tochter, zurück.[244]

Ihren unerschütterlichen Glauben an die nationalsozialistische Ideologie hielt sie bis zum Ende aufrecht.[245]

Weitere zeitnah geschriebene Briefe zeigen zwar ebenso eine nationalsozialistische Auffassung der Verfasserinnen, sie sind jedoch in ihren Ausführungen moderater. Die Schwestern berichteten über das aktuelle politische Geschehen, erwähnten die Führerreden eher nebenbei und zeigten sich nur mäßig erschüttert über das Attentat auf Hitler am 20. Juli 1944.[246]

Zum »lebensunwerten Leben« äußerten sie sich nicht. Sie hinterfragten allerdings auch nicht, wo die Bewohner der besetzten Heilanstalten, die im Rahmen der Euthanasieprogramme ermordet worden waren, verblieben waren.[247] So berichtete eine Schwester im Sommer 1944 aus der Anstalt in Pfaffenrode[248] von verwundeten und erkrankten Soldaten und deren Unterbringung, ohne den vorherigen Bettenleerstand zu hinterfragen[249].

Über ihre Kenntnisse zum Konzentrationslager in Theresienstadt äußerte sich eine andere Schwester 44 Jahre nach dem Krieg sehr vage. Sie berichtete, dass sie während der letzten Kriegsmonate auf dem Rückzug in den Westen in Theresienstadt einen Aufenthalt hatten und dass ihnen die Bedeutung des Ortes bekannt gewesen sei. Sie hätten alles von einem »Häftling« erfahren, der die Schwestern in ihren Quartieren bedienen musste.[250]

Inwieweit die Schwestern über die Verfolgung ausgegrenzter Bevölkerungsgruppen informiert waren, kann anhand der vorliegenden Quellen nicht beantwortet werden. Ebenso wenig, wie sie sich scheinbar über die leeren Säle in den Heilanstalten wunderten, fragten sie nach dem Verbleib der jüdischen

---

242 Vgl. die Angaben bei Penkert (2006), S. 126.
243 Vgl. die Angaben bei Penkert (2006), S. 126.
244 Vgl. die Briefe einer DRK-Schwester in Penkert (2006), S. 55–245.
245 Vgl. die Briefe einer DRK-Schwester in Penkert (2006), S. 55–245.
246 Vgl. z. B. Angaben im Brief einer DRK-Schwester vom 21. Juli 1944. DTA, 1265–1, S. 12.
247 Vgl. zur »Vernichtung lebensunwerten Lebens« z. B. Eckart (2012), S. 133–136. Zur Beteiligung von Schwestern an den Krankenmorden vgl. Steppe (2013), S. 152 f.
248 Vgl. Listen, zusammengestellt von Harald Jenner, in https://www.bundesarchiv.de/ geschichte_euthanasie/Inventar_euth_doe.pdf (letzter Zugriff: 27.2.2019).
249 Vgl. Brief einer Schwester. DTA, 1265–1, S. 19.
250 Vgl. Bericht von Ursula Scheibe. GLA, Bestand 69 Badische Schwesternschaft, Nr. 1444, S. 38 f.

Bevölkerung in den östlichen Gebieten. Informationen zur aktuellen Situation aus nationalsozialistischer Sicht erhielten sie beispielsweise aus den Wochenschauen, die, wie erwähnt, für die einen zwar nur als lästige Pflicht galten, für andere jedoch ein Ereignis waren, dem sie erwartungsvoll entgegenschauten. Was sie davon glaubten, kann nicht nachvollzogen werden. So wurde beispielsweise in einer Wochenschau aus dem Jahr 1943 von einem schwierigen, aber sicheren Sieg in Stalingrad gesprochen. In der Realität erlebten einige von ihnen, dass diese Nachricht nicht der Wahrheit entsprach. Die in der Nähe des »Kessels« arbeitenden Schwestern erfuhren die Niederlage unmittelbar. Eine davon bemerkte in ihrem Bericht viele Jahre nach dem Krieg, dass die geretteten Soldaten aus Stalingrad in Krakau festgehalten worden waren und nicht nach Hause durften, damit die Wahrheit über die Schlacht nicht in die Heimat gelangen konnte.[251] Der Zwiespalt, in den sie gerieten, spiegelt sich in den vorliegenden Briefen nicht wider. Sicher gab es auch Schwestern, die gar keine Zweifel am Nationalsozialismus hatten. Wie es das Regime schaffte, Schwestern von seinen Werten zu überzeugen, wird in einem Brief an eine Oberin in Karlsruhe deutlich.[252] Begeistert erzählte sie von der Einladung des Generalgouverneurs von Krakau, Hans Frank.[253] Zusammen mit 29 Kolleginnen durfte sie drei Tage auf der Burg Wawel verbringen, der Residenz des Gouverneurs, die sonst von hohen, prominenten Parteifunktionären besucht wurde. Die berichtende Schwester erlebte die Einladung der hohen NS-Funktionäre und die Bewirtung im Regierungssitz als Bestätigung ihrer Arbeit und ihrer Person. Da nicht jede Kollegin eingeladen werden konnte, ist anzunehmen, dass eine Auslese derjenigen Schwestern stattfand, die geeignet schienen, zum Beispiel durch vorangegangene Fortbildungen, und die als Multiplikatoren eingesetzt werden konnten.[254] Dabei reichte ihre Wirkung über die Kolleginnen hinaus auf die verwundeten und verletzten Soldaten.

Schlussbetrachtung

Die Organisation der Kriegskrankenpflege im Zweiten Weltkrieg hatte in ihrer Struktur mit dem Ersten Weltkrieg wenig, von den ideellen Inhalten her gar keine Gemeinsamkeiten mehr. Eine wesentliche Veränderung war die, das DRK als zentrales Organ, mit einem hohen Parteifunktionär an der Spitze,

---

251 Vgl. Bericht von Ursula Scheibe. GLA, Bestand 69 Badische Schwesternschaft, Nr. 1444, S. 11.

252 Vgl. Brief einer DRK-Schwester der Badischen Schwesternschaft vom Juli 1941. GLA, Bestand 69 Badische Schwesternschaft, Nr. 81.

253 Hans Michael Frank (1900–1946), Rechtsanwalt Hitlers, von Oktober 1939 bis zu seiner Flucht im Januar 1945 Generalgouverneur in Polen. Ab November 1939 residierte er auf der Krakauer Burg Wawel. Im Nürnberger Prozess wurde er in zwei Anklagepunkten schuldig gesprochen und zum Tode verurteilt. Vgl. https://de.wikipedia.org/wiki/Hans_Frank#Generalgouvernement (letzter Zugriff: 27.2.2019).

254 Vgl. hierzu auch das Schreiben vom 10. März 1938 derselben Autorin über die Fortbildung zur Volksgemeinschaft. GLA, Bestand 69 Badische Schwesternschaft, Nr. 81.

einzusetzen. Die kirchlichen Organisationen, die noch im Ersten Weltkrieg gleichberechtigt neben dem Roten Kreuz an der Krankenpflege teilnahmen, mussten sich in jeder Hinsicht unterordnen.

Grundsätzlich hätten die Nationalsozialisten wohl gerne auf die konfessionellen Schwestern verzichtet. Sie waren sich jedoch bereits vor dem Krieg dessen bewusst, dass ein Mangel an ausgebildeten Schwestern vorherrschte. Auch großangelegte Werbekampagnen führten nicht zu dem Erfolg, ausreichend Personal für die Krankenpflege zu gewinnen. Die katholischen Ordensschwestern und evangelischen Diakonissen wurden schließlich als Ersatz für die in die Kriegslazarette ziehenden Schwestern in der Heimat eingesetzt.

Die Schwestern in der Kriegskrankenpflege spielten für die Nationalsozialisten sicherlich eine große Rolle. Welche sie genau einnahmen, hält Tewes für »weiterhin ungeklärt«.[255]

Tatsächlich wurden sie gebraucht. Sie ersetzten das männliche Sanitätspersonal hinter den Fronten und wurden in den besetzten Gebieten den Soldaten als »Kameraden« gleichgestellt. Das erhöhte ihre Solidarität und Opferbereitschaft. Neben ihrem pflegerischen Können wurde es als ihre Aufgabe angesehen, den Patienten Mut zu machen.[256] Die Aufgabe der erkrankten und verwundeten Soldaten war es schließlich, zu genesen und, trotz ihrer Erlebnisse und Sicht auf den Krieg, dem Staat bis zum »Endsieg« wieder zur Verfügung zu stehen.

Die Historikerin Jane Brooks, die die britischen Militärschwestern abseits der NS-Ideologie untersuchte, zeigte an Beispielen, wie wichtig und unentbehrlich die Arbeit der Schwestern war. Zu deren vielfältigen Aufgaben gehörte die der traditionellen Pflege, das Wissen zur Medikamentengabe und ihr Verständnis in der Wundversorgung. Gleichzeitig hatten sie den Soldaten auch in lebensfeindlichen Gebieten den größtmöglichen Komfort zu bieten. Außerdem sorgten sie auch in den desolaten Unterkünften für hygienische Umstände.[257]

Eine Gegenüberstellung der konfessionellen Schwestern in der Heimat mit den DRK-Schwestern in den Kriegslazaretten der besetzten Gebiete ergab trotz der unterschiedlichen Kriegserlebnisse einige Gemeinsamkeiten. So war der Durchhaltewillen vieler auf beiden Seiten eher gering, wenn auch aus unterschiedlichen Gründen. Für die DRK-Schwestern spielten beispielsweise die schlechten Wohnverhältnisse und die damit verbundenen hygienischen Bedingungen eine große Rolle in dem Wunsch, nach Hause zu fahren. Auch die extremen Temperaturen vor allem im Osten machten ihnen zu schaffen. Den Bombardierungen waren sie zwar weniger ausgeliefert als die Heimatschwestern, allerdings war die Sorge um ihre Angehörigen umso größer, zumal ihnen oft die Informationen und die Möglichkeit, nach Hause zu fahren, fehlten.

---

255 Vgl. auch die Angaben in Tewes (2016), S. 355–357.
256 Vgl. Brief einer DRK-Schwester der Badischen Schwesternschaft vom Juli 1941. GLA, Bestand 69 Badische Schwesternschaft, Nr. 81; vgl. auch Brooks (2017), S. 63.
257 Vgl. Brooks (2017), S. 63; Brooks (2014); Brooks (2015).

Die Pflege schien aus der Sicht der DRK-Schwestern im Osten weit anspruchsvoller als in der Heimat, war aber für sich genommen kein Grund, nach Hause zu wollen. Im Westen langweilten sie sich, da sie nach dem Waffenstillstandsabkommen mit Frankreich kaum etwas zu tun hatten. Von hier wollten sie noch guten Mutes in den Osten, wo sie gebraucht würden.

Die konfessionellen Schwestern in der Heimat störte vor allem die Zusammenarbeit mit den nationalsozialistischen Schwestern und Ärzten. In den Briefen an das Mutterhaus wurde mehrfach die Antipathie gegenüber dem Nationalsozialismus deutlich. Die meisten wünschten sich in ihre alten Aufgabengebiete zurück. In den untersuchten Briefen beschwerte sich keine DRK-Schwester über das System. Dies mag unter anderem der Zensur geschuldet sein, da kritische Schwestern strafversetzt worden sind.[258]

Trotz der Leistung, die die Schwestern sowohl in der Heimat als auch in den besetzten Gebieten erbrachten, kann nicht von einer Verbesserung der Pflegesituation gesprochen werden. Da Schwestern fehlten, mussten Helferinnen eingesetzt werden, die lediglich Kurse zur Pflege absolviert hatten. Auch wurden in der Not Schwestern aus der Gemeindepflege, der Kinderpflege oder sogar aus dem Kindergarten eingesetzt. Diese wurden aufgrund ihrer mangelnden Kenntnisse in der Krankenpflege auch von Kolleginnen aus den eigenen Reihen kritisiert.[259]

Eine kleine Gruppe von 40 DRK-Schwestern einer im Osten stationierten Einheit schrieb für ihr »Kameradinnentreffen« 1965 in Karlsruhe kleine Lebensberichte an ihre ehemalige Oberin, die das Wiedersehen organisierte. In ihren kurzen Schreiben verklärten die ehemaligen Kriegsschwestern ihre Arbeit als positives Erlebnis und hoben ihre Kameradschaft hervor. Körperliche Traumata schien nur eine davongetragen zu haben. Über ihren seelischen Zustand nach dem Krieg äußerten sie sich nicht.[260]

Bibliographie

Archivalien

Archiv der Fliedner Kulturstiftung Kaiserswerth (AFKSK)
- 990
- 1725
- 1726
- 1752
- 1806
- 1808

Archiv des Deutschen Caritasverbandes e. V., Freiburg/Brsg. (ADCV)
- 081/01–325

---

258 Vgl. Bericht einer Schwester vom März 1965. GLA, Bestand 69 Badische Schwesternschaft, Nr. 218.
259 Vgl. z. B. Brief einer Diakonisse vom 11. September 1942. AFKSK, 1806.
260 Vgl. die Berichte in GLA, Bestand 69 Badische Schwesternschaft, Nr. 218.

Archiv des Verbandes der Schwesternschaften vom Roten Kreuz e. V., Berlin (DRKArchiv)
– RK 65
Bundesarchiv, Berlin-Lichterfelde (BArchLichterfelde)
– Bestand NS 25–1022
– Bestand NS 25–1070
– Bestand NS 37–1015
– Bestand NS 37–1036
– Bestand NS 37–1037
– Bestand NS 37–1042
– Bestand R 35–976
– Bestand R 1501–2959
Deutsches Tagebucharchiv Emmendingen (DTA)
– 1265–1
– 1790–1
Generallandesarchiv Karlsruhe (GLA)
– Bestand 69 Badische Schwesternschaft, Nr. 81
– Bestand 69 Badische Schwesternschaft, Nr. 218
– Bestand 69 Badische Schwesternschaft, Nr. 1444 (Ursula Scheibe, Frontschwester im Zweiten Weltkrieg, o. O. 1988)
– Bestand 69 Badische Schwesternschaft, Nr. 1466 (Kriegstagebuch von Schwester Magda Griesmayer, 1940/41)

Gedruckte Quellen

Criegern-Thumitz, Friedrich von: Lehrbuch der freiwilligen Krankenpflege beim Heere des Deutschen Reiches. Leipzig 1890.
Hoerner-Heintze, Suse von: Mädels im Kriegsdienst. Leipzig 1934.
Kunze, Johannes: Die Regelung des Einsatzes von Krankenschwestern im Sanitätsdienst. In: Zeitschrift für das gesamte Krankenhauswesen 35 (1939), S. 491–494.
Mierisch, Helene: Kamerad Schwester. Leipzig 1934.
Napp, Otto: Die Freiwillige Krankenpflege im Dienste der Wehrmacht. In: Der Deutsche Militärarzt 3 (1938), S. 85–88.
Ochsenknecht, Ingeborg: »Als ob der Schnee alles zudeckte«. Eine Krankenschwester erinnert sich. Kriegseinsatz an der Ostfront. Aufgezeichnet von Fabienne Pakleppa. München 2004.
Penkert, Brigitte: Briefe einer Rotkreuzschwester von der Ostfront. Hg. von Jens Ebert und Sibylle Penkert. Göttingen 2006.
Schade-Bartkowiak, Elfriede: Sag mir, wo die Blumen sind …: unter der Schwesternhaube. Kriegserinnerungen einer DRK-Schwester im Zweiten Weltkrieg an der Ostfront. Hamburg 1989.
Wortmann, Magdalena: Was haben wir nicht alles mitgemacht. Kriegserinnerungen einer Rotkreuzkrankenschwester. Paderborn 1995.

Literatur

Benz, Wigbert: Der Hungerplan im »Unternehmen Barbarossa« 1941. Berlin 2011.
Brandt, Hans Jürgen; Katholisches Militärbischofsamt (Hg.): Christen im Krieg. Katholische Soldaten, Ärzte und Krankenschwestern im Zweiten Weltkrieg. München 2001.
Brooks, Jane: »Uninterested in anything except food«: the work of nurses feeding the liberated inmates of Bergen-Belsen. In: Journal of Clinical Nursing 21 (2012), S. 2958–2965.

Brooks, Jane: Nursing typhus victims in the Second World War. In: Journal of Advanced Nursing 70 (2014), S. 1510–1519.

Brooks, Jane: Nursing as therapeutic agents in the extreme environment of the desert war, 1940–44. In: Journal of Advanced Nursing 71 (2015), S. 2520–2528.

Brooks, Jane: Wartime nursing: Feeding as forgotten practice. In: Lewenson, Sandra B.; McAllister, Annemarie; Smith, Kyle M. (Hg.): Nursing history for contemporary role development. New York 2017, S. 61–75.

Brooks, Jane: Negotiating Nursing. British Army sisters and soldiers in the Second World War. Manchester 2018.

Brooks, Jane: »Not Only with Thy Hands, But Also with Thy Minds«: Salvaging Psychologically Damaged Soldiers in the Second World War. In: Nursing History Review. Official Journal of the American Association for the history of nursing 27 (2019), S. 29–56.

Büttner, Annett: Die konfessionelle Kriegskrankenpflege im 19. Jahrhundert. (=Medizin, Gesellschaft und Geschichte, Beiheft 47) Stuttgart 2013.

Duesterberg, Daniela: Pflege im Zweiten Weltkrieg. In: Steppe, Hilde (Hg.): Krankenpflege im Nationalsozialismus. 10., akt. und erw. Aufl. Frankfurt/Main 2013, S. 125–139.

Eckart, Wolfgang U.: Medizin in der NS-Diktatur. Ideologie, Praxis, Folgen. Wien 2012.

Forrer, Friedrich: Sieger ohne Waffen. Das Deutsche Rote Kreuz im Zweiten Weltkrieg. Hannover 1962.

Hähner-Rombach, Sylvelyn (Hg.): Quellen zur Geschichte der Krankenpflege. Mit Einführungen und Kommentaren. Frankfurt/Main 2008.

Jackson, Kathi: They called them angels: American military nurses in World War II. Westport 2000.

Jütte, Robert u.a.: Medizin und Nationalsozialismus. Bilanz und Perspektiven der Forschung. 2. Aufl. Göttingen 2011.

Katscher, Liselotte: Krankenpflege und Zweiter Weltkrieg. Der Weg der Schwesternschaft des Evangelischen Diakonievereins 1939–1944. Stuttgart 1992.

McBryde, Brenda: Quiet Heroines. Nurses of the Second World War. London 1985.

Monahan, Evelyn; Neidel-Greenlee, Rosemary: And if I perish. Frontline U.S. Army Nurses in World War II. New York 2003.

Morgenbrod, Birgitt; Merkenich, Stephanie: Das Deutsche Rote Kreuz unter der NS-Diktatur 1933–1945. Paderborn 2008.

Panke-Kochinke, Birgit; Schaidhammer-Placke, Monika: Frontschwestern und Friedensengel. Kriegskrankenpflege im Ersten und Zweiten Weltkrieg. Ein Quellen- und Fotoband. Frankfurt/Main 2002.

Paulus, Julia; Röwekamp, Marion (Hg.): Eine Soldatenheimschwester an der Ostfront. Briefwechsel von Annette Schücking mit ihrer Familie. Paderborn 2015.

Riesenberger, Dieter: Das Deutsche Rote Kreuz: eine Geschichte 1864–1990. Paderborn 2002.

Starns, Penny: Nurses at War. Women on the Frontline 1939–45. Thrupp 2000.

Steppe, Hilde: »Mit Tränen in den Augen haben wir dann diese Spritzen aufgezogen«. In: Steppe, Hilde (Hg.): Krankenpflege im Nationalsozialismus. 10., akt. und erw. Aufl. Frankfurt/Main 2013, S. 152–155.

Süß, Winfried: Der »Volkskörper« im Krieg. Gesundheitspolitik, Gesundheitsverhältnisse und Krankenmord im nationalsozialistischen Deutschland 1939–1945. München 2003.

Taylor, Eric: Front-line Nurse. British Nurses in World War II. London 1997.

Tewes, Ludger: Rotkreuzschwestern. Ihr Einsatz im mobilen Sanitätsdienst der Wehrmacht 1939–1945. (=Krieg in der Geschichte 93) Paderborn 2016.

Thoms, Ulrike: »Ernährung ist so wichtig wie Munition«. Die Verpflegung der deutschen Wehrmacht 1933–1945. In: Eckart, Wolfgang Uwe; Neumann, Alexander (Hg.): Medizin im Zweiten Weltkrieg. Militärmedizinische Praxis und medizinische Wissenschaft im »Totalen Krieg«. Paderborn 2006, S. 207–230.

Toman, Cynthia: An Officer and a Lady: Canadian Military Nursing and the Second World
    War. Vancouver 2012.
Tomblin, Barbara: G.I. Nightingales. The army nurses corps in World War II. Lexington, KY
    1996.

Internet

https://www.bundesarchiv.de/geschichte_euthanasie/Inventar_euth_doe.pdf (letzter Zugriff:
    27.2.2019)
https://de.wikipedia.org/wiki/Hans_Frank#Generalgouvernement (letzter Zugriff: 27.2.2019)

MEDIZIN, GESELLSCHAFT UND GESCHICHTE 37, 2019, 61–83, FRANZ STEINER VERLAG

Untersuchen und Entlausen.
Gesundheitsmaßnahmen bei Vertreibung
und Ankunft in der Erinnerung

Jens Gründler

Summary

Examining and delousing: Health provisions during ›Vertreibung‹ and arrival in oral histories and autobiographical narratives

This article analyses health-related experiences of German refugees at the end of the Second World War. During the last phase of the war and until 1950 more than 12 million Germans were forced to leave their homes. They fled or were expelled by Soviet forces or the new rulers in the eastern and south-eastern parts of the former German Reich.

Using autobiographical texts and transcribed interviews this contribution explores the memories of refugees and ›Heimatvertriebene‹. The focus is put on the time after arriving in the British and American occupation zones and the medical examinations that were conducted there. At the centre of those memories are the practices of serial examinations and delousing in the allied transit camps. Although women were routinely examined if they were afflicted with sexually contagious diseases, these examinations do not feature prominently.

The memories make it possible to evaluate to what extent the process of ›medicalisation‹ was already developed. Most of the ›Heimatvertriebene‹ remembered the delousing and the examinations as common and accepted practices. They voiced criticism very rarely and, if it was about their individual case, did not question the practices as such. Furthermore, the essay tries to put the patient's history on a more solid methodological footing by using autobiographical narratives and oral history sources of refugees and ›Heimatvertriebene‹.

Einführung

[...] und diese Entlauserei, das war ja unheimlich schmerzhaft. Die haben einfach hier vorne reingeblasen, hinten reingeblasen, untern Rock geblasen oder in die Hosen bei den Männern. Und das tat so weh, weil das so direkt auf die Haut kam. Und ich hab ja heut erst irgendwann erfahren, dass das damals DDT gewesen ist, was ja heute überhaupt nicht mehr erlaubt wäre, das.[1]

Am Tag nach der Ankunft wurden wir entlaust. Wir gingen in eine große Baracke, in der wir uns nackt ausziehen mussten. Nur ein Handtuch durften wir behalten. Die Sachen kamen in einen großen Ofen zum Entlausen. Wir gingen dann weiter zum Duschen und zum Arzt.[2]

---

1   VoKo Westfalen, KO2945.0002, Transkription des Interviews mit GA.
2   W., Margarete. DTA Emmendingen 2590, S. 44 f.

Die ›Entlausung‹ in den Ankunfts- und Durchgangslagern der alliierten Zonen war und ist tief in das Gedächtnis der Menschen eingebrannt, die aus den ehemaligen Reichs- und Siedlungsgebieten im Osten und Südosten Europas vertrieben und unter Zwang ausgesiedelt worden waren. Die beiden zitierten Frauen erinnern sich auf je spezifische Weise, die auch mit den Formen des Erinnerns zusammenhängt. Frau GA schildert im Interview die Details der praktischen Umsetzung und auch, dass die Prozedur mit Schmerzen verbunden war. Dagegen berichtete Margarete W. in ihrer autobiographischen Erzählung relativ sachlich und nüchtern von der Entlausung.

Im Folgenden untersuche ich anhand von zwei Quellenkorpora – lebensgeschichtlichen Interviews und autobiographischen Berichten – die vielgestaltigen, teils ambivalenten und widersprüchlichen Erinnerungen von Heimatvertriebenen in Bezug auf ein Gesundheitsthema: Seuchenprävention. Dieses Thema spielt in den Schilderungen eine zentrale Rolle und dient in diesem Beitrag als eine Sonde, um die Bedeutung von Gesundheitsthemen für die Gruppe der Heimatvertriebenen im Allgemeinen sowie die Wahrnehmungen und Erinnerungen an obrigkeitliche Zwangsmaßnahmen der Gesundheitsfürsorge und Prävention zu eruieren. In der Untersuchung werden auch die Unterschiede zwischen den Generationen und Geschlechtern sowie die Relevanz der Schichtzugehörigkeit berücksichtigt. Der Charakter des Beitrags ist explorativ.[3] Anhand der Analyse lege ich das Potential von Ego-Dokumenten für die Erforschung des Themenkomplexes Zwangsmigration und Gesundheit dar. Darüber hinaus unternehme ich einen ersten Versuch, Form und Inhalte der Erinnerungen zu interpretieren.

Stand der Forschung

Mehr als zwölf Millionen Deutsche waren zwischen 1944 und 1950 gezwungen, ihre Heimat in den ehemaligen Reichsgebieten in Osteuropa und den teils jahrhundertealten Siedlungsräumen in Ost- und Südosteuropa zu verlassen.[4] Die größte Zahl wurde unter Zwang und Gewalt aus- und in den alliierten Besatzungszonen angesiedelt. Allerdings waren im Verlauf der sich

---

3   Der vorliegende Beitrag ist aus einem Forschungsprojekt zu »Alltag und Gesundheit bei ›Heimatvertriebenen‹ nach dem Zweiten Weltkrieg bis in die 1960er Jahre« am Institut für Geschichte der Medizin der Robert Bosch Stiftung entstanden. Für dieses Projekt hat Patrick Sälzler relevante autobiographische Texte aus dem Deutschen Tagebucharchiv Emmendingen (DTA) gesichtet und erste Auswertungen durchgeführt. Als Erweiterung habe ich unveröffentlichte Interviews ausgewertet, um Unterschiede und Ähnlichkeiten zwischen schriftlichen und mündlichen Berichten fruchtbar zu machen. Auf den genannten Vorarbeiten und den weiteren Quellenrecherchen basieren die folgenden Ausführungen. Aus einem Teil des Materials, den autobiographischen Berichten, ist bereits ein Aufsatz entstanden. Vgl. Gründler (2018).

4   Grundlegende Forschungsliteratur, Nachschlagewerke und Überblickswerke zu Flucht, Vertreibung und Integration u. a. Hoerder (2002); Beer (1994); Beer (2011); Kossert (2008); Benz (1985); Benz (1992); Oltmer (2002); Oltmer (2010); Bade (2008); Moeller (2001).

abzeichnenden Niederlage bereits zahlreiche Familien vor den Kampfhandlungen geflohen oder von der NS-Verwaltung und Wehrmacht ›evakuiert‹ worden. Die Verhältnisse während der Evakuierungen sowie der ›wilden‹ und organisierten Aussiedlungen waren gefährlich und lebensbedrohlich. Zwar flohen die meisten der Vertriebenen nicht in Trecks und nicht bei Schnee und Eis, auch wenn das in der Ikonographie immer betont wird.[5] Zudem waren auch nicht nur Frauen und Kinder von der Zwangsmigration betroffen, obwohl das ein wiederkehrendes Motiv in Bildern ist.[6] Dennoch prägten und prägen gerade diese visuellen Bilder der ›Flüchtlingstrecks‹ sowie die Erzählungen über Hunger, Kälte und Gewalt das kulturelle Gedächtnis, das gesellschaftliche Wissen von Flucht und Vertreibung.[7]

Die wissenschaftliche Bearbeitung und gesellschaftliche ›Aufarbeitung‹ von Flucht und Vertreibung in der Bundesrepublik verlief in Wellen und war gerade auch durch politische Konjunkturen bedingt.[8] Die Beschäftigung mit dem Thema begann bereits Ende der 1940er Jahre. Neben sozialwissenschaftlichen Studien z. B. zum Zustand und zur Integration von Kindern und Jugendlichen war die Dokumentation der gewaltvollen Ereignisse zentral.[9] Die Annäherung an die Staaten des Ostblocks und der DDR seit Mitte der 1960er Jahre führte zu einem deutlichen Nachlassen der Bearbeitung. Durch die ›geistig-moralische Wende‹ zu Beginn der 1980er Jahre unter der Regierung von Helmut Kohl kam es zu einem Anwachsen der wissenschaftlichen und gesellschaftlichen Beschäftigung mit dem Thema. Folgt man Stephan Scholz, dann sind Flucht und Vertreibung in der historischen Forschung und in gesellschaftspolitischen Diskussionen seit der Wiedervereinigung nahezu allgegenwärtig.[10] Bis in die jüngste Vergangenheit wurden in zahllosen Büchern, populärwissenschaftlichen Veröffentlichungen, Filmen und TV-Beiträgen die Heimatvertriebenen zum Thema gemacht.

Gleichwohl führte und führt das große Interesse der Geistes- und Sozialwissenschaften zur Nachkriegszeit und Zwangsmigration, zu Vertriebenen und ›Aussiedlern‹ bisher nur selten zu Forschungsarbeiten, die sich mit dem Thema ›Gesundheit‹ aus (medizin-)historischer Perspektive beschäftigen. Nur eine Untersuchung jüngeren Datums ist erschienen. In »Migration und Gesundheitspolitik: Flüchtlinge und Vertriebene in Niedersachsen 1945–1953« betrachtet Andrea Riecken das von den britischen Besatzungskräften und

---

5   Röger/Scholz (2015), S. 160–162.
6   Röger/Scholz (2015), S. 162–164.
7   Vgl. Röger/Scholz (2015); Scholz (2014).
8   Beer (1994), S. 14–16; Beer (2015); Riecken (2006), S. 16–20.
9   Vgl. dazu Bundesministerium für Vertriebene, Flüchtlinge und Kriegsgeschädigte (1953–1962); Beer (1994); Beer (2011).
10   Scholz (2014). Scholz macht am Beispiel der Nutzung von Fotografien in (populär-)wissenschaftlichen Darstellungen deutlich, wie Flucht und Vertreibung ikonographisch in Szene gesetzt werden. Er weist nach, dass viele der genutzten Bilder völlig anderen Entstehungszusammenhängen entstammen und durch zahlreiche erinnerungs- und geschichtspolitische Akteurinnen und Akteure umgedeutet wurden.

deutschen Behörden neu begründete Gesundheitswesen.[11] Die Autorin führt
die Forschungslücke eindrücklich vor Augen: »Ein Themengebiet blieb allerdings von der Neuausrichtung und Aufbruchsstimmung der 1980er Jahre
relativ unberührt: Die gesundheitlichen Folgen von Flucht, Vertreibung und
Integration wurden von der Wissenschaft kaum aufgegriffen und stellen auch
gegenwärtig noch ein Forschungsdesiderat dar.«[12]

Riecken kann anhand der Durchgangslager und der medizinischen Nach-
sorge für Vertriebene in den neuen Gemeinden das niedersächsische Gesundheitswesen in der direkten Nachkriegszeit konzise beschreiben. Die britische
Administration und die staatlichen Gesundheitsakteure auf deutscher Seite
waren durch die Ankunft Tausender Heimatvertriebener in den Durchgangslagern und die Nachbetreuung in den ländlichen Gemeinden vor zahlreiche
Herausforderungen gestellt. In den Durchgangslagern wurde zum einen der
physische Gesundheitszustand der Ankommenden untersucht. Zum anderen,
und das ist eine Analyseebene dieses Beitrags, wurden die ›ausgesiedelten‹
Deutschen von den Medizinern und Medizinalbeamten als potentielle Seu-
chenträger wahrgenommen. Daher wurden alle Vertriebenen in den Lagern
von Ärzten untersucht, viele Frauen auch auf Geschlechtskrankheiten[13], und
entsprechend medizinisch behandelt. Direkt nach der Ankunft wurden alle
präventiv ›entlaust‹, was sich in den meisten Erinnerungen niederschlägt. In
den schriftlichen und mündlichen Erzählungen sind die Untersuchungen und
besonders die Entlausungen ein zentrales Charakteristikum der Ankunft. Jedoch greift Andrea Riecken auf die Erinnerungen, wenn überhaupt, nur zur
Illustration zurück.

Die Perspektive der Heimatvertriebenen auf derartige Maßnahmen und
den gesundheitlichen Alltag ist demnach bisher nur in Ansätzen oder beiläufig
verfolgt worden.[14] In diesem Aufsatz werde ich anhand seuchenpräventiver
Maßnahmen dieses Forschungsdesiderat in den Blick nehmen. Zum einen
werde ich analysieren, wie diese Untersuchungs- und Behandlungspraktiken
in den Lagern innerhalb der Erinnerungsnarrative zu bewerten sind, welchen
Stellenwert sie einnehmen. Zum anderen spüre ich den Unterschieden zwischen schriftlichen und mündlichen Erzählungen der Heimatvertriebenen
nach, um die variierenden Formen des ›Wie erinnert wird‹ vergleichen zu
können. Damit kommen auch verschiedene Formen des Umgangs mit den

---

11 Riecken (2006). Die Studie von Dagmar Ellerbrock, die anhand der US-Militärverwal-
     tung die Entwicklung des Gesundheitswesens in der amerikanischen Besatzungszone
     nachzeichnet, fragt dagegen nach der Bedeutung des sich entwickelnden Gesundheits-
     wesens für die Demokratisierung der deutschen Gesellschaft. Vgl. Ellerbrock (2004). Vgl.
     auch Ellerbrock: Gesundheit (2002); Ellerbrock: Prävention (2002); Ellerbrock: Moderni-
     sierer (2002).
12 Riecken (2006), S. 20.
13 Riecken (2006), S. 277–279.
14 Vgl. zuletzt Gründler (2018).

gesundheitlichen Herausforderungen, denen die Vertriebenen durch die Zwangsmigration ausgesetzt waren, in den Blick.[15]

Der häufig wiederkehrende Erinnerungstopos ›Entlausungen‹ und, jedoch weniger präsent, die medizinischen Untersuchungen bei der Ankunft in Durchgangs- und Barackenlagern sind der inhaltliche Ankerpunkt des Aufsatzes. Für die Vertriebenen bedeuteten die Entlausungen nicht nur den ersten Kontakt mit gesundheitspolitischen Maßnahmen in der Nachkriegszeit. Sie waren für viele eine Art ›rite de passage‹, mit der sie aus einer gewaltvollen Phase in eine gewaltfreie und sichere Zukunft geleitet wurden.[16] Daher untersuche ich, wie diese Art der Behandlung retrospektiv bewertet wird, welche Bilder und Vorstellungen in der Erinnerung damit verbunden werden oder auch nicht.

Quellen

Für die folgenden Überlegungen habe ich zwei Quellenbestände herangezogen. Der erste besteht aus einem Sample autobiographischer Texte, die im Tagebucharchiv in Emmendingen verwahrt werden. Der zweite Bestand sind transkribierte Interviews, die in den Jahren 2014 und 2015 durch Mitarbeiter der Volkskundlichen Kommission für Westfalen des Landschaftsverbandes Westfalen-Lippe durchgeführt wurden.

Die popularen Autobiographien sind im Rahmen eines Forschungsprojekts gewählt worden, um deren Potential für eine Geschichte des »gesunden Alltags« innerhalb der Gruppe der Vertriebenen in der direkten Nachkriegszeit zu bewerten.[17] Diese Quellen sind in den letzten Jahren auch in medizinhistorischen Forschungsarbeiten extensiv genutzt worden, nachdem sie in der Geschichtswissenschaft auch methodisch als eigene Quellensorte bearbeitet worden sind.[18] Autobiographien werden nicht mehr als rein individuelle Erinnerungen betrachtet. Vielmehr sind sie, so Volker Depkat, »Ausdruck von Gruppenzusammengehörigkeit und Ergebnis einer sozialen Praxis«[19] – einer sozialen Praxis, in der die persönlichen Erinnerungen im Austausch mit an-

---

15 Als Kontrastfolie besonders geeignet und vielversprechend erscheinen die Arbeiten von Susanne Hoffmann über gesunde Lebensstile im 20. Jahrhundert sowie Nicole Schweig über Gesundheit in Briefen. Hoffmann (2010); Schweig (2009).

16 Ganz ähnlich erfuhren z. B. mexikanische Einwandererinnen und Einwanderer die Untersuchungen und zwangsweisen Entlausungen an der US-amerikanischen Grenze in El Paso. Vgl. McKiernan-Gonzalez (2002); Dorado Romo (2017).

17 Andere Archive und Quellensammlungen wurden bisher nicht auf relevante Bestände geprüft. Allerdings sind z. B. in der »Dokumentation lebensgeschichtlicher Aufzeichnungen« am Institut für Wirtschafts- und Sozialgeschichte der Universität Wien weitere Quellenkorpora zu vermuten. Vgl. z. B. die Hinweise in Schweig (2009). Bereits veröffentlichte Autobiographien, wie aus dem Verlag Zeitgut, sind punktuell, aber nicht systematisch ausgewertet worden. Eine Überprüfung wäre für ein weiterführendes Projekt zwingend erforderlich. Vgl. z. B. Seiler (2004).

18 Vgl. Müller (1997); Günther (2001); Depkat (2003); Depkat (2004).

19 Depkat (2003), S. 442.

deren Menschen, durch die Wahrnehmung von schriftlichen und filmischen Geschichtsnarrationen und durch das aktuelle politische und gesellschaftliche Zeitgeschehen geformt werden. Die Reflexion der eigenen Geschichte vor der Folie der Gegenwart führe daher eher zu kohärenten und sinnhaften Narrationen der eigenen Biographie.[20] Für die hier vorgenommene Analyse bedeutet das zum einen, die bundesdeutsche Gesellschaft im Entstehungszeitraum – also in der Phase der Niederschrift – in die Betrachtung einzubeziehen. Eine ganze Reihe der Autobiographien wurde zeitnah verfasst. Werner R. verwendete seine Tagebuchaufzeichnungen der Geschehnisse in den Jahren 1945/46 und 1949 als Grundlage für seine 1970 geschriebenen Erinnerungen.[21] R. nahm den Gedächtnisverlust der jüngeren Generation zum Anlass, die Leiden der Vertriebenen unvoreingenommen und ideologiefrei darzustellen. Wolfgang P. stellte seinen Erinnerungen ein Vorwort aus dem Jahr 1960 voran, in dem er die tschechischen Verbrechen an den Sudetendeutschen mit dem nationalsozialistischen Völkermord parallelisierte.[22] Die meisten vorliegenden Berichte stammen aber aus den 1990er und frühen 2000er Jahren.[23] Damit war der gesellschaftliche Bezugsrahmen – und häufig auch Schreibintention und der Ton der Ausführungen – ein deutlich anderer. Grundsätzlich sind Autobiographien also eher als Sonden für gegenwärtige Prozesse und Geschichtsbilder zu nutzen denn als Quellen für Vergangenes.

Dennoch werden die popularen Autobiographien hier als Quellen für Vergangenes genutzt, indem nach besonders relevanten Gesundheitsthemen in den Erinnerungen gefragt wird. Schließlich beschreiben die Heimatvertriebenen darin für ihre Biographie um 1945 besonders bedeutsame Ereignisse und Wahrnehmungen. Diese waren auch Jahrzehnte später nicht verblasst oder durch beständige Kommunikation in Familie, Freundeskreis und Vertriebenennetzwerken aktualisiert. Die Arbeit von Susanne Hoffmann zum ›Gesunden Alltag‹ im 20. Jahrhundert belegt das eindrucksvoll. Im Rahmen einer methodisch anspruchsvollen Alltagsdiskursanalyse hat sie den über die individuellen Erzählungen hinausgehenden Wert dieser Quellensorte nachgewiesen.[24] Für den vorliegenden Beitrag kann das nur unterstrichen werden. Denn in den ausgewerteten autobiographischen Texten, die zu einem großen

---

20 Bourdieu (1990); Depkat (2003); Leitner (1990). Vgl. zum Konzept des ›autobiographischen Pakts‹ Bourdieu (1990); Lejeune (1994).

21 R., Werner. DTA Emmendingen 2246.

22 P., Wolfgang. DTA Emmendingen 971. Auch die Erinnerungen selbst sind geprägt von Revanchismus und Selbstviktimisierung, obwohl der Text erst 2003 vom Autor an das Archiv in Emmendingen geleitet wurde. Die Besetzung des Sudetenlandes durch die Wehrmacht wird zur Befreiung vom »Tschechenjoch«. Schließlich versteigt er sich zu der Behauptung, die Sudetendeutschen seien von den Tschechen schlechter behandelt worden als KZ-Häftlinge. P., Wolfgang. DTA Emmendingen 971, S. 11 und 16.

23 W., Margarete. DTA Emmendingen 2590; St., Peter. DTA Emmendingen 1745, Bd. 1; St., Peter. DTA Emmendingen 1745, Bd. 2; St., Felicitas. DTA Emmendingen 1137; K., Elisabet. DTA Emmendingen 1164.

24 Besonders relevant sind hier die theoretischen und methodischen Ausführungen. Vgl. Hoffmann (2010), S. 53–61. Vgl. zum Wert popularer Autobiographien auch Müller (1997).

Teil in erster Linie an Familienmitglieder gerichtet sind[25], werden die Entlausungen unabhängig vom zeitlichen Abstand des Schreibens zu den Ereignissen in ähnlicher Weise erinnert und geschildert.

Das zweite Quellenkorpus – Interviews der Volkskundlichen Kommission für Westfalen – wurde durch die Initiative, das Barackenlager Coesfeld-Lette unter Denkmalschutz zu stellen und dort eine Gedenkstätte mit Lernort einzurichten, angestoßen.[26] Über dieses Durchgangslager wurden ca. 11.000 Vertriebene, die in den Kreis Coesfeld kamen, verteilt. Die offenen Interviews hatten zum Ziel, die Erfahrungen und Erlebnisse im Lager und im Anschluss an die Entlassung zu eruieren. Aufgrund dieser Ausrichtung sind weniger Informationen zur Alltagsgestaltung hinsichtlich Gesundheit und Krankheit zu erwarten. Gleichwohl werden auch hier relevante Erinnerungen thematisiert.[27] Sowohl die Prozeduren der Entlausung als auch die Ernährung im Lager und in den ersten Monaten am neuen Aufenthaltsort werden in den Interviews angesprochen.

In den Interviews wird immer wieder deutlich, dass die erzählten und geteilten Erinnerungen vielfach keine eigenen sind. Die meisten Erzählenden waren während der Vertreibung junge und jüngste Kinder, die sich kaum selbst an die Details erinnern konnten. EB, die zum Zeitpunkt der Vertreibung ca. fünf Jahre alt war, entsinnt sich aber sehr genau der Zustände im Finanzamt in Glatz.[28] Gleichzeitig weist sie aber darauf hin, dass der Ablauf und die Verhältnisse in ebendiesem Finanzamt bereits vielfach beschrieben worden sind – ein klarer Hinweis darauf, dass es sich um »verfertigte Erinnerungen« handelt, die durch Lektüre entsprechender Literatur beeinflusst waren und sind. Wie Harald Welzer wiederholt belegt hat, sind die Erinnerungen von Zeitzeuginnen und Zeitzeugen das Ergebnis kommunikativer Praktiken, sich Erlebtes in Gesprächen zu vergegenwärtigen.[29] Thomas Schürmann, der zusammen mit einer Kollegin die Interviews erhoben hat, weist in einem Beitrag

---

25 Die Mehrzahl der autobiographischen Texte richtete sich an Kinder und Enkel, um diese über die Familiengeschichte zu informieren. Flucht und Vertreibung, das Leben in der Nachkriegszeit sowie die Ankunft in der Gesellschaft der Bundesrepublik sollten auf diese Weise erhalten bleiben. Daher sind inhaltlich besonders häufig Episoden enthalten, die für die Familien(geschichte) relevant sind.

26 Die Interviews sind im Rahmen dieser Initiative, angestoßen von Harald Dierig und Ingeborg Höting, von Christiane Cantauw und Thomas Schürmann – Volkskundliche Kommission für Westfalen beim Landschaftsverband Westfalen-Lippe – in den Jahren 2014 und 2015 geführt worden.

27 Ein zentraler Bestand, der ebenfalls im Archiv der Volkskundlichen Kommission für Westfalen in Münster vorhanden ist, konnte aus archivrechtlichen Gründen leider nicht eingesehen werden. Die Interviews und Zeitzeugenberichte, die Dietmar Sauermann für seine Dokumentation »Fern doch treu!« geführt und gesammelt hat, unterliegen noch einer Sperrfrist. Die Interviews und (autobiographischen) Berichte stammen von Vertriebenen aus der Grafschaft Glatz, Schlesien, die seit 1945 zum polnischen Staatsgebiet gehört. Innerhalb dieses Bestandes, der in den 1990er Jahren entstanden ist, sind zahlreiche weitere Befunde zu erwarten. Vgl. Sauermann (2004).

28 VoKo Westfalen, KO2945.0002, Transkription des Interviews mit EB.

29 Welzer/Moller/Tschuggnall (2002); Welzer (2005).

explizit darauf hin, dass sich der »Bezugsrahmen auf die gesamte Spanne von
der erzählten Zeit bis zur Erzählgegenwart« ausdehnt und noch durch den
Interviewpartner bzw. die Interviewpartnerin beeinflusst wird.[30] Auch von den
Interviewten selbst wird diese Perspektive unterstützt: GA, geboren 1936 als
Tochter eines Schuhmachers, weist im Interview ausdrücklich darauf hin, dass
sie ihre Geschichte(n) regelmäßig mit ihren Kindern austauscht. Die Vertriebene RB, Jahrgang 1940, berichtet von beständigen Gesprächen mit ihrem
Bruder über ihre Erlebnisse während und nach der Flucht aus Schlesien.[31]
Die Erinnerungen wurden demnach wiederholt aktualisiert, durch die Interviewsituation beeinflusst und auch angepasst – an Konventionen, an das im
familiären oder gesellschaftlichen Feld Denk- und Sagbare.

Im Gegensatz zu zahlreichen der autobiographischen Berichte im DTA in
Emmendingen ist die Frage nach Öffentlichkeit und Publikum bei den Interviews eindeutig zu klären. Sie entstanden im Rahmen der Musealisierung der
Erinnerungen an das Barackenlager Coesfeld nach öffentlichen Aufrufen an
potentielle Zeitzeuginnen und Zeitzeugen u. a. in regionalen Tageszeitungen
und wurden vor laufender Kamera durchgeführt. Das Ziel war die Veröffentlichung im Rahmen eines TV-Films, worüber Interviewer die Teilnehmenden
in Kenntnis setzten. Die Reichweite und Sichtbarkeit der Aussagen war den
Interviewten daher bewusst. Inwieweit diese bewusste Öffentlichkeit der Schilderungen deren Selbstdarstellung und Inhalt beeinflusste, kann hier nicht ausführlich diskutiert werden. Ich weise an dieser Stelle nur darauf hin, dass es
deutlich erklärungsbedürftige formale und inhaltliche Unterschiede zwischen
den Interviews und den schriftlichen Berichten gibt, die zuerst für einen privaten Kreis verfasst worden waren.[32] Auf der Ebene der Intentionen für das Erzählen zeigen sich dagegen große Ähnlichkeiten zwischen mündlichen/filmi-
schen und vielen schriftlichen Berichten: erzählen, »wie es gewesen ist«, damit
die Nachkommen das Wissen um Vertreibung und Integration im doppelten
Sinn erhalten und die Erinnerungen in das kulturelle Gedächtnis eingespeist
sind, auch wenn die Zeitzeugengeneration verschwunden ist.

›Seuchenprävention‹ – Reihenuntersuchungen und Entlausungen in Selbstzeugnissen

Die Heimatvertriebenen, die in den Durchgangslagern der Besatzungszonen hygienischen Zwangsmaßnahmen unterworfen wurden, waren nicht die
erste Migrantengruppe, die derartige Behandlungen über sich ergehen lassen
musste. Reihenuntersuchungen und präventive Gesundheitsmaßnahmen hat-

---

30   Schürmann (2015), S. 332. Ausführlich zu Theorie und Methoden der »Oral History« vgl.
     Abrams (2016); Wierling (2003). Ein frühes Anwendungsbeispiel für den westfälischen
     Raum in Jütte (1979).
31   VoKo Westfalen, KO2945.0002, Transkriptionen der Interviews mit RB und GA.
32   Dennoch kann nicht ausgeschlossen werden, dass viele Autorinnen und Autoren bereits
     bei der Niederschrift ein breiteres Publikum anvisiert hatten. Vgl. zum angestrebten
     Publikum Hoffmann (2010), S. 59.

ten 1945 bereits eine lange internationale Tradition.[33] Schon im Mittelalter
zu Zeiten der Pest standen Fremde unter Generalverdacht.[34] Reisende und
Umherziehende, ›Zigeuner‹, Juden und andere religiöse Minderheiten wurden argwöhnisch als Träger von Krankheiten betrachtet oder gar beschuldigt,
Seuchen wie die Pest mutwillig zu verbreiten. Spätestens ab dem Spätmittel-
alter wurden Schiffe und Reisende in Zeiten von Epidemien unter Quarantäne
gestellt.

Im Verlauf des 19. Jahrhunderts wurden diese Auffassungen von Medizinern aufgegriffen und wissenschaftlich untermauert.[35] Staatliche Administrationen eigneten sich dieses Wissen an und installierten an ihren Grenzen
Migrationsregime, die medizinische Reihenuntersuchungen als Mittel der
Einwanderungs- und Bevölkerungskontrolle durchsetzten.[36] Die US-amerikanischen Einwanderungsbehörden z. B. hatten mit der Einrichtung von Ellis
Island bereits ab 1892 die medizinische Überprüfung von Immigrantinnen
und Immigranten professionalisiert. Die Ärzte des Marine Hospital Service,
später des U. S. Public Health Service, führten ca. zwölf Millionen Untersuchungen durch und verantworteten vielfach Ablehnungen und Rückverschif-
fungen, besonders von Menschen aus Ost- und Südosteuropa.[37] Im Deutschen
Reich gab es im gleichen Zeitraum ähnliche Maßnahmen, die ebenfalls rus-
sische und ›ostjüdische‹ Auswanderer betrafen.[38] Diese Gruppen wurden an
der Grenze und an der Zwischenstation Ruhleben bei Berlin, ein weiteres
Mal in Hamburg und Bremen untersucht und ›desinfiziert‹, bevor sie nach
Amerika eingeschifft wurden. Entlausungsmaßnahmen trafen allerdings nicht
nur Migrantinnen und Migranten. Auch Soldaten wurden während und nach
längeren Einsätzen regelmäßig behandelt, um die Ausbreitung der Schädlinge
und das damit verbundene Fleckfieber einzudämmen. Im Zweiten Weltkrieg
führte man Entlausungen zudem besonders gegen Zwangsarbeiter und bei
Kriegsgefangenen durch, um Epidemien zu verhindern.[39] Das Wissen und die
praktischen Erfahrungen der Ärzte wurden von den Nachkriegsverwaltungen
gezielt eingesetzt, um die aus dem Osten kommenden Flüchtlinge und Ausgesiedelten zu kontrollieren und präventiv einzugreifen.[40] Das Entlausen war die
serielle Standard-›Begrüßung‹ in den Durchgangslagern der besetzten Zonen.

---

33 Robert Jütte legt überzeugend dar, dass prototypische Reihenuntersuchungen bereits seit
    der Frühen Neuzeit angewandt wurden, bei denen zentrale Charakteristika des moder-
    nen Bevölkerungs-Screenings erfüllt waren. Vgl. Jütte (1998), besonders S. 23 f.
34 Vgl. z. B. Haverkamp (1981); Vasold (2003).
35 Vgl. u. a. Evans (1987); Dinges/Schlich (1995); Vögele/Umehara (2015).
36 Vgl. Yew (1980); Lüthi (2009); Weindling (1989); Reinecke (2010).
37 Vgl. u. a. Yew (1980); Lüthi (2009).
38 Vgl. Brinkmann (2007); Brinkmann (2013).
39 In zahlreichen Konzentrations- und Sicherungslagern wurden Fleckfieberimpfstoffe in
    Menschenversuchen getestet, bei denen zahlreiche Gefangene ermordet wurden. Vgl.
    dazu jüngst Weindling (2015), besonders S. 93–101.
40 Zur Medizin im Nationalsozialismus ist ein Forschungsüberblick vorhanden. Vgl. Jütte
    u. a. (2011). Die Biographien und praktischen NS-Erfahrungen der Ärzte und Medizinal-
    beamten, die in der deutschen Gesundheitsverwaltung der britischen Zone maßgeblich

Für viele der Heimatvertriebenen, die nach tagelangen Fahrten in Zügen aus den ehemals deutschen Gebieten in die Durchgangslager kamen, waren die Reihenuntersuchungen und, mehr noch, die seuchenpräventiven Maßnahmen jedoch weitgehend unbekannt. Das ist zum einen durch die Zusammensetzung der Gruppe bedingt. In der Regel bestanden die Transporte aus Kindern, Frauen und Männern höheren Alters. Von diesen waren nur die Männer regelhaft mit Entlausung und Reihenuntersuchung in Berührung gekommen: bei der Musterung und im Militär. Zum anderen war die regionale Herkunft von zentraler Bedeutung. Vertriebene aus ländlichen Gebieten hatten zwar Zugang zu ärztlicher Grundversorgung, mit seuchenpräventiven Maßnahmen großen Stils kamen sie vor Flucht und Aussiedlung aber nur in Ausnahmefällen in Berührung.

Nicht zuletzt deswegen war die Erinnerung an die Entlausungen fester Bestandteil sowohl der autobiographischen Berichte als auch der Interviews. Felicitas St. beschreibt in ihrer Erzählung den Transport in Viehwaggons und schildert sehr knapp die Entlausung nach ihrer Ankunft in Leipzig.[41] Ernst-Georg K. berichtet: »Hier waren wir erst einmal in Quarantäne und durften das Lager nicht verlassen. […] Zunächst wurden wir wieder mit dem furchtbaren weißen Pulver bestäubt.«[42] Auch im Lager Forchheim gehörte die Entlausung der Ankommenden zur Norm, wie Claire S. darstellt.[43] Theodor Scheidt schreibt: »Zuerst [nach der Ankunft im Lager Marienthal-Horst – J. G.] kam die Entlausung mit Dichloridiphenyltrichlöräthan [sic!] mit Luftpumpe, bei geöffnetem Kragen vom Hals aus [wurden] die Brust und Rücken, von geöffneten Ärmeln bei geöffneter Hose, Bauch und Gesäßseite bestäubt.«[44] Diese detaillierte Beschreibung der Praxis der Entlausung zeigt, wie eindrücklich die Prozedur von manchen Vertriebenen wahrgenommen und erinnert wurde. Dabei bleibt unklar, wie die Erinnerungen zustande kommen. Im Fall von Theodor Scheidt ist denkbar, dass dieser sich bei den Details z. B. auch an zeitgenössischen Fotografien und Filmen von Entlausungen orientiert.[45]

Auch in den Interviews mit Vertriebenen aus dem Durchgangslager Coesfeld-Lette ist die Entlausung ein wichtiger Bestandteil der Ankunftserzählung. Aufgrund der Zielsetzung der Interviews – die Zeit nach der Ankunft und die Integration in die westfälische Gesellschaft – waren die Aussagen in der Regel

---

am Wiederaufbau der Strukturen beteiligt waren, hat Andrea Riecken ausführlich analysiert. Vgl. Riecken (2006).

41 St., Felicitas. DTA Emmendingen 1137, S. 7.

42 K., Ernst-Georg. DTA Emmendingen 3065, S. 69 f.

43 S. (R.), Claire (Cläre). DTA Emmendingen 285, S. 63. Wolfgang P. berichtet von der Ankunft, dass die Amerikaner sie zuerst mit gutem Essen versorgten und dann einer Untersuchung unterzogen – wobei er diese als oberflächlich bezeichnet. Danach kam die Entlausung mit DDT-Pulver. Der Autor hat sogar sein Attest den Erinnerungen beigefügt. Vgl. P., Wolfgang. DTA Emmendingen 971, S. 55.

44 Archiv für westfälische Volkskunde der Volkskundlichen Kommission für Westfalen des Landschaftsverbandes Westfalen-Lippe, Biographische Berichte, Mappe Scheidt, zit. n. Sauermann (2004), S. 217.

45 Es existieren zahlreiche Filme und Fotografien von Entlausungen aus der Zeit des Zweiten Weltkriegs und der Nachkriegszeit. Sammlungen finden sich z. B. bei GettyImages.de.

weniger detailliert als in den schriftlichen Berichten. FG sagt im Interview: »Da sind wir hier durchs Lager [direkt nach der Ankunft – J. G.], also wir wurden ent-, wie heißt das, entlaust. Wir mußten durch so'n kriegten so'n Pulver kriegten wir so und da wurden wir so'n bißchen entlaust und gekämmt und geduscht und gemacht.«[46] Auch EB und LH erwähnen in den Interviews die Entlausungen, ohne ins Detail zu gehen.[47] Gleichwohl beschrieb eine Interviewte ihre Erinnerungen an die Prozedur sehr detailliert.[48]

In den Schilderungen wird deutlich, dass die meisten Vertriebenen die Entlausungen und die medizinischen Untersuchungen als notwendig erachteten und einverstanden waren. Eine längere Passage aus den Erinnerungen von Margarete W., Jahrgang 1927, verdeutlicht das:

> Am Tag nach der Ankunft wurden wir entlaust. Wir gingen in eine große Baracke, in der wir uns nackt ausziehen mussten. Nur ein Handtuch durften wir behalten. Die Sachen kamen in einen großen Ofen zum Entlausen. Wir gingen dann weiter zum Duschen und zum Arzt. Zuletzt bekamen wir unsere Kleider zurück. Mehrfach wurden wir mit Läusepulver bestreut. Wir mussten uns in Kabinen setzen, und dann kam von oben eine Menge von dem Pulver auf uns nieder. Wenn wir abends im Bett lagen, bestreuten sie uns wieder mit dem Läusepulver. Das war bestimmt richtig, weil wir alle noch Läuse – besonders Kopfläuse – hatten, und die waren sehr schlecht zu bekämpfen.[49]

Die Autorin beschreibt die Bemühungen der Lagerverwaltung, den Läusebefall der Insassen zu bekämpfen, distanziert. Auch die Einsicht in die Notwendigkeit erscheint in ihrem Bericht eher aus der Retrospektive bewertet. Den Ablauf beschreibt sie kühl und klar, ohne Emotionen zu verraten. Damit reiht sie sich, abgesehen von der Detailgenauigkeit, in die Narrationen der meisten Berichte ein. Nur selten äußerten sich die Betroffenen emotional, wie GA in ihrem Interview: »[…] und diese Entlauserei, das war ja unheimlich schmerzhaft.«[50] Damit verweist GA in der direkten Kommunikation mit dem Interviewpartner auf eine Erinnerungsebene, die von den Autorinnen und Autoren der schriftlichen Erzählungen als unangemessen oder weniger bedeutsam bewertet wird. Denn selbst in den Schilderungen, die ausführlich über die Ankunft berichteten, wurden mit der Entlausung verbundene Schmerzen in der Regel nicht thematisiert.[51]

---

46 VoKo Westfalen, KO2945.0001, Transkription des Interviews mit FG.
47 VoKo Westfalen, KO2945.0002, Transkriptionen der Interviews mit EB und LH.
48 VoKo Westfalen, KO2945.0002, Transkription des Interviews mit GA.
49 W., Margarete. DTA Emmendingen 2590, S. 44 f.
50 VoKo Westfalen, KO2945.0002, Transkription des Interviews mit GA.
51 Vgl. z. B. St., Peter. DTA Emmendingen 1745. Die Frage ist, ob das Quellensample dabei eine zentrale Rolle spielt. Bei der Durchsicht weiterer Schilderungen ist allerdings nur ein schriftlicher Bericht einer Vertriebenen gefunden worden, in dem die Schmerzen einer Entlausung beschrieben werden. Das deutet darauf hin, dass weniger das Quellensample von entscheidender Bedeutung ist. Vielmehr scheint es, dass die Form als dauerhafter schriftlicher Bericht das Fehlen erklären kann. Heidemarie Bäcker schreibt von Läusen im »O-Lager« in Soest, die ihr Vater auch mit einem Pulver, das er aus dem Krieg mitgebracht hatte, bekämpfte: »Das Pulver brannte auf dem Kopf wie Feuer, die Läuse krabbelten wie verrückt auf dem herum (sie suchten sicher ein Versteck). Das Ergebnis

Die Maßnahmen der Prävention wurden auf verschiedenen Ebenen kritisiert. Helmuth H. bemängelte die Unwirksamkeit der Entlausungsmaßnahmen, die nie zur Befreiung vom Ungeziefer führten. Zwar waren auf der Flucht, so seine Erzählung, öffentliche ›Massenentlausungen‹ durch deutsche Medizinalverwaltungen ein alltägliches Bild.[52] Die Frustration darüber, die Läuse »nie ganz los«werden zu können, war jedoch das, was sich in das Gedächtnis einbrannte. In den Lagern der Besatzungszonen wurde ebenfalls mehrfach entlaust, um den Erfolg der Aktionen sicherzustellen. So zitiert Sauermann aus dem Bericht einer Vertriebenen, die während der Quarantäne wiederholt behandelt wurde: »Wir mußten zweimal in der Woche zum Duschen – Männlein, Weiblein, alles durcheinander. Wir mußten alles abgeben, zur sogenannten Entlausung – das wurde erhitzt. Wir durften nur unser Handtuch bei uns behalten.«[53] Offensichtlich wollten die Alliierten kein Risiko eingehen.

Der Bericht Helmuth H.s macht darüber hinaus deutlich, dass zumindest die Deutschen, die aus dem Osten vor der Roten Armee geflohen waren, auf der Flucht immer wieder auch selbst ›desinfiziert‹ wurden. Demnach entlausten die Desinfektoren der nationalsozialistischen Gesundheitsämter nicht nur Zwangsarbeiter und Arbeitslager-Insassen, sondern auch die Flüchtlinge.[54]

Die Erfahrungen der deutschen Medizinalbürokratie mit Fleckfieberepidemien und -bekämpfung legten nahe, dass die Vertriebenen aus dem sowjetisch besetzten, östlichen Europa von den Verwaltungen als potentielle Gefahrenherde angesehen wurden. Nicht nur die autochthone Bevölkerung der Aufnahmeregionen behandelte also die Vertriebenen trotz ihrer Nationalität und ihres Deutschseins als Fremde. Eine entsprechende Behandlung war nur konsequent.[55]

In der Mehrzahl der autobiographischen Berichte werden die Entlausungen zumindest erwähnt. Nur wenige, wie Erika Sch.[56], die in einem Durchgangslager der britischen Zone ankam, verloren kein Wort über die Maßnahmen. In den Interviews ist dagegen die Zahl derer, denen die Entlausung keine Silbe wert ist, deutlich höher. Mehr als 50 Prozent der Männer und Frauen, die 2014/2015 in Coesfeld befragt wurden, hielten es nicht für nötig, die Behandlung zu erwähnen. Warum das so ist, bleibt unklar. Das Alter der Betroffenen im Jahr 1945 hatte jedenfalls keinen Einfluss auf die Relevanz – die älteste Person war Jahrgang 1925, die jüngste 1941 geboren, und beide

---

   war, dass meine Kopfhaut völlig verbrannt war, aber die Läuse freuten sich weiter ihres Lebens.« Vgl. Geschichtswerkstatt Französische Kapelle e. V. (2004), S. 37.

52 H., Helmuth. DTA Emmendingen 1086, S. 18.

53 Archiv für westfälische Volkskunde der Volkskundlichen Kommission für Westfalen des Landschaftsverbandes Westfalen-Lippe, Interview Nr. 70, zit. n. Sauermann (2004), S. 215.

54 Vgl. z. B. Nitschke (1999), S. 183; Weindling (1989); Weindling (2000).

55 Auch die in Gefangenschaft geratenen Soldaten der Wehrmacht wurden in den Lagern der Alliierten entlaust: So wollte man das Übergreifen von Fleckfiebererkrankungen auf die eigenen Streitkräfte verhindern und die Gefangenen vor Epidemien schützen. Vgl. Ellerbrock (2004).

56 Sch., Erika. DTA Emmendingen 3087, S. 41 f.

erinnern sich an das Entlausen.[57] Bedeutsamer ist, dass die Interviews die Erfahrungen der jungen Vertriebenen im Lager selbst und während des Ankommens, also der Integration in Westfalen, erfragen sollten. Die Vertriebenen wurden im Lager Coesfeld jedoch nicht erneut entlaust. Für diejenigen, die Entlausungen explizit erwähnten, waren sie demnach wichtig und eng mit der Vertreibung verbunden, so dass die Erinnerungen daran angegeben werden mussten.

FG, die Jüngste der Befragten, kann auch als prägnantes Beispiel dafür dienen, dass das Gedächtnis – und damit auch Erinnerungen – kommunikativ gebildet wird und Erinnerungen sich im Austausch mit anderen Menschen und diversen Medien formen sowie sich ständig aktualisieren.[58] Es ist davon auszugehen, dass sich FG kaum noch an die genauen Abläufe und Reihenfolge bei der Ankunft aus eigener Anschauung erinnern kann.[59] Vielmehr scheint es, dass sich durch das gemeinsame Erinnern, durch Gespräche in der Familie und durch medial vermitteltes Wissen ein Bild von der Prozedur des Entlausens gebildet hat, auf das die Frau in ihrem Interview rekurriert. Es geht hier daher nicht um die Frage, ob die Frau ihre Erinnerung an das Entlausen erfindet oder gar lügt. Das Interview mit FG zeigt exemplarisch, dass Erinnerungen durch kommunikative Praktiken gebildet und verändert werden.[60]

Die Bedeutung der Aktualisierungen von Erinnerungen durch aktuelles Wissen und aktuelle gesellschaftliche Prozesse wird auch an weiteren Autobiographien und Interviews deutlich. In zwei Fällen werden die Erzählungen durch neuere wissenschaftliche Erkenntnisse ergänzt und die Kritik an dem Prozedere auf diese Weise verschärft. Peter St. wurde aus dem Sudetenland nach Braunau evakuiert. Dort wurde er mit anderen entlaust, in einer »Entlausungsarie« der Amerikaner.[61] Peter St. kritisierte die Verwendung von DDT durch die amerikanische Lageradministration, die »heute als Nervengift und als krebs [sic!] erregend verboten« sei.[62] Auch GA kritisiert den Einsatz von DDT aus der Retrospektive: »Und ich hab ja heut erst irgendwann erfahren, dass das damals DDT gewesen ist, was ja heute überhaupt nicht mehr erlaubt wäre, das.«[63] Beide werfen den Gebrauch eines gesundheitsschädigenden Mittels zur Prävention von Epidemien – deren Notwendigkeit beide grundsätzlich akzeptieren – den alliierten Besatzungskräften vor. Man könnte vermuten, dass sich diese Erzählstrategien in einen (Selbst-)Viktimisierungsdiskurs der

57 VoKo Westfalen, KO2945.0001, Transkriptionen der Interviews mit FG und FS.
58 VoKo Westfalen, KO2945.0001, Transkription des Interviews mit FG.
59 Ganz ähnlich bei EB, ebenfalls Jahrgang 1941. VoKo Westfalen, KO2945.0002, Transkription des Interviews mit EB.
60 Vgl. zum Konzept und Verständnis von Gedächtnis besonders Welzer (2005). Vgl. zum kommunikativen Charakter der Erinnerungen auch das Interview mit RB – Jahrgang 1940 –, die regelmäßig mit ihrem Bruder über die Vertreibungsereignisse redete und auch auf seine Aufzeichnungen zurückgegriffen hat. VoKo Westfalen, KO2945.0002, Transkription des Interviews mit RB.
61 St., Peter. DTA Emmendingen 1745, S. 17.
62 St., Peter. DTA Emmendingen 1745, S. 17.
63 VoKo Westfalen, KO2945.0002, Transkription des Interviews mit GA.

Vertriebenen einschreiben, der seit den 1990er Jahren wieder verstärkt Auftrieb erhielt.[64] Allerdings sehen sich weder GA noch Peter St. in ihren Erinnerungen als reine, unschuldige Opfer. Im Gegenteil, Peter St. beschreibt sich und seine Familie als überzeugte Nationalsozialisten:

> Ich war von Jugend an ein Nationalsozialist, der von seinen Eltern in deren Sinne erzogen wurde und mit zehn Jahren der HJ (Hitlerjugend) beitrat. Durch die zweimonatige Quarantäne kam ich also nicht in die Auswahl und somit nicht in die Napola. Für mich brach fast eine Welt zusammen und ich fühlte mich unheimlich zurückgesetzt.[65]

Die Amerikaner waren für ihn, zumindest in der Retrospektive der Niederschrift im Jahr 2007/08, trotz oder gerade wegen seiner Kindheits- und Jugendbiographie diejenigen, die ihn retteten und befreiten. Gleichwohl übte er an deren Vorgehen bei seiner Ankunft im Lager weitere Kritik – auch wenn er die Maßnahme als notwendig bei von Läusen Befallenen ansah. Im Fall seines Transports war er von der Unnötigkeit der Behandlung überzeugt: »So verging ein ganzer Tag mit einer Prozedur, die doch nichts brachte, denn wir hatten weder Läuse, Flöhe, noch sonst irgend welches Ungeziefer«.[66] Somit war die Entlausung nicht nur gesundheitsgefährdend, sie war auch vollkommen unnötig.

Bei aller Kritik sah Peter St. in der Rückschau, dass die Behandlung der Vertriebenen nicht rein willkürlich war, sondern dass Läuse- und Ungezieferbefall durchaus endemisch verbreitet waren. Die Berichte anderer Vertriebener machen mehr als deutlich, dass die Entlausung auch bei wiederholten Anwendungen erfolglos bleiben konnte. Insofern ist es vielleicht nicht verwunderlich, dass die Maßnahmen von den Betroffenen weder als entmenschlichend oder erniedrigend empfunden wurden. Auch der Zwangscharakter wurde kaum erwähnt. Vielmehr betonten einige der Vertriebenen die Notwendigkeit, waren doch sie und ihre Schicksalsgenossen tatsächlich verlaust und vom Typhus bedroht. Offensichtlich waren die autoritären, obrigkeitlichen Präventions- und Behandlungsmaßnahmen, die der nationalsozialistischen Gesundheitspolitik durchaus nahestanden und dort erprobt worden waren, akzeptiert und wurden eher nach Notwendigkeit und Erfolg bewertet.

Zwei weitere Faktoren könnten zur Akzeptanz beigetragen haben. Zum einen standen sowohl die Untersuchungen als auch die Entlausungen zwar unter Aufsicht der alliierten Lageradministration, abgewickelt wurden sie allerdings von deutschen Ärzten. Welchen Einfluss diese Nähe auf die Wahrnehmungen hatte, kann aus den vorliegenden Erinnerungen nicht rekonstruiert werden. Zum anderen waren die Entlausungen nur das Ende eines Übergangs, das Ende der Vertreibung. Was in der historischen Rückschau wie ein Kipp-Punkt

---

64 Der Versuch, die deutschen Opfer den Opfern der Deutschen gleichzustellen, wurde bereits direkt bei Kriegsende verfolgt. Die Opfer der alliierten Bombenangriffe oder der Verbrechen bei den Vertreibungen aus den ehemaligen Reichsgebieten im Osten waren die ersten deutschen Opfergruppen, die die Schuld der anderen Kriegsteilnehmer darstellen sollten. Vgl. zum Bombenkrieg z. B. Thießen (2007).

65 St., Peter. DTA Emmendingen 1745, S. 4.

66 St., Peter. DTA Emmendingen 1745, S. 17.

erscheinen kann, an dem sich Biographien drastisch verändern, ist für die Betroffenen selbst nur eine unbedeutende Etappe. Das legen die analysierten Erinnerungen jedenfalls nahe. Viel bedeutender waren die Ankunft im Neuen und der Verlust des Alten, gerade für diejenigen, die in den ländlichen Regionen Westfalens strandeten.[67]

Geschlechtskrankheiten in der Erinnerung

Noch prägnanter ist die fehlende Bedeutung der Reihenuntersuchungen sowie der Untersuchungen auf Geschlechtskrankheiten in den Erzählungen der Heimatvertriebenen. Die medizinischen Untersuchungen der Vertriebenen in den Auffanglagern dienten zuerst der Feststellung des physischen Gesundheitszustandes. Da die Fahrten unter widrigen Bedingungen mindestens zehn Tage dauerten, häufig auch drei bis vier Wochen, waren viele Neuankömmlinge in einem schlechten Allgemeinzustand. Die Nahrungsversorgung während der Zugfahrten war knapp[68], je nach Witterung waren die Güterwaggons heiß und stickig oder zu kalt. Daher wurde die Versorgung in den Durchgangslagern häufig als überraschend gut und ausreichend empfunden. Besonders die zentralen Lager, die von den alliierten Administrationen geleitet wurden, waren den Vertriebenen in guter Erinnerung.[69] Man untersuchte die Vertriebenen zunächst also, um den notwendigen medizinischen Bedarf zu ermitteln. Die Lagerleitungen wollten zuerst die Gesundheit wiederherstellen und gleichzeitig Infektionskrankheiten eindämmen. Die Untersuchungen wurden allerdings nur selten gesondert erwähnt. Von den 20 Interviewten aus dem Barackenlager Coesfeld schilderte nur eine einzige Frau beiläufig die Untersuchungen.[70] Und auch in den autobiographischen Berichten wurden sie, wenn überhaupt, nur beiläufig erwähnt.

Das gilt erst recht für Untersuchungen auf Geschlechtskrankheiten, die insbesondere bei weiblichen Vertriebenen durchgeführt wurden. Andrea Riecken und Dagmar Ellerbrock haben in ihren Arbeiten die besondere Bedeutung hervorgehoben, die die Bekämpfung und Prävention von sexuell übertragbaren Infektionskrankheiten in den deutschen und alliierten Gesundheitsadministrationen einnahmen.[71] Die Furcht vor einer Massenverbreitung derartiger

---

67 In den Interviews aus dem Barackenlager Coesfeld wird das ebenso ersichtlich wie in denen, die Dietmar Sauermann ausgewertet hat. Die Heimatvertriebenen beschrieben ihre ›Fremdheitserfahrungen‹ auf den Höfen und Kotten westfälischer Bauern als besonders verstörend.

68 Z. B. berichtete Peter St., dass bis zu 40 Personen bei miserablen Verhältnissen mit wenig Wasser und noch weniger Nahrungsversorgung auskommen mussten. St., Peter. DTA Emmendingen 1745, S. 12.

69 Ernst-Georg K., Jahrgang 1937, erinnerte sich an seine erste Schokolade in einem amerikanischen Lager, empfand die normale Versorgung jedoch als qualitativ minderwertig. K., Ernst-Georg. DTA Emmendingen 3065, S. 69 f.

70 VoKo Westfalen, KO2945.0002, Transkription des Interviews mit GA.

71 Riecken (2006); Ellerbrock (2004).

Krankheiten wurde z. B. auch in den Beratungen der niedersächsischen Gesundheitsbehörden greifbar, wie Riecken ausführlich zeigt. Begründet wurde
das Bedrohungsgefühl damit, dass die Sowjetsoldaten in toto Krankheitsträger
seien, die durch Massenvergewaltigungen die deutschen Frauen im Osten in
großem Umfang infiziert haben mussten.[72] Diese rassistische Überzeugung
machte die Frauen in der Vorstellung der Gesundheitsbeamten zu potentiellen Seuchenträgern, die man erfassen, kontrollieren und behandeln musste.
Denn nur so konnte die Bevölkerung in den westlichen Besatzungszonen vor
Ansteckungen bewahrt werden, so der Tenor.[73] Letztendlich zielten die Reihenuntersuchungen und Kontrollen ausschließlich auf weibliche Vertriebene,
ganz in der administrativen Tradition, bei übertragbaren Geschlechtskrankheiten Frauen zu disziplinieren. Schon im 19. und 20. Jahrhundert waren
Frauen, insbesondere Prostituierte, von Medizinalbeamten als Seuchenträge-
rinnen identifiziert sowie nach Verabschiedung von Gesetzen und Verordnungen seuchenpolizeilich erfasst und kontrolliert worden. Im Verlauf der 1920er
Jahre entgrenzten konservative Akteure beim Aufkommen der neuen Frauen-
bewegung zudem den Begriff Prostituierte, wie Lutz Sauerteig festgestellt hat.[74]
Jede Form »außerehelichen Geschlechtsverkehr[s]« galt nun als Prostitution.[75]

Die Kontrollen zeigten jedoch nicht die erwünschten Ergebnisse. Andrea
Riecken hat herausgearbeitet, dass in den britischen Durchgangslagern und
bei Untersuchungen an den neuen Wohnorten kaum Unterschiede bei den
Infektionsraten zwischen autochthonen und vertriebenen Frauen festgestellt
wurden. Gleichwohl blieben die Vorurteile bestehen, bis hin zu Planungen,
alle weiblichen Vertriebenen bei der Ankunft und darüber hinaus nach der
Ansiedlung zu Untersuchungen auf Geschlechtskrankheiten zu zwingen.[76]

In kaum einem der vorliegenden Berichte und Interviews sind diese Untersuchungen, und noch weniger Geschlechtskrankheiten selbst, ein Thema.[77]

---

72 Untersuchungen, die sexuelle Gewalt von Seiten der sowjetischen Soldaten in den Blick
    nehmen, sind Schmidt (2007); Mühlhäuser (2010). Eine differenzierte Aufarbeitung der
    Formen sexueller Gewalt aus geschichtswissenschaftlicher Perspektive bleibt dennoch
    weiterhin ein Forschungsdesiderat, wie Maria Daldrup in der Rezension zu Ingo von
    Münchs Buch »Frau, komm!« festgestellt hat. Vgl. Daldrup (2011). Zuletzt zu Nachkriegs-
    vergewaltigungen und den Folgen auch Satjukow/Gries (2015); Winterberg (2014).

73 Das galt umso mehr, als eine Behandlung venerischer Krankheiten, besonders der Sy-
    philis, bis in die 1940er Jahre hinein aufwendig war. Erst mit der Entwicklung der Anti-
    biotika Mitte der 1940er Jahre war eine effektive und ungefährliche Heilung möglich.
    Darüber hinaus war auch keine Immunisierung durch Impfungen möglich. Vgl. zur Ge-
    schichte der Immunisierungen Thießen (2017).

74 Sauerteig (1999), S. 442 f.

75 Sauerteig (1999), S. 442. Gleichzeitig wurden »Geschlechtskrankheiten nicht mehr als ein
    moralisches, sondern als ein gesundheitspolitisches Problem« wahrgenommen. Das Ge-
    setz zur Bekämpfung der Geschlechtskrankheiten (1927) machte zwar dementsprechend
    streng medizinisch keine Unterschiede mehr zwischen den Geschlechtern, sondern alle
    Infizierten mussten erfasst werden. Dennoch blieben Frauen die Hauptbetroffenen von
    administrativen Zwangsmaßnahmen. Sauerteig (1999), S. 443.

76 Vgl. Riecken (2006), S. 91–134, besonders S. 129–134.

77 Auch in den Interviews, die Elisabeth Domansky geführt hat, werden diese Krankheiten
    nicht erwähnt. Vgl. Domansky/Jong (2000).

Nur eine Frau, Else G., berichtet von erlittenen Vergewaltigungen und Misshandlungen sowie einer resultierenden Ansteckung mit Gonorrhoe.[78] Da Else
G. in Niedersachsen ansässig wurde, hätte sie nach dem Willen des Niedersächsischen Sozialministeriums erfasst und regelmäßig durch lokale Ärzte
oder Gesundheitsbehörden zur Kontrolle untersucht werden müssen.[79] Davon
schreibt sie in ihren Erinnerungen allerdings nichts. Die Tatsache, dass andere
Frauen nicht darüber berichten, kann auf zwei Umstände zurückgeführt werden. Zum einen waren die Reihenuntersuchungen auf Geschlechtskrankheiten nicht kontinuierlich und vollständig umgesetzt worden. Einige der Frauen
könnten durchaus gar nicht kontrolliert worden sein. Zum anderen war das
Thema lange mit zahlreichen Redeverboten belegt. Das Reden und Schreiben
über sexuelle Misshandlungen war einerseits mit Schamgefühlen verbunden,
die das (Ver-)Schweigen im Nachkriegskontext bedingt haben. Zudem gab es
innerhalb der jungen Bundesrepublik einen nationalen Opferdiskurs, der sich
um die individuellen Schicksale nicht kümmerte. »Vergewaltigungen [tauch-
ten] zum Beispiel in öffentlichen Diskursen vor 1989 in der BRD zumeist [auf],
um die deutsche Bevölkerung als ›Opfer der Russen‹ zu stilisieren und eigene
Schuld zu relativieren.«[80] Erst danach wurde über sexualisierte Gewalt durch
alliierte Soldaten auch in subjektiver Perspektive berichtet und geforscht.[81]
Dennoch sprachen betroffene Frauen die persönlichen Erfahrungen vielfach
gar nicht oder nur zögerlich offen aus. Persönliche Scham, gesellschaftliche
Diskussionen um die ›Schuldfrage‹ bei Vergewaltigungen sowie das anvisierte
Publikum – vielfach die eigenen Kinder und Enkel – erleichterten das Berichten sicherlich nicht. Für die Interviewpartnerinnen gilt zumeist, dass sie zu
jung waren, um in die Zielgruppe der Untersuchungen zu fallen. Aber auch
die Älteren unter ihnen schweigen zum Thema. Für sie gilt, über das Gesagte
hinaus, dass auch die Interviewsituation und das Gegenüber, unabhängig von
der Person, starken Einfluss auf das Reden über derartige Ereignisse haben.

Geschlechtskrankheiten und Reihenuntersuchungen waren demnach weder in den Interviews noch in den populären Autobiographien ein großes
Thema. Dagegen nehmen die Entlausungen in den Erinnerungen durchaus
einen prominenten Platz ein, wenn auch manchmal nur in sehr kurzen Passagen.

Ausblick

Was sagt uns das über die Wahrnehmung und Erinnerung obrigkeitlicher
Gesundheitsmaßnahmen einerseits sowie über den Wert autobiographischer
Quellen für die Sozialgeschichte der Medizin andererseits?

---

78 G., Else. DTA Emmendingen 1433, S. 81.
79 Vgl. Riecken (2006), S. 114 f.
80 Mühlhäuser (2001), S. 408.
81 Vgl. Grossmann (1995).

Es ist offensichtlich, dass die Vertriebenen die Entlausungen als notwendige Maßnahme erinnern. In den schriftlichen Aufzeichnungen waren die Erzählungen über die praktische Durchführung und empfundene Emotionen eher distanziert. Die seltene Kritik richtete sich gegen die Erfolglosigkeit der Behandlung, weil die Läuse zurückkamen, oder gegen die Sinnlosigkeit, weil die Betroffenen nicht von Läusen befallen waren. Grundsätzliche Kritik gab es jedoch in den schriftlichen Augenzeugenberichten nicht. Die äußerten auch diejenigen nicht, die interviewt worden waren. Gleichwohl unterschieden sich die Interviews auf der emotionalen Ebene von den niedergeschriebenen Erzählungen. In der direkten Kommunikation verwiesen die Betroffenen auf die mit der Entlausung durch DDT verbundenen Schmerzen.

In den Quellen gibt es aber nicht nur wenig Kritik an den Maßnahmen, sie wurden in der Retrospektive auch nicht als entmenschlichend oder erniedrigend dargestellt. Während z. B. viele in die Vereinigten Staaten Immigrierenden die Untersuchungen bei der Ankunft auf Ellis Island sowie während des Transits und vor der Einschiffung in Europa rückblickend als entwürdigend beschrieben, kommen solche Deutungen und Interpretationen in den hier genutzten autobiographischen Quellen nicht vor. Eine ›Einsicht‹ in die Notwendigkeit oder ein ›Sich-Fügen‹ in das Unausweichliche könnten dabei eine Rolle gespielt haben.[82] Eine weitere Erklärung ist die im 20. Jahrhundert zunehmende Ausweitung der Befugnisse von Gesundheitsbehörden in immer mehr Lebensbereiche – diese Medikalisierung ›von oben‹ wurde begleitet von Phänomenen der Verantwortungsübertragung durch die Patientinnen und Patienten selbst, so dass Kritik an den Praktiken der Seuchenbekämpfung und -prävention den Betroffenen gar nicht erst in den Sinn kam. Diese Gleichgültigkeit unterstreicht, dass die Angemessenheit gesundheitlicher Vorsorge- und Präventionsmaßnahmen grundsätzlich akzeptiert und befürwortet wurde. Und die Vertriebenen akzeptierten offenbar auch die Fortsetzung autoritärer Gesundheitspolitik, denn sie stellten weder die Angemessenheit der individuellen Behandlung noch die Professionalität der Mediziner in Frage. Zudem war das Ziel der Entlausungen selbstverständlich ein anderes als das der medizinischen Untersuchungen auf Ellis Island, auch wenn die Motive der Gesundheitsverwaltungen ähnlich vorurteilsbehaftet waren. In den Durchgangslagern der westlichen Besatzungszonen ging es eben nicht um Ab- und Ausweisung von ›Kranken‹. Zudem waren die Vertriebenen trotz allem ›Volksgenossen‹, die sich auch in der neuen Heimat vielfach behaupten konnten. Vielleicht war es daher auch einfacher, die Behandlungen hinzunehmen, zumindest in der Retrospektive.

---

82 Die Erinnerungen der Immigrantinnen und Immigranten an die Untersuchungen auf Ellis Island sind am ehesten mit den ›Untersuchungen‹ der Vertriebenen durch autochthone Landwirte und Bauern bei der Einquartierung in ländlichen Regionen zu vergleichen. Diese Inspektion durch Privatleute wird häufig als erniedrigend erinnert, viele Vertriebene sprechen in der Retrospektive von Zuständen wie auf einem ›Sklavenmarkt‹. Vgl. VoKo Westfalen, KO2945.0001, Transkription des Interviews mit MH.

Welche Schlüsse lassen sich aus dem Gesagten über den Wert autobiographischer Quellen für eine Sozialgeschichte der Medizin ziehen? Susanne Hoffmann und andere haben den Erkenntnisgewinn, den populare Autobiographien für die Rekonstruktion von Alltagspraktiken, gesunder Lebensführung und Krankheitsbewältigung bieten, für einige Epochen bereits dargelegt.[83] Die Analyse der besonderen Erinnerungsgruppe Flüchtlinge und Vertriebene bietet einerseits die Möglichkeit, ganz allgemein historische Narrative über die Nachkriegszeit zu differenzieren. Betrachtet man die Entlausungen und Reihenuntersuchungen als spezifischen Fall, dann bieten die autobiographischen Zeugnisse und Interviews einen Zugang zur Wahrnehmung gesundheitspolitischer Maßnahmen, der in offiziellen Verwaltungsdokumenten nur selten zum Ausdruck kommt. Während die Perspektive der Administration in den Quellen häufig nur durch explizit kritische Stimmen und Konflikte ergänzt und korrigiert wird, geben autobiographische Quellen einen Einblick in die reibungslosere Normalität der Praxis und die konformistische Akzeptanz durch Betroffene. Sie helfen damit auch, den Blick der Historikerinnen und Historiker weg vom Exzeptionellen auf die normalen Abläufe zu richten.

Bibliographie

Archivalien

Deutsches Tagebucharchiv Emmendingen (DTA Emmendingen)
- G., Else: Mein Rückblick auf das Jahr 1945. DTA Emmendingen 1433.
- H., Helmuth: Frieden – Krieg – Leben. Die lange Straße. DTA Emmendingen 1086.
- K., Elisabet: Was man nie vergißt. Flucht und Vertreibung aus Pommern 1945. DTA Emmendingen 1164.
- K., Ernst-Georg: Erinnerungen aus meinem Leben. Teil 1: Herkunft, Vorfahren, Kindheit und Jugend. DTA Emmendingen 3065.
- P., Wolfgang: Als es Nacht ward über Böhmen. 1945/1946. DTA Emmendingen 971.
- R., Werner: Die Flucht. Erinnerung 1945–49. Eine Familientragödie erlebt und niedergeschrieben von Werner R. Erinnerungen zum 25. Jahrestag unserer Vertreibung aus Schlesien. DTA Emmendingen 2246.
- S. (R.), Claire (Cläre): Flucht-Chronik 1945. DTA Emmendingen 285.
- Sch., Erika: Erinnerungen an Kindheit und Jugend 1933–1953. DTA Emmendingen 3087.
- St., Felicitas: Erinnerungen 1921–1956. DTA Emmendingen 1137.
- St., Peter: 60 Jahre zurückgedacht 1907–83. 2 Bde. DTA Emmendingen 1745.
- W., Margarete: Tage der Angst. Geschichte einer Vertreibung. DTA Emmendingen 2590.
Volkskundliche Kommission für Westfalen – Landschaftsverband Westfalen-Lippe, Münster (VoKo Westfalen)
- KO2945.0001, Interviews 2014
- KO2945.0002, Interviews 2015

---

83   Hoffmann (2010); vgl. u. a. Stolberg (2003); Stollberg (1993).

Gedruckte Quellen

Bundesministerium für Vertriebene, Flüchtlinge und Kriegsgeschädigte (Hg.): Dokumentation der Vertreibung der Deutschen aus Ost-Mitteleuropa. Bearb. v. Theodor Schieder u. a. 5 Bde. und 3 Beihefte. Bonn 1953–1962.
Seiler, Klaus: Barackenkind. Vier Jahre Flüchtlingslager 1947–1951. (=Sammlung der Zeitzeugen 22) Berlin 2004.

Literatur

Abrams, Lynn: Oral History Theory. 2. Aufl. London; New York 2016.
Bade, Klaus J.: Enzyklopädie Migration in Europa: vom 17. Jahrhundert bis zur Gegenwart. Paderborn u. a. 2008.
Beer, Mathias: Flüchtlinge und Vertriebene im deutschen Südwesten nach 1945. Eine Übersicht der Archivalien in den staatlichen und kommunalen Archiven des Landes Baden-Württemberg. (=Schriftenreihe des Instituts für Donauschwäbische Geschichte und Landeskunde 2) Sigmaringen 1994.
Beer, Mathias: Flucht und Vertreibung der Deutschen. Voraussetzungen, Verlauf, Folgen. München 2011.
Beer, Mathias: Fachbücher, wissenschaftliche. In: Scholz, Stephan; Röger, Maren; Niven, Bill (Hg.): Die Erinnerung an Flucht und Vertreibung. Ein Handbuch der Medien und Praktiken. Paderborn 2015, S. 100–115.
Benz, Wolfgang (Hg.): Die Vertreibung der Deutschen aus dem Osten. Ursachen, Ereignisse, Folgen. Frankfurt/Main 1985.
Benz, Wolfgang: Fremde in der Heimat: Flucht – Vertreibung – Integration. In: Bade, Klaus J. (Hg.): Deutsche im Ausland – Fremde in Deutschland: Migration in Geschichte und Gegenwart. München 1992, S. 374–386.
Bourdieu, Pierre: Die biographische Illusion. In: Bios. Zeitschrift für Biographieforschung und Oral History 3 (1990), H. 1, S. 75–81.
Brinkmann, Thomas: »Mit Ballin unterwegs«. Jüdische Migranten aus Osteuropa im Transit durch Deutschland vor dem Ersten Weltkrieg. In: Aschkenas 17 (2007), S. 75–96.
Brinkmann, Thomas (Hg.): Points of Passage. Jewish Transmigrants from Eastern Europe in Scandinavia, Germany and Britain 1880–1914. New York; Oxford 2013.
Daldrup, Maria: Rezension zu: von Münch, Ingo: »Frau, komm!«. Die Massenvergewaltigungen deutscher Frauen und Mädchen 1944/45. Graz 2009. Veröffentlicht auf H-Soz-Kult (7.12.2011), URL: http://www.hsozkult.de/publicationreview/id/rezbuecher-14122 (letzter Zugriff: 12.12.2018).
Depkat, Volker: Autobiographie und die soziale Konstruktion von Wirklichkeit. In: Geschichte und Gesellschaft 29 (2003), S. 441–476.
Depkat, Volker: Nicht die Materialien sind das Problem, sondern die Fragen, die man stellt. Zum Quellenwert von Autobiographien für die historische Forschung. In: Rathmann, Thomas; Wegmann, Nikolaus (Hg.): »Quelle« – Zwischen Ursprung und Konstrukt. Ein Leitbegriff in der Diskussion. Berlin 2004, S. 102–117.
Dinges, Martin; Schlich, Thomas (Hg.): Neue Wege in der Seuchengeschichte. (=Medizin, Gesellschaft und Geschichte, Beiheft 6) Stuttgart 1995.
Domansky, Elisabeth; Jong, Jutta de (Hg.): Der lange Schatten des Krieges. Deutsche Lebens-Geschichten nach 1945. Münster 2000.
Dorado Romo, David: From Ringside Seat to a Revolution. An Underground Cultural History of El Paso and Juarez: 1893–1923. El Paso 2017.
Ellerbrock, Dagmar: Gesundheit und Krankheit im Spannungsfeld zwischen Tradition, Kultur und Politik. Gesundheitspolitik in der amerikanischen Besatzungszone 1945–1949. In:

Woelk, Wolfgang; Vögele, Jörg (Hg.): Geschichte der Gesundheitspolitik in Deutschland. Von der Weimarer Republik bis in die Frühgeschichte der »doppelten Staatsgründung«. Berlin 2002, S. 313–345.

Ellerbrock, Dagmar: Prävention in der US-Zone 1945–1949. Zielsetzung, Konzeption und Reichweite von Präventivmaßnahmen nach dem Zweiten Weltkrieg. In: Stöckel, Sigrid; Walter, Ulla (Hg.): Prävention im 20. Jahrhundert. Historische Grundlagen und aktuelle Entwicklungen in Deutschland. Weinheim u. a. 2002, S. 152–164.

Ellerbrock, Dagmar: Die restaurativen Modernisierer. Frauen als gesundheitspolitische Zielgruppe amerikanischer Besatzungsmacht zwischen 1945 und 1949. In: Lindner, Ulrike; Niehuss, Merith (Hg.): Ärztinnen – Patientinnen. Frauen im deutschen und britischen Gesundheitswesen des 20. Jahrhunderts. Köln 2002, S. 243–266.

Ellerbrock, Dagmar: »Healing Democracy« – Demokratie als Heilmittel. Gesundheit, Krankheit und Politik in der amerikanischen Besatzungszone 1945–1949. Bonn 2004.

Evans, Richard J.: Death in Hamburg. Society and Politics in the Cholera Years, 1830–1910. Oxford; New York 1987.

Geschichtswerkstatt Französische Kapelle e. V. (Hg.): Das O-Lager 1946–1951. Ostvertriebene in Soest. Eine Dokumentation zur Nachkriegszeit. Soest 2004.

Grossmann, Atina: A Question of Silence. The Rape of German Women by Occupation Soldiers. In: October 72 (1995), S. 43–63.

Gründler, Jens: Gesundheit im Nachkrieg. Flüchtlinge und Vertriebene im Integrationsprozess. In: Medizin, Gesellschaft und Geschichte 36 (2018), S. 85–115.

Günther, Dagmar: »And Now for Something Completely Different.« Prolegomena zur Autobiographie als Quelle der Geschichtswissenschaft. In: Historische Zeitschrift 272 (2001), S. 25–61.

Haverkamp, Alfred: Die Judenverfolgungen zur Zeit des Schwarzen Todes im Gesellschaftsgefüge deutscher Städte. In: Haverkamp, Alfred (Hg.): Zur Geschichte der Juden im Deutschland des späten Mittelalters und der frühen Neuzeit. (=Monographien zur Geschichte des Mittelalters 24) Stuttgart 1981, S. 27–93.

Hoerder, Dirk: Cultures in Contact. World Migrations in the Second Millennium. Durham; London 2002.

Hoffmann, Susanne: Gesunder Alltag im 20. Jahrhundert? Geschlechterspezifische Diskurse und gesundheitsrelevante Verhaltensstile in deutschsprachigen Ländern. (=Medizin, Gesellschaft und Geschichte, Beiheft 36) Stuttgart 2010.

Jütte, Robert: Westphalian Pedlars. A Research Project Applying Oral History in Germany. In: Oral History 7 (1979), S. 54–56.

Jütte, Robert: »Wer keine Nachricht erhält, darf sich als gesund betrachten«. Zur Geschichte der zwangsweisen Prävention. In: Rößiger, Susanne; Merk, Heidrun (Hg.): Hauptsache gesund! Gesundheitsaufklärung zwischen Disziplinierung und Emanzipation. Marburg 1998, S. 22–33.

Jütte, Robert u. a.: Medizin und Nationalsozialismus. Bilanz und Perspektiven der Forschung. Göttingen 2011.

Kossert, Andreas: Kalte Heimat. Die Geschichte der deutschen Vertriebenen nach 1945. München 2008.

Leitner, Hartmann: Die temporale Logik der Autobiographie. In: Sparn, Walter (Hg.): Wer schreibt meine Lebensgeschichte? Biographie, Autobiographie, Hagiographie und ihre Entstehungszusammenhänge. Gütersloh 1990, S. 315–359.

Lejeune, Philippe: Der autobiographische Pakt. Frankfurt/Main 1994.

Lüthi, Barbara: Invading Bodies. Medizin und Immigration in den USA 1880–1920. Frankfurt/Main; New York 2009.

McKiernan-Gonzalez, John: Bodies of Evidence: Representation and Recognition on the Mexican Border [Vortrag auf dem Smithsonian Symposium »Interpreting Latino Cultures« vom 21.11.2002], online unter http://latino.si.edu/researchandmuseums/presentations/pdfs/mckiernan_presentation.pdf (letzter Zugriff: 12.12.2018).

Moeller, Robert G.: Deutsche Opfer, Opfer der Deutschen. Kriegsgefangene, Vertriebene, NS-Verfolgte: Opferausgleich als Identitätspolitik. In: Naumann, Klaus (Hg.): Nachkrieg in Deutschland. Hamburg 2001, S. 29–58.

Mühlhäuser, Regina: Vergewaltigungen in Deutschland 1945. Nationaler Opferdiskurs und individuelles Erinnern betroffener Frauen, in Deutschland im Nachkrieg. In: Naumann, Klaus (Hg.): Deutschland im Nachkrieg. Hamburg 2001, S. 348–408.

Mühlhäuser, Regina: Eroberungen. Sexuelle Gewalttaten und intime Beziehungen deutscher Soldaten in der Sowjetunion 1941–1945. Hamburg 2010.

Müller, Günter: »Vielleicht hat es einen Sinn, dachte ich mir …«. Über Zugangsweisen zur popularen Autobiographik am Beispiel der »Dokumentation lebensgeschichtlicher Aufzeichnungen« in Wien. In: Historische Anthropologie 5 (1997), S. 302–318.

Nitschke, Asmus: Die ›Erbpolizei‹ im Nationalsozialismus. Zur Alltagsgeschichte der Gesundheitsämter im Dritten Reich. Das Beispiel Bremen. Opladen 1999.

Oltmer, Jochen: Flucht, Vertreibung und Asyl im 19. und 20. Jahrhundert. In: IMIS-Beiträge 20 (2002), S. 107–136.

Oltmer, Jochen: Migration im 19. und 20. Jahrhundert. München 2010.

Reinecke, Christiane: Grenzen der Freizügigkeit. Migrationskontrolle in Großbritannien und Deutschland, 1880–1930. (=Veröffentlichungen des Deutschen Historischen Instituts London 68) München 2010.

Riecken, Andrea: Migration und Gesundheitspolitik: Flüchtlinge und Vertriebene in Niedersachsen 1945–1953. Göttingen 2006.

Röger, Maren; Scholz, Stephan: Fotografien. In: Scholz, Stephan; Röger, Maren; Niven, Bill (Hg.): Die Erinnerung an Flucht und Vertreibung. Ein Handbuch der Medien und Praktiken. Paderborn 2015, S. 153–167.

Satjukow, Silke; Gries, Rainer: »Bankerte!« Besatzungskinder in Deutschland nach 1945. Frankfurt/Main 2015.

Sauermann, Dietmar: Fern doch treu! Lebenserinnerungen als Quellen zur Vertreibung und ihrer kulturellen Bewältigung, am Beispiel der Grafschaft Glatz. (=Schriftenreihe der Kommission für deutsche und osteuropäische Volkskunde in der Deutschen Gesellschaft für Volkskunde e. V. 89) Marburg 2004.

Sauerteig, Lutz: Krankheit, Sexualität, Gesellschaft. Geschlechtskrankheiten und Gesundheitspolitik in Deutschland im 19. und frühen 20. Jahrhundert. (=Medizin, Gesellschaft und Geschichte, Beiheft 12) Stuttgart 1999.

Schmidt, Ute: Flucht – Vertreibung – Deportation – Internierung. Erfahrungsberichte von Frauen in der Bundesrepublik und in der früheren DDR. Berlin 2007.

Scholz, Stephan: »Ein neuer Blick auf das Drama im Osten?« Fotografien in der medialen Erinnerung an Flucht und Vertreibung. In: Zeithistorische Forschungen 11 (2014), S. 120–133.

Schürmann, Thomas: Erinnerung in Fragmenten. Erzählungen zur NS- und Nachkriegszeit in Interviews aus dem Archiv für westfälische Volkskunde. In: Westfälische Forschungen 65 (2015), S. 317–333.

Schweig, Nicole: Gesundheitsverhalten von Männern. Gesundheit und Krankheit in Briefen 1800–1950. (=Medizin, Gesellschaft und Geschichte, Beiheft 33) Stuttgart 2009.

Stolberg, Michael: Homo patiens. Krankheits- und Körpererfahrung in der Frühen Neuzeit. Köln; Weimar; Wien 2003.

Stollberg, Gunnar: Health and Illness in German Worker's Autobiographies from the Nineteenth and Early Twentieth Centuries. In: Social History of Medicine 6 (1993), S. 261–276.

Thießen, Malte: Eingebrannt ins Gedächtnis. Hamburgs Gedenken an Luftkrieg und Kriegsende 1943 bis 2005. (=Forum Zeitgeschichte 19) München 2007.

Thießen, Malte: Immunisierte Gesellschaft. Impfen in Deutschland im 19. und 20. Jahrhundert. (=Kritische Studien zur Geschichtswissenschaft 225) Göttingen 2017.

Vasold, Manfred: Die Ausbreitung des Schwarzen Todes in Deutschland nach 1348. In: Historische Zeitschrift 277 (2003), S. 281–308.

Vögele, Jörg; Umehara, Hideharu (Hg.): Gateways of Disease. Public Health in European and Asian Port Cities at the Birth of the Modern World in the Late 19th and Early 20th Century. Göttingen 2015.

Weindling, Paul: Health, Race and German Politics between National Unification and Nazism 1870–1945. Cambridge u. a. 1989.

Weindling, Paul: Epidemics and Genocide in Eastern Europe, 1890–1945. Oxford 2000.

Weindling, Paul: Victims and Survivors of Nazi Human Experiments: Science and Suffering in the Holocaust. London 2015.

Welzer, Harald: Das kommunikative Gedächtnis. Eine Theorie der Erinnerung. München 2005.

Welzer, Harald; Moller, Sabine; Tschuggnall, Karoline: »Opa war kein Nazi.« Nationalsozialismus und Holocaust im Familiengedächtnis. Frankfurt/Main 2002.

Wierling, Dorothee: Oral history. In: Maurer, Michael (Hg.): Neue Themen und Methoden der Geschichtswissenschaft. (=Aufriß der historischen Wissenschaften 7) Stuttgart 2003, S. 81–151.

Winterberg, Sonya: Besatzungskinder. Die vergessene Generation nach 1945. Berlin 2014.

Yew, Elizabeth: Medical Inspection of Immigrants at Ellis Island, 1891–1924. In: Bulletin of the New York Academy of Medicine 56 (1980), H. 5, S. 488–510.

MEDIZIN, GESELLSCHAFT UND GESCHICHTE 37, 2019, 85–112, FRANZ STEINER VERLAG

Arzneimittelregulierung in der Bundesrepublik.
Das Problem teratogener Medikamente in den 1950er und 1960er Jahren

Niklas Lenhard-Schramm

Summary

Pharmaceutical regulation in the German Federal Republic. The problem of teratogenic drugs in the 1950s and 60s

This essay discusses the profound changes made to Federal German drug regulations in the 1950s and 60s. Based on the problem posed by the effect of teratogenic drugs, it demonstrates how, as a result of growing criticism from the public, a new regulatory authority emerged in the pharmaceutical context. This ›democratisation‹ of the regulatory system was accompanied by new demands addressed to the state and policy-makers. While German pharmaceutical regulation had long been driven by non-governmental agents, state and policy-makers now began to intervene increasingly as a result of public pressure. This paper casts light on the role played by the knowledge and perception of pharmaceutical risks and asks how – and how successfully – industry, medicine and the public influenced the creation and implementation of standards in drug consumption.

Einführung

Medikationen in der Schwangerschaft sind grundsätzlich prekär. Heutzutage wird in Beipackzetteln und anderen Informationsmaterialien geradezu standardmäßig auf die Risiken eines solchen Arzneimittelgebrauchs hingewiesen, zumal – wie grundsätzlich bekannt ist – alle wirksamen Medikamente auch unerwünschte Wirkungen hervorrufen können und eine absolute Sicherheit niemals gegeben ist, besonders in der Schwangerschaft.[1] Doch das Beispiel der Schwangerschaftsmedikation zeigt: Das Risikobewusstsein ist dem historischen Wandel ebenso unterworfen wie der pharmakologische Kenntnisstand. Zu verschiedenen Zeiten hat man die erwünschten wie unerwünschten Wirkpotentiale von Arzneimitteln unterschiedlich eingeschätzt, nicht nur bei der Gabe während der Schwangerschaft, sondern auch bei Medikationen im Allgemeinen. Nutzen und Risiken des Arzneimittelgebrauchs sind insoweit keine objektiven Größen, sondern Ergebnis eines sozialen Aushandlungsprozesses, der nicht nur die grundsätzliche Wahrnehmung von Arzneimitteln und ihres Konsums beeinflusst, sondern der auch seinerseits den Normen und Erwartungen der politischen, gesellschaftlichen und kulturellen Umwelt unterworfen ist.

---

1   Vgl. zum Stand der Forschung Schaefer u. a. (2012), S. 4–31.

Große Bedeutung kam in diesem Zusammenhang den ersten 25 Jahren der Bundesrepublik zu. In dieser Phase, für die sich inzwischen das Schlagwort der »dynamischen Zeiten« weithin etabliert hat[2], veränderten grundstürzende politische und soziokulturelle Wandlungsprozesse das Gesicht der westdeutschen Gesellschaft. Auch die medizinische Welt blieb davon nicht unberührt. Namentlich auf dem Gebiet des Arzneimittelwesens vollzogen sich fundamentale, bis heute nachwirkende Umwälzungen. Dies gilt nicht nur für das Image von und den Umgang mit Medikamenten, sondern auch für die Arzneimittelregulierung. Nachdem 1961 das erste deutsche Arzneimittelgesetz in Kraft getreten war, wurde bereits 1976 ein völlig neues erlassen. Dieses ist, inzwischen mehrfach novelliert, in seinen Grundzügen bis heute gültig und auch Ausdruck des soziokulturellen Wandels dieser Zeit. Doch während Genese, Inhalte und Bedeutung der beiden Gesetze gut erforscht sind[3], ist gerade mit Blick auf diese weichenstellende Phase nur wenig darüber bekannt, inwieweit und mit welchem Ergebnis Industrie, Medizin und Öffentlichkeit auf die Schaffung und Durchsetzung von Normen des Medikamentenverbrauchs einwirkten.

Weshalb, inwieweit und mit welchen Folgen sich die Arzneimittelregulierung in der Bundesrepublik bis zu Beginn der 1970er Jahre gewandelt hat, thematisiert der folgende Beitrag. Die grundlegende These ist dabei, dass sich das gesamte Regulierungssystem in diesem Zeitraum tiefgreifend änderte, weil mit der Herausbildung einer kritischen Laienöffentlichkeit ein neuer Akteur die Bühne betrat und das Regulierungssystem insoweit »demokratisiert« wurde. Dies zwang insbesondere Staat und Politik, stärker in die Arzneimittelregulierung einzugreifen, die vormals von nichtstaatlichen Akteuren dominiert gewesen war. Um diese Entwicklung nachzuzeichnen, bietet sich das Problemfeld fruchtschädigender (»teratogener«) Arzneimittelwirkungen aus zwei Gründen besonders an. Zum einen erwies sich eben dieses Feld, wie noch zu zeigen ist, als stärkste Triebkraft bei der Fortentwicklung der Arzneimittelregulierung und -sicherheit. Zum anderen dient dieser Fokus auch der Konkretisierung einzelner Regulierungsprobleme.

Nach einigen grundsätzlichen Gedanken zum Begriff der Arzneimittelregulierung werden zunächst zentrale Eigenheiten und Entwicklungslinien der westdeutschen Arzneimittelregulierung bis ins Jahr 1961 skizziert, als das erste deutsche Arzneimittelgesetz in Kraft trat und der Contergan-Skandal die mediale Öffentlichkeit bewegte. Sodann wird am Beispiel teratogener Arzneimittelwirkungen thematisiert, inwieweit das zeitgenössische Wissen um Risiken auf die Regulierungsformen einwirkte, bevor die einschlägigen Veränderungen infolge des Contergan-Skandals in den Blick rücken. Schließlich wird schlaglichtartig beleuchtet, wie die Arzneimittelregulierung durch einen verstärkten staatlichen Zugriff zu Beginn der 1970er Jahre reformiert wurde.

---

2   Schildt/Siegfried/Lammers (2000). Siehe auch Frese/Paulus/Teppe (2005); Herbert (2002).
3   Stapel (1988); Rotthege (2011).

Arzneimittelregulierung

Der Begriff der Arzneimittelregulierung wird bisweilen durchaus unterschiedlich gebraucht. Der vorliegende Beitrag geht von einem weiten Begriff aus, der unter Arzneimittelregulierung all jene Regeln, Institutionen und Maßnahmen versteht, die Verfügbarkeit und Anwendung von Medikamenten steuern sollen. Wie die neuere Forschung überzeugend herausgearbeitet hat, lässt sich nicht von der *einen* Arzneimittelregulierung sprechen. Vielmehr kann man idealtypisch verschiedene Systeme der Regulierung unterscheiden, in denen verschiedene Akteure verschiedene Ziele mit verschiedenen Regulierungsmitteln und -logiken verfolgen.[4] Wie viele solcher Systeme es gibt, ist Definitionssache. Grob unterscheiden lässt sich in ein staatlich-politisches, ein wirtschaftliches, ein wissenschaftliches, ein medizinisch-professionelles und ein öffentlich-mediales Regulierungssystem.

Solche Systeme lassen sich selbst oft noch nach verschiedenen Subsystemen differenzieren, die sich wiederum sehr voneinander unterscheiden können. Beim staatlichen System ist etwa eine politisch-gesetzgebende, eine verwaltungsmäßig-ausführende und eine rechtsprechende Arzneimittelregulierung zu unterscheiden, die mit unterschiedlichen Mitteln (Gesetze, Genehmigungen, Urteile usw.) und unter unterschiedlichen Bedingungen (politische Öffentlichkeit, behördliche Hierarchie, juristische Präzedenzfälle usw.) unterschiedliche Ziele in unterschiedlichem Ausmaß (Wählergunst, öffentliche Gesundheit, Rechtskonformität usw.) verfolgen. In ähnlicher Weise fächert sich das wirtschaftliche Regulierungssystem auf, das vor allem durch die Pharmaindustrie und die Krankenkassen mit ihren jeweils eigenen Regulierungsmitteln und -zielen geprägt ist. Gleiches gilt für die medizinisch-professionelle Regulierungssphäre, die von den Ärzten und Apothekern dominiert wird, aber auch für die übrigen Systeme.

Die verschiedenen Systeme sind weder theoretisch noch praktisch scharf voneinander abzugrenzen, vielmehr greifen sie stets ineinander. So ist etwa der Apotheker zugleich Pharmazeut und Kaufmann, also sowohl einer medizinisch-pharmazeutischen als auch einer wirtschaftlichen Regulierungslogik unterworfen und insoweit an verschiedene Regulierungsinstanzen zurückgebunden.[5] Bei der Arzneimittelregulierung handelt es sich daher um ein komplexes Beziehungsgeflecht unterschiedlicher Akteure, die in ihrem Handeln stets aufeinander bezogen sind, sowohl wenn sie konkurrieren als auch wenn sie kooperieren. Dieses Geflecht ist historisch gewachsen, insbesondere mit Blick auf die innere Macht- und Rollenverteilung.[6] Da hiermit stets auch widersprüchliche Partialinteressen einhergehen, ist das gesamte Regulierungs-

---

4   Gaudillière/Hess (2013), S. 5–13; Kessel (2009), S. 61 mit Anm. 2; Daemmrich (2004), S. 3–5 und passim.

5   Siehe etwa zur gesundheits- wie wirtschaftspolitischen Regulierung der Apotheken Weingarten (1989).

6   Der große Einfluss verschiedener Akteursgruppen mit unterschiedlichen Interessen ist auch für das Gesundheitswesen im Allgemeinen konstatiert worden. Siehe statt vieler Lindner (2004), S. 37, 515.

geflecht zwar nicht veränderungsunfähig, aber dennoch veränderungsträge, zumal es stets auch von unterschiedlichen rechtlichen, politischen und gesellschaftlichen Traditionsbeständen durchwirkt wird.

Auch ist es in verschiedenen Ländern unterschiedlich ausgeprägt. Während etwa in der Bundesrepublik gerade den medizinisch-pharmazeutischen Professionen, namentlich den Ärzten, eine besonders große Regulierungsmacht zukam und noch immer zukommt, war und ist das Arzneimittelwesen in den USA durch eine deutlich stärkere Verlagerung von Regulierungskompetenzen auf den Staat gekennzeichnet. Nach der Markteinführung spielen in den USA medizinisch-pharmazeutische Experten eine deutlich geringere Rolle, die Verantwortung liegt dort stärker beim jeweiligen Konsumenten.[7] Auch ein Vergleich mit dem Arzneimittelwesen der DDR zeigt die prinzipielle Vielgestaltigkeit der Regulierungsformen. Ähnlich den USA dominierte auch im ostdeutschen Regulierungssystem, das in letzter Zeit intensiver ausgeleuchtet wurde, der Staat gegenüber anderen Regulierungsinstanzen. Doch war dies keine Folge einer Marktlogik, vielmehr lagen die Gründe woanders: Sie reichten von gesundheitspolitischen Aspekten über volks- und planwirtschaftliche Erwägungen bis hin zu propagandistischen Zwecken.[8]

Arzneimittelregulierung in der frühen Bundesrepublik

Das Arzneimittelwesen der frühen Bundesrepublik war im Wesentlichen vorstaatlich strukturiert. Zwischen den verschiedenen Systemen und Akteuren der Regulierung hatte sich ein Grundkonsens etabliert, nach dem vor allem nichtstaatliche Instanzen über den Status von und den Zugang zu Arzneimitteln entscheiden sollten.[9] Diese Struktur hatte verschiedene Ursachen. Neben gewissen Entstaatlichungsbemühungen nach 1945 spielte die traditionell starke Position der Ärzteschaft im deutschen Gesundheitswesen eine herausragende Rolle. Die weithin autoritäre Stellung der »Halbgötter in Weiß« blieb auch in der Bundesrepublik vorerst ungebrochen.[10] Hinzu kam ab den 1950er Jahren ein wirkmächtiger wirtschaftsliberaler Zeitgeist, der hemmende Eingriffe des Staates in die (pharmazeutische) Industrieproduktion als politisches Kardinal-

---

7 Daemmrich (2004), S. 5–18 und passim.

8 Das am medizinhistorischen Institut der Charité angesiedelte DFG-Projekt »Psychochemicals crossing the wall: Die Einführung der Psychopharmaka in der DDR 1952–1989« hat sich mit den verschiedenen Formen der Regulierung befasst, siehe Hess (2007); Klöppel (2009); Klöppel/Balz (2010); Klöppel/Hoheisel (2013); Balz (2013). Gleiches gilt für ein Projekt, das klinische Arzneimittelstudien in der DDR thematisiert hat, die im Auftrag westlicher Pharmaunternehmen durchgeführt wurden, siehe Hess/Hottenrott/Steinkamp (2016). Siehe zur propagandistischen Dimension Meyer/Aagaard/Schaefer (2013). Wie intensiv das Arzneimittelwesen propagandistisch ausgeschlachtet wurde, zeigt nicht zuletzt der Contergan-Skandal. Siehe etwa die umfangreiche Pressesammlung des ostdeutschen Ministeriums für Gesundheitswesen in BArch B, DQ 1/2621, DQ 1/24844.

9 Dazu weiterführend Lenhard-Schramm (2016), S. 88–100.

10 Lindner (2004), S. 82–91, 515 und passim.

problem verstand. Als gegengelagerte Regulierungsinstanz galt vor allem das klassische Sozialversicherungssystem, in dem namentlich die Krankenkassen durch das Mittel der Erstattungsfähigkeit einen medizinisch wie wirtschaftlich vertretbaren Arzneimittelgebrauch gewährleisten sollten. Dem Staat waren dagegen nur sehr geringe Eingriffsmöglichkeiten in das Arzneimittelwesen zugedacht. Er übernahm vor allem polizeiliche Funktionen, sollte also in Ausnahmefällen eingreifen, sich aber steuernder Eingriffe weitgehend enthalten.

Besonders deutlich wird diese Rollenverteilung in den rechtlichen Grundlagen der Arzneimittelregulierung, die im Wesentlichen auf drei Säulen beruhte. Zunächst war gesetzlich vorgeschrieben, welche Arzneimittel ausschließlich in Apotheken an das Publikum abgegeben werden durften. Die Apothekenpflicht wurde in der Bundesrepublik auf Grundlage der sogenannten Kaiserlichen Verordnung von 1901 geregelt, die über die Zeit mehrfach novelliert und 1969 durch eine Neuregelung ersetzt wurde.[11] Die Apothekenpflicht sollte zum einen die Apotheken wirtschaftlich schützen, nachdem sich die Arzneimittelherstellung seit dem 19. Jahrhundert zunehmend zur pharmazeutischen Industrie hin verlagert hatte. Zum anderen folgte dieser Regulierungsansatz dem Gedanken, mit der Apothekerschaft eine weitere die Patienten kontrollierende und überwachende Fachinstanz in den Arzneimittelmarkt einzubinden, um etwaigen Risiken vorzubeugen.

Die zweite Säule bildete die Rezeptpflicht. Seit dem ausgehenden 19. Jahrhundert erließen die Länder Verwaltungsvorschriften und zunehmend auch Rechtsverordnungen, die jene Arzneistoffe auflisteten, die nur auf ärztliche Verschreibung abgegeben werden durften.[12] Diese Listen wurden regelmäßig aktualisiert, wobei zumeist auf dem Markt befindliche Stoffe aufgenommen wurden, gegen die Bedenken aus wissenschaftlichen oder ärztlichen Kreisen vorgebracht wurden. Dies geschah nicht selten erst mit einiger Verspätung, zumal die Behörden allenfalls in Ausnahmefällen selbständig nach unerwünsch-

---

11   Verordnung, betreffend den Verkehr mit Arzneimitteln vom 22.10.1901. In: *Reichsgesetzblatt* (1901), Nr. 43, S. 380–390. Die der Kaiserlichen Verordnung (KVO) anhängenden Verzeichnisse wurden durch Streichungen und Ergänzungen 13-mal aktualisiert, die letzte Änderung erfolgte 1933, vgl. LAV NRW R, NW 94, Nr. 5393, Bl. 106, Deutscher Bundestag, Gesundheitsausschuss, 59. Sitzung, 19.11.1959. Siehe zur KVO auch Meinecke (1971), S. 200–207. Zur Ersetzung der KVO 1969 siehe Anm. 84.

12   Bis 1918 stimmten sich die Länder im Bundesrat in regelmäßigen Abständen über »Vorschriften, betreffend die Abgabe stark wirkender Arzneimittel« ab, die auf Beschluss des Staatenhauses von den jeweiligen Landesregierungen anzuordnen waren (siehe etwa *Protokolle über die Verhandlungen des Bundesrats des Deutschen Reichs* (1896), S. 147 f., Beschluss §293). Maßgebend bis in die 1950er Jahre hinein war in den preußischen Nachfolgestaaten ein Ministerialerlass vom 31.3.1931, dem ein entsprechender Reichsratsbeschluss vom 19.3.1931 vorausgegangen war (*Niederschriften über die Vollsitzungen des Reichsrats* (1931), S. 124, Beschluss §160; *Volkswohlfahrt. Amtsblatt und Halbmonatsschrift des Preußischen Ministeriums für Volkswohlfahrt* 12 (1931), Sp. 897–904, Bekanntmachung des Ministers für Volkswohlfahrt, 31.3.1931). Ab den 1950er Jahren gingen die Länder dazu über, die Rezeptpflicht durch materielle Gesetze zu regeln. Siehe am Beispiel Nordrhein-Westfalens Lenhard-Schramm (2016), S. 115–123; zu den Problemen, eine einheitliche Verschreibungspflicht einzuführen, auch BayHStA, MInn 87153, MInn 87154.

ten Wirkungen forschten.[13] Die Rezeptpflicht galt als das wichtigste Regulierungsinstrument, um schädliche Arzneimittel vom Verbraucher fernzuhalten,
zumal bis zum Inkrafttreten des Arzneimittelgesetzes von 1961 keine Rechts-
vorschrift existierte, die ein Arzneimittelverbot vorsah. Die Kontrolle über die
Arzneimittelabgabe fiel also auch hier vor allem fachlichen Experten zu.

Als dritte Säule diente die Zulassung von neuen Arzneifertigwaren. Diese
wurde erstmals mit der sogenannten Stoppverordnung geregelt, die im Februar 1943 auf Reichsebene eingeführt worden war und nach 1949 zunächst als
Bundesrecht fortgalt.[14] Laut dieser Verordnung waren die Herstellung und das
Inverkehrbringen neuer Arzneifertigwaren grundsätzlich verboten, jedoch die
Möglichkeit für Ausnahmegenehmigungen vorgesehen. In der Bundesrepublik wurden diese Genehmigungen von den obersten Gesundheitsbehörden
der Länder erlassen. Dabei orientierten sich die Länder an einem ebenfalls
aus dem Jahr 1943 stammenden Runderlass des Reichsministers des Innern,
der die Voraussetzungen für die Erteilung einer Genehmigung konkretisierte. Demnach hatte ein Arzneimittelhersteller seinem Antrag neben der
Gebrauchsanweisung, der Verpackung und einigen weiteren Informationen
auch »Unterlagen über die pharmakologische und klinische Wirkung beizu-
fügen«.[15]

Die Anforderungen an diese Unterlagen waren nicht näher bestimmt,
methodische Standards nicht vorgegeben. Es fehlten also nicht allein Forderungen nach teratogenen Versuchen, sondern jegliche Vorgaben für die Prüfungen eines Mittels. Insofern handelte es sich bei den Unterlagen, die die
Hersteller einreichten, meist um mehr oder minder formlose Unbedenklich-
keitsbescheinigungen, die in der Regel nur wenige Blatt umfassten und von
den Behörden kaum oder gar nicht nachgeprüft werden konnten. Die Länder
entschieden dann auf Grundlage dieser Unterlagen sowie einer chemischen
Analyse des Präparates über den jeweiligen Antrag. Sie tauschten sich unter-
einander über die von ihnen zugelassenen Mittel aus. Die Genehmigung eines
Landes wurde dann von den anderen Ländern stillschweigend anerkannt.[16]
Neben der Uneinheitlichkeit und Unübersichtlichkeit bestand vor allem das
Problem, dass die Hersteller völlig frei darüber entscheiden konnten, welche
Unterlagen sie einreichten und welche nicht. Eine Sicherheit der genehmigten
Präparate war damit kaum zu gewährleisten.[17]

---

13 Daran änderte sich seit Beginn des 20. Jahrhunderts bis in die 1960er Jahre hinein nur
    wenig. Vgl. etwa die Rezeptpflichtunterstellung von Veronal mit der von Contergan:
    BArch B, R 1501/110392; Lenhard-Schramm (2016), S. 120 f., 249–305.
14 Verordnung über die Herstellung von Arzneifertigwaren vom 11.2.1943. In: *Reichsgesetz-
    blatt. Teil I* (1943), Nr. 16, S. 99. Siehe zum Zustandekommen BArch B, R 43-II/737; zur
    Fortgeltung als Bundesrecht insbesondere BArch KO, B 142/1432; Deutscher Bundestag,
    Drucksache I/1738.
15 *Ministerialblatt des Reichs- und Preußischen Ministeriums des Innern* N. F. 8 (1943), Sp. 865–868,
    Runderlass des Preußischen und Reichsministers des Innern, 17.5.1943.
16 BArch KO, B 142/1432, Bl. 184, Rundschreiben des Bayerischen Staatsministeriums des
    Innern, 7.6.1952.
17 Lenhard-Schramm (2016), S. 105–114, 158–166, 863.

Nachdem es bereits seit der Gründung der Bundesrepublik massiven Widerstand gegen die Stoppverordnung gegeben hatte, wurde diese vom Bundesverfassungsgericht 1959 für nichtig erklärt. Da die Ausnahmegenehmigung dem »völlig freien Ermessen« der zuständigen Behörde oblag, erkannten die Richter in der Verordnung einen Verstoß gegen die Grundsätze des Rechtsstaates.[18] Hier wirkte die sich zunehmend an Grundsätzen des demokratischen Rechtsstaates orientierende Rechtsprechung als Regulierungsinstanz – genauer gesagt als Deregulierungsinstanz –, wobei für sie nicht Fragen der Arzneimittelsicherheit maßgebend waren, sondern allein das Problem der Verfassungsmäßigkeit.

Sowohl die Handhabung der Stoppverordnung als auch der Beschluss der Karlsruher Richter stehen für jene Denkweise, nach der die wesentlichen Regulierungsentscheidungen im vorstaatlichen Raum getroffen werden sollten. Insoweit folgte die Arzneimittelregulierung der Logik der Eigenverantwortung. Da die rechtlich-administrativen Hürden für die Zulassung extrem niedrig waren, überantwortete man im Wesentlichen der Pharmaindustrie, wie und unter welchen Voraussetzungen ein Mittel auf den Markt kam. De facto bestimmten die Hersteller nicht nur die Indikationsgebiete, sondern auch die Frage, ob ein neuer Arzneistoff rezeptpflichtig sein sollte oder nicht. War ein Medikament einmal auf dem Markt, so sollten vor allem die medizinisch-pharmazeutischen Autoritäten, also die Apotheker und Ärzte, den Umgang regulieren. Dies galt auch für stark wirksame Arzneimittel: Es sollte also nicht der Staat durch Verbote, sondern der Arzt durch Rezepte entscheiden, wann ein Medikament sinnvoll einzusetzen ist. Diese Entscheidungshoheit wurde von Vertretern der Ärzteschaft und der Industrie auch selbstbewusst beansprucht.[19] Als der Präsident des Bundesverbandes der Pharmazeutischen Industrie, Leopold Arnsperger, 1958 in einem *Spiegel*-Interview darauf angesprochen wurde, inwieweit schärfere Kontrollen des Arzneimittelmarktes erforderlich seien, erklärte er unzweideutig: »Nach welchen Methoden die Ärzteschaft die Wirkung von Arzneimitteln zu prüfen hat, ist in erster Linie eine Aufgabe der Ärzteschaft. Es kann nicht Aufgabe des Gesetzes sein, festzulegen, nach welchen Methoden Arzneimittel geprüft werden müssen.« Doch nicht nur dem Staat und der Politik, sondern den Patienten selbst wurde ein Mitspracherecht abgesprochen, denn ob und wie Präparate geprüft seien, brauche »der Laie zunächst auch nicht zu wissen«.[20]

Auch das erste deutsche Arzneimittelgesetz von 1961 entsprach dieser Logik. Während die alten Vorschriften zur Apotheken- und Rezeptpflicht vorerst weitergalten, sah die neue gesetzliche Regulierung keine Zulassung vor, sondern nur eine Registrierung, die selbst dann zu erfolgen hatte, wenn das

---

18 *Entscheidungen des Bundesverfassungsgerichts* 9 (1959), S. 83–89, Beschluss des Ersten Senats (BvR 425/52), 8.1.1959.

19 Siehe etwa Koeppe (1962); Medizinisch-Pharmazeutische Studiengesellschaft (1962).

20 Arzneimittel aus der Waschküche? In: *Der Spiegel* H. 6 (1958), S. 40–45, Zitate S. 41 und 42.

Präparat Anlass zu Bedenken gab.[21] Da keinerlei Prüfvorschriften existierten, blieb es letztlich den Herstellern überlassen, wie sie ihre Präparate erprobten. Neue Mittel wurden innerhalb der Unternehmen pharmakologisch im Tierversuch getestet, bevor sich die klinische Erprobung am Menschen anschloss, die in der Verantwortung der prüfenden Mediziner lag. Ergebnisse der Prüfung sollten dann, so der Gedanke, ihren Niederschlag in den Hinweisen und Indikationen auf der Packungsbeilage finden. Doch bestanden auch hier keine konkreten rechtlichen Vorgaben, was den Herstellern großen Spielraum gab, bis hin zum Missbrauch. Da die Regulierung insgesamt also in einer Weise strukturiert war, die die »einfachen« Bürger von Regulierungsfragen weitgehend ausschloss und stattdessen die Hersteller und die medizinisch-pharmazeutischen Experten zur entscheidenden Kontroll-, Überwachungs- und Regulierungsinstanz machte, kam deren Kenntnissen über unerwünschte Arzneimittelwirkungen wesentliche Bedeutung zu.

Wissensbestände und Umgangsformen

Wie Kenntnisse über bestimmte Arzneimittelwirkungen das Handeln von Industrie, Ärzten und Apotheken prägten, zeigt das Beispiel teratogener Arzneimittelrisiken besonders deutlich. Zu Beginn des 20. Jahrhunderts war bekannt, dass sowohl genetische Faktoren als auch Umwelteinflüsse für embryonale Entwicklungsstörungen verantwortlich sein können. Dass auch chemische Stoffe teratogen wirken könnten, wurde als wahrscheinlich angenommen.[22] Seit den 1930er, vor allem aber ab den 1940er Jahren richtete sich das Interesse in diesem Zusammenhang verstärkt auf Arzneimittel, wobei die wesentlichen Forschungsleistungen im angloamerikanischen Raum vollbracht wurden.[23] In den 1950er Jahren war auch unter deutschen Medizinern grundsätzlich bekannt, dass bestimmte Arzneimittel dem Embryo schaden können. Mehrere renommierte Universitätsmediziner wie Ernst-Albrecht Josten oder Franz von Brücke wiesen in einschlägigen Fachzeitschriften auf dieses Problem hin.[24]

    Gleichwohl galt dies nur mit einigen Einschränkungen: In Deutschland waren in den 1950er Jahren große Teile der Ärzteschaft unter dem Paradigma der Eugenik wissenschaftlich sozialisiert worden, das angeborene Fehlbildungen, insbesondere im Einzelfall, meist auf genetische Ursachen zurückführte.

---

21 Bernhardt (1961), S. 82, 87; Stapel (1988), S. 251, 275.
22 So führte Ernst Schwalbe in seinem Standardwerk bewusst im Konjunktiv aus: »Dagegen wäre es wohl möglich, daß unter Umständen chemische Einflüsse zu Mißbildungen führen. So könnte etwa der Alkoholismus der Mutter oder lang fortgesetzter Gebrauch von Arzneimitteln Mißbildungen veranlassen. […] Es muß jedoch betont werden, daß bis jetzt eine derartige Vermutung für die Entstehung von Mißbildungen lediglich eine Hypothese ist.« Schwalbe (1906), S. 179. Siehe ähnlich Birnbaum (1909), S. 2 f.
23 So erschien dort bis 1945 eine größere Zahl an Arbeiten, die den Arzneimitteleinfluss auf den Embryo thematisierten, ohne dabei aber »Missbildungen« im engeren Sinne zu problematisieren. Siehe zahlreiche Beispiele bei Kirk (1999), S. 129–131.
24 Josten (1956); Brücke (1958).

Auch Widukind Lenz, der in Deutschland als Erster auf die teratogene Wirkung Thalidomids aufmerksam machte, deutete die ersten Fälle vorgeburtlicher Contergan-Schädigungen noch als erblich bedingt.[25] Dies traf auch für zahlreiche weitere Mediziner zu, die zwar um das teratogene Potential exogener Noxen wussten, im konkreten Einzelfall aber in der Regel zunächst der genetischen Perspektive verhaftet blieben. Im Falle Contergans zum Beispiel bewirkte erst der sprunghafte Anstieg der Fehlbildungsfälle ab 1960, dass man genetische Ursachen weitgehend ausschloss und sich die Mediziner auf die Suche nach einem exogenen Faktor begaben.[26]

Hinzu kam, dass bei den teratogenen Umwelteinflüssen Arzneimittel keineswegs die Hauptrolle spielten. Die Fachpublikationen bezogen sich hier meist auf die Bedeutung von radioaktiver Strahlung, von Mangelerscheinungen oder von mechanischen Einflüssen.[27] War die Rede von bestimmten Stoffen, so wurden Arzneimittel nicht selten unter »catch-all-Begriffen« wie »chemische Faktoren« oder »Gifte« subsumiert. Besonders deutlich geht dies aus zwei Schaubildern hervor, die in der Folge auch von vielen anderen Autoren übernommen wurden (Abb. 1 und 2).[28] In seinem Aufsatz »Über toxische Fruchtschädigungen« etwa setzte sich der Mediziner Hans Grebe 1955 mit exogenen Faktoren für angeborene Fehlbildungen auseinander, erwähnte aber Arzneimittel mit keinem einzigen Wort.[29] Umgekehrt bezogen sich Artikel, die sich mit schädlichen Arzneimittelwirkungen auf den Embryo befassten, oft nicht auf Gliedmaßenfehlbildungen, sondern auf Erscheinungen wie Taubheit oder Hauterkrankungen.[30]

---

25 Lenz (1963), S. 148; Lenz (1985), S. 77.

26 Wie wirkmächtig das genetische Dispositiv war, zeigte sich auch in der ersten Publikation zu diesem Problem. So wandte sich der Autor, Hans-Rudolf Wiedemann, bei der Ursachenfrage zunächst den Erbfaktoren zu, um herauszustellen, dass die »starke Dysplasiehäufung […] kaum ausschließlich [!] auf genetischer Basis« beruhen könne, sondern »wesentlich an exogene Faktoren« zu denken sei. Wiedemann (1961), S. 1864, 1866. Ähnlich legten auch Pfeiffer/Kosenow (1962) bei ihren einschlägigen Untersuchungen zunächst den Fokus auf genetische Ursachen (Untersuchungen an Zwillingen). Siehe zur zeitgenössischen Wirkmächtigkeit des genetischen Dispositivs exemplarisch Jörgensen (1953); Grebe (1955); Nachtsheim (1959). Dabei darf allerdings nicht übersehen werden, dass gerade ab der zweiten Hälfte der 1950er Jahre eine Reihe an Arbeiten erschien, die die stärkere Bedeutung exogener Ursachen betonte. Siehe beispielhaft Büchner (1955); Rett (1958); Brücke (1958).

27 Siehe zum Diskurs um radioaktive Schädigungen Schwerin (2009); Thomann (2005). Ein besonders energischer Vertreter der Mangeltheorie war der Freiburger Mediziner Franz Büchner; siehe exemplarisch Büchner (1955).

28 Karte (1958); Krone (1958). Für die Übernahme dieser Grafiken siehe statt vieler Schubert (1959), S. 477, und Nachtsheim (1959), S. 1846. Auch Andreas Rett, der exogene Ursachen stärker gewichtete als endogene, kam zu dem Schluss: »Inwieweit Medikamente die wachsende Frucht zu schädigen vermögen, ist derzeit noch nicht zu übersehen.« Rett (1958), S. 41.

29 Grebe (1955).

30 Dies gilt zum Beispiel für die Studien über Chinin und bromhaltige Mittel; siehe Kirk (1999), S. 129–131.

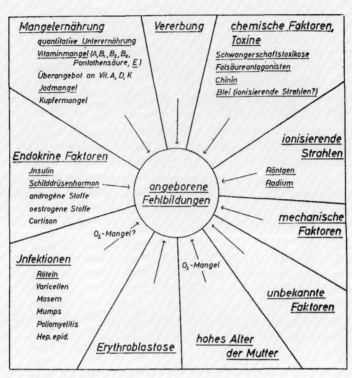

Abb. 1: Karte (1958), S. 584

Ohnehin wurde die Frage, welche Risiken von bestimmten Stoffen ausgehen, durch andere Probleme überlagert. Hier dominierte vor allem die »Prekarisierung« von Zusatzstoffen in Lebensmitteln, wie sich nicht zuletzt in der Neuordnung des Lebensmittelrechts und zahlreichen Forschungsvorhaben zeigt.[31] Dies galt nicht zuletzt auch für die sogenannte Arbeitshygiene, die sich mit Umweltrisiken am Arbeitsplatz (etwa chemische Industrie) und deren Verhütung befasste.[32] Wie auch das bereits zeitgenössisch weitverbreitete Schlagwort vom »Anilinkrebs« zeigt[33], standen dabei aber in erster Linie karzinogene und mutagene Wirkungen im Fokus. Dagegen hatten teratogene Risiken, insbeson-

---

31 Stoff (2015).
32 So hatte die DFG etwa 1953 und 1955 die Kommissionen zur Entstehung von Berufs-
    krebs bzw. zur Prüfung gesundheitsschädlicher Arbeitsstoffe eingesetzt, siehe weiterfüh-
    rend Deutsche Forschungsgemeinschaft (1971). Laut Alexander von Schwerin handelte
    es sich bei der Lebensmittelsicherheit und der Arbeitshygiene um die beiden »Profilie-
    rungsgebiete der politischen Selbstdefinition der Forschungsorganisation Deutsche For-
    schungsgemeinschaft«: Schwerin (2009), S. 268.
33 Hien (2002). Zeitgenössisch: Bauer (1950); Krebs: Die Krankheit der Epoche. In: *Der*
    Spiegel H. 28 (1953), S. 22–30.

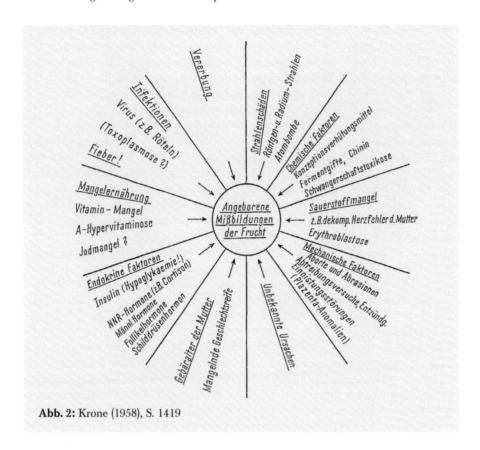

Abb. 2: Krone (1958), S. 1419

dere von Arzneimitteln, sowohl im Fach- als auch im Laiendiskurs nur eine untergeordnete Bedeutung.

Wie erwähnt, gab es auch mehrere Publikationen, die sich explizit mit dem Zusammenhang zwischen Medikamenten und Fehlbildungen im engeren Sinn befassten. Stellvertretend sei hier der Mediziner Simon Rageth genannt, der sich noch 1959 in einem einschlägigen Aufsatz erstaunt zeigte, »wie wenig über Fruchtschäden durch Medikamente bekannt geworden ist«. Er stellte fest: »Daß auch Medikamente zu Fruchtschädigungen und gar Mißbildungen führen können, ist aber eine Erkenntnis, die erst in zunehmender Zeit Bedeutung erlangt.« Allerdings bezeichnete auch Rageth, der zu den schärfsten Warnern vor Medikationen in der Schwangerschaft zählte, Schlafmittel und Tranquilizer als »unschädlich« für das ungeborene Kind.[34]

Vor diesem Hintergrund kann es kaum verwundern, dass eine Prüfung auf teratogene Wirkungen in der Pharmaindustrie seinerzeit nicht üblich war.[35] Stattdessen gelangten die meisten Medikamente auf den Markt, ohne dass eine Verwendung in der Schwangerschaft kontraindiziert war. Wie unbeküm-

---

34   Rageth (1959), S. 215, 219.
35   Kirk (1999), S. 134–136; Stapel (1988), S. 273.

mert der Umgang in dieser Hinsicht war, zeigt der Einsatz medikamentöser Schwangerschaftstests: Mittel wie die Hormonpräparate Duogynon oder Gynäkosid wurden aufgrund ihrer Indikation häufig in der Frühschwangerschaft angewandt und damit in jener embryonalen Determinationsphase, in der das keimende Leben (auch) für chemische Einflüsse besonders empfindlich war.[36]

Wie der Fall Contergan in aller Deutlichkeit zeigen sollte, erwies sich die Maxime der industriellen Eigenverantwortlichkeit als unzureichend. Auch die großen und als seriös geltenden Hersteller waren – nicht nur im Fall Contergan – bemüht, die Vorzüge ihrer Präparate energisch herauszustellen, was mitunter so weit reichte, dass bestimmte Präparate als schlechthin unschädlich oder harmlos bezeichnet wurden.[37] Für Ärzte und Apotheker waren die Aussagen der Hersteller, die oft durch zahlreiche wissenschaftliche Publikationen flankiert wurden, angesichts der zunehmenden Spezialisierung in Pharmakologie und Pharmazie kaum noch zu überprüfen. Es hing daher nicht zuletzt von den Kenntnissen und Einstellungen der einzelnen Ärzte und Apotheker ab, ob sie ein Präparat wie Contergan als bedenklich oder unbedenklich einstuften. Die Verschreibungs- und Beratungspraxis der Experten war überaus folgenreich, denn deren Meinung war wegen ihrer geradezu autoritären Stellung für das Verhalten der Patienten nicht selten maßgebend.[38]

Die Haltung der Experten korrespondierte mit einem überaus positiven Arzneimittel-Image in der Gesamtbevölkerung. Während die neuesten Produkte der pharmazeutischen Industrie (etwa Penicillin) viele lange Zeit als unheilbar geltende Infektionskrankheiten vergleichsweise einfach therapieren konnten, waren die grundsätzlichen Risiken des Arzneimittelgebrauchs im kollektiven Bewusstsein kaum präsent. Solche Themen wurden fast ausschließlich im Fachdiskurs verhandelt, aus dem man »Laien« bewusst fernhielt. »Auf keinen Fall sollte die Laienpresse Probleme neuer Arzneimittel vorzeitig diskutieren«, war etwa 1962 in der *Medizinischen Klinik* zu lesen, was durchaus kein Einzelfall war.[39]

Das schwachausgeprägte Risikobewusstsein ging einher mit einer starken Nachfrage nach Mitteln, die dem Stressabbau und der psychischen Entlastung dienen sollten. Zum Tragen kamen dabei nicht nur posttraumatische Kriegsfolgen, sondern auch weitverbreitete Erschöpfungserscheinungen in der leistungsorientierten Wiederaufbaugesellschaft, die etwa mit Begriffen wie »Managerkrankheit« umschrieben wurden.[40] Infolgedessen kam es in den 1950er Jahren zu einem enormen Konsum von Tranquilizern, Schlaf- und Beruhigungsmitteln, vor dem einige Mediziner eindringlich warnten.[41]

---

36 Siehe zu Duogynon Lenhard-Schramm (2018).
37 Dies galt insbesondere für die in den 1950er Jahren eingeführten synthetischen Psychopharmaka wie Doriden, Noludar oder Contergan. Siehe zur Werbung für Doriden: Kessel (2013), S. 154–157; zur zeitgenössischen Werbung auch Arzneimittelsucht: Kraft auf Krücken. In: *Der Spiegel* H. 18 (1968), S. 176–184.
38 Siehe zur Verschreibungspraxis Kessel (2017), S. 87–93.
39 Koeppe (1962), S. 1464; siehe mit weiteren Beispielen Crumbach (2017).
40 Kury (2011).
41 Siehe etwa Laubenthal (1955); Bay (1960).

Eine nachhaltige Änderung sowohl der bundesdeutschen Regulierungsarchitektur als auch der epistemischen Grundlagen des Arzneimittelverkehrs bewirkte dann der Contergan-Skandal, der ab Ende 1961 die Fach- und – was neu war – zunehmend die Laienöffentlichkeit beschäftigte. Deutlich traten nun strukturelle Defizite verschiedener Regulierungs- und Wissenssysteme zutage, die erst in ihrem Zusammenwirken den Contergan-Skandal ermöglichten: ein gesamtgesellschaftlich überaus positives Image von Arzneimitteln, das zu einem eher sorglosen Umgang mit Medikamenten führte; ein eugenisches Dispositiv, das Fehlbildungen zwar nicht allein, aber vor allem im Einzelfall als genetisch bedingt deutete; irreleitende Versprechungen der Industrie, die ihre Präparate mit Erfolg als »ungiftig« stilisieren konnte; und eine Rollenverteilung in der Arzneimittelregulierung, die sich auf die Verantwortung der medizinisch-pharmazeutischen Welt verließ und dem Staat nur begrenzte Eingriffe zugestand. Die Defizite änderten sich in der Folge tiefgreifend, wenn auch nicht vollständig.

Der Contergan-Skandal: Öffentlichkeit wird zur Regulierungsinstanz

Contergan war fraglos ein Sonderfall. Dies lag nicht nur an den schweren Schädigungen, sondern auch an dem medialen Skandal, der Contergan in den 1960er Jahren zu einem permanenten Politikum machte. Es waren die zahlreichen Folgeprobleme, die rege diskutiert wurden und das Thema wachhielten.[42] Mit den Biographien der Opfer arbeitete es sich durch verschiedenste Lebensbereiche hindurch: von der medizinischen Versorgung über die materielle Entschädigung bis hin zur sozialen Integration der Opfer in Kindergarten, Schule und Berufswelt. Diese Fragen blieben aber stets mit dem Problem der Arzneimittelsicherheit verbunden. Mit diesem starken Thematisierungssog gewann eine andere Regulierungsinstanz zunehmend an Bedeutung: die Öffentlichkeit. Der Diskurs um die Arzneimittelsicherheit erhielt dadurch eine nicht mehr nachlassende Dynamik und strahlte dabei auch auf andere Fragen aus, etwa auf die des Umwelt- und Arbeitsschutzes.

Die ersten Presseartikel nach der Marktrücknahme bezogen sich noch nicht auf die Opfer, sondern auf das junge Arzneimittelgesetz, dessen Regulierungsreichweite nunmehr in Frage gestellt wurde. »Reicht das neue Gesetz?«, so war zur Jahreswende 1961/62 in unzähligen Zeitungen zu lesen.[43] Als sich der Skandal ab dem Frühjahr 1962 ausweitete und immer offensiver

---

42　Zum öffentlichen Diskurs um Contergan Lenhard-Schramm/Großbölting (2017); Crumbach (2018).

43　Siehe z.B. Reicht Arzneimittelgesetz zum Schutz der Bevölkerung aus? In: *Frankfurter Neue Presse* vom 29.11.1961; Es gibt 25 000 Präparate, aber keine genügende Prüfung. In: *Hannoversche Presse* vom 2.12.1961; Die Gesundheitsbehörden mußten einschreiten. Das neue Arzneimittelgesetz hat Lücken. In: *Frankfurter Rundschau* vom 4.12.1961; Wer prüft unsere Arzneimittel? In: *Welt am Sonntag* vom 3.12.1961; Besserer Schutz durch scharfe Rezeptpflicht? In: *Kölner Stadt-Anzeiger* vom 9.12.1961.

ein Staatsversagen angeprangert wurde[44], avancierte die Einführung neuer Regulierungsinstrumente für die Bundesregierung zum politischen Mittel der Wahl. Dabei ging es in erster Linie darum, durch öffentlichkeitswirksame Akte Handlungsbereitschaft zu demonstrieren, zumal die Bundesregierung für ihre Haltung, keine gesonderten finanziellen Hilfsmittel für die betroffenen Familien zur Verfügung zu stellen, heftige Kritik erntete.[45]

Obwohl die Bundesregierung das Arzneimittelgesetz für ausreichend hielt und schon fast gebetsmühlenartig betonte, dass auch eine striktere Regulierung die tausendfachen Fehlbildungen durch Contergan kaum verhindert hätte[46], brachte sie der Druck der Öffentlichkeit und nicht zuletzt auch der Bundestagsopposition der SPD zum Einlenken. Im Fokus stand dabei die dreijährige Rezeptpflicht, der alle neuen Arzneistoffe automatisch unterworfen werden sollten.[47] Der Widerstand dagegen war enorm; neben der Bundesregierung war es namentlich die gutorganisierte pharmazeutische Industrie, die weiterhin auf eine Eigenverantwortlichkeit der Hersteller pochte.[48] Doch die SPD und die kritischen Medien hatten einen mächtigen Verbündeten: die Bundesärztekammer. Nachdem sich der 65. Deutsche Ärztetag im Juni 1962 öffentlich für die automatische Rezeptpflicht neuer Arzneistoffe ausgesprochen hatte[49], war ein politisches Veto gegen eine solche Regelung kaum noch zu vermitteln – zumal angesichts der massiven medialen Kritik an der Bundesregierung, die im Herbst 1962 einen Höhepunkt erreichte und Ge-

---

44 Siehe etwa Beschämend! BILD-Leser schneller als Minister. In: *Bild* vom 22.5.1962; Nicht Hüte, sondern Hilfe! In: *Bild* vom 22.8.1962; Contergan: Der Staat hat versagt. In: *Bild* vom 25.8.1962; Hier hat die Regierung versagt. In: *Stern* H. 37 (1965), S. 22–30. Siehe zum Topos des Versagens auch Crumbach (2018), S. 158f., 194f., 317–321 und passim.

45 Lenhard-Schramm (2017), S. 156–160.

46 Siehe etwa BArch KO, B 189/11733, hier Bl. 128, Ministervorlage, 5.12.1961; Deutscher Bundestag, Wortprotokoll der 26. Sitzung, 12.4.1962, S. 1071.

47 Die SPD hatte eine automatische Rezeptpflicht bereits 1958 in den Beratungen zum Arzneimittelgesetz gefordert (Deutscher Bundestag, Drucksache III/485, §37) und diese Forderung im Juni 1962 erneuert (Deutscher Bundestag, Drucksache IV/563), nachdem eine solche Regelung ab Ende 1961 wieder diskutiert worden war. Dazu auch Lenhard-Schramm (2017), S. 156f.; BArch KO, B 189/11597, Bl. 37, Vermerk Bundesministerium für Gesundheitswesen, Dezember 1961.

48 Siehe etwa BArch KO, B 189/11584, Bl. 53–62, 136–143, Stellungnahmen des Bundesverbandes der Pharmazeutischen Industrie vom 11.12.1962 und vom 29.3.1963. Auch die Bundesregierung hatte in einem ersten Entwurf vom 8.8.1962 (BArch KO, B 189/11584, Bl. 11–13) noch keine automatische Rezeptpflicht für neue Arzneistoffe vorgesehen, sondern dazu in internen Vermerken vom September 1962 unter Aufzählung diverser Gründe vielmehr festgehalten: »Die Bundesregierung hält eine so weitgehende Maßnahme gesundheitspolitisch nicht für erforderlich« (BArch KO, B 189/11584, Bl. 453f.). Bundesgesundheitsministerin Schwarzhaupt hatte sich bereits zuvor öffentlich gegen eine automatische Rezeptpflicht ausgesprochen; siehe Deutscher Bundestag, Wortprotokoll der 16. Sitzung, 22.2.1962, S. 476f.

49 Siehe die Entschließung des Ärztetages in BArch KO, B 189/11584, Bl. 4; dort auch weitere Eingaben der Bundesärztekammer (Bl. 7–10, 29–31, 144f.); ferner: *Ärztliche Mitteilungen* 47 (1962), S. 2071. Siehe aus der Presse etwa Strengere Rezeptpflicht gefordert. In: *Frankfurter Rundschau* vom 23.6.1962.

sundheitsministerin Schwarzhaupt vorhielt, »durch Contergan geschädigt« zu sein[50]. Schon bald schwenkte die Bundesregierung um und übernahm diese Regelung noch im November 1962 in den Entwurf der zweiten Novelle zum Arzneimittelgesetz, die im Juni 1964 in Kraft trat.[51]

Nicht minder umstritten war eine weitere Änderung, die auch das Problem teratogener Medikamente berührte, wenn auch nur indirekt. Um angesichts des SPD-Antrags zur Rezeptpflicht nicht tatenlos zu wirken, hatte das Bundesgesundheitsministerium im Sommer 1962 mit Planungen begonnen, das Registrierungsverfahren für neue Arzneifertigwaren insoweit zu ändern, als die Voraussetzungen für eine Registrierung verschärft werden sollten.[52] Auch hier waren die Anklänge an Contergan überdeutlich. Laut dem Entwurf hatten Hersteller bei der Registrierung neuer Arzneipräparate nachzuweisen, dass diese »nach wissenschaftlich anerkannten Methoden pharmakologisch geprüft und im Rahmen ärztlicher [...] Behandlung erprobt worden« seien. Dabei war vorgesehen, dass sich diese Prüfung »auch auf die Möglichkeit einer genetischen Beeinflussung oder abortiven Wirkung zu erstrecken« habe.[53] In den Gesetzesarbeiten wurde der Begriff »genetisch« bald durch »teratogen« ersetzt, da dies der eigentlichen Zielsetzung entsprach.[54]

Auch gegen die Änderung der Registrierungspraxis regte sich Widerstand. Während etwa der Bundesverband der Pharmazeutischen Industrie das Erfordernis einer solchen Änderung rundweg ablehnte und sich auch hier auf die Eigenverantwortlichkeit berief[55], kritisierten andere Stellen aus Bürokratie und Wissenschaft, dass sich der Text des Gesetzentwurfes auf konkrete Prüfgebiete

---

50　Schwarzhaupt: Durch Contergan geschädigt. In: *Der Spiegel* H. 39 (1962), S. 26; Steinmetz (2003), S. 217–227.

51　Nachdem Schwarzhaupt bereits Ende Oktober ein Einlenken signalisiert hatte (Deutscher Bundestag, Wortprotokoll der 44. Sitzung, 26.10.1962, S. 1930–1932), übernahm die Bundesregierung diese Regelung in ihren überarbeiteten Entwurf vom 20.11.1962 (BArch KO, B 189/11597, Bl. 131–135). Siehe auch Zweites Gesetz zur Änderung des Arzneimittelgesetzes vom 23.6.1964. In: *Bundesgesetzblatt. Teil I* (1964), Nr. 30, S. 365–369, dort die Änderung zu § 35 des Arzneimittelgesetzes von 1961 (AMG 1961).

52　BArch KO, B 189/11597, Bl. 42 f., Entwurf Bundesministerium für Gesundheitswesen an Bundesgesundheitsamt, Juli 1962: »Um dem SPD-Initiativ-Antrag begegnen zu können, scheint es [...] erforderlich zu sein, eine Verschärfung hinsichtlich der Nachweise der vom Hersteller durchzuführenden Prüfungen vorzusehen, die bei der Registrierung vorzulegen sind.«

53　BArch KO, B 189/11597, Bl. 54 f., Gesetzentwurf, 8.8.1962, diverse Entwürfe auf Bl. 42–52, 65–74.

54　BArch KO, B 189/11597, Bl. 84–87, 92–105, Bundesministerium für Wirtschaft an Bundesministerium für Gesundheitswesen, 28.9.1962, sowie Kurzprotokoll über die Sitzung der Pharmaziereferenten, 28.9.1962, hier Bl. 94. Dass hier eigentlich die teratogenen Wirkungen gemeint waren, unterstrich auch das Land NRW am 8.11.1962 und Prof. Hans Nachtsheim am 20.8.1962 (BArch KO, B 189/11585, Bl. 22 f., 73–75), nachdem ihnen der Gesetzentwurf der Bundesregierung vorgelegt worden war. Gleiches galt für den Bundesverband der Pharmazeutischen Industrie (BArch KO, B 189/11584, Bl. 15–23, hier Bl. 19).

55　BArch KO, B 189/11584, Bl. 15–23, Stellungnahme des Bundesverbandes der Pharmazeutischen Industrie, 10.9.1962.

und Nebenwirkungen beziehe[56]. Weiterhin war umstritten, ob lediglich eine ärztliche oder vielmehr eine klinische Prüfung neuer Arzneispezialitäten zu erfolgen habe.[57] Der Entwurf, den die Bundesregierung bis zum 20. November nach einem intensiven Austausch mit den Landesbehörden und den medizinischen und pharmazeutischen Fachverbänden erstellte, war dann von einer gewissen Doppelbödigkeit geprägt. So wurde in der Begründung einerseits auf das Erfordernis eines strengeren Registrierungsverfahrens hingewiesen, um dem Interesse der »Volksgesundheit« zu genügen. Doch andererseits wurde ebenso darauf verwiesen, dass auch dies »keine volle Gewähr dafür bieten kann, daß Arzneispezialitäten mit schädlichen Nebenwirkungen nicht mehr in den Verkehr gelangen. Die Verantwortung der Hersteller für die von ihnen in den Verkehr gebrachten Arzneispezialitäten bleibt in vollem Umfange bestehen.«[58]

Der Entwurf enthielt dann bereits im Wesentlichen jene Regelung, die auch Eingang in die Gesetzesnovelle von 1964 finden sollte. Ein Hersteller hatte demnach bei der Registrierung von Arzneipräparaten mit unbekannten Wirkstoffen Unterlagen über die pharmakologische und klinische Erprobung einzureichen, die – das war neu – dem Stand wissenschaftlicher Erkenntnis zu entsprechen hatten. Andernfalls konnte das Bundesgesundheitsamt eine Registrierung ablehnen. Doch weder der Entwurf noch das Gesetz sahen die Prüfung auf bestimmte (etwa teratogene) Arzneimittelwirkungen noch vor.[59]

Durch den gesetzlichen Verweis auf den wissenschaftlichen Standard kam es hier zu einer Verschränkung zweier verschiedener Regulierungssphären. Wie dem Gesetzentwurf der Bundesregierung vom Juni 1963 zu entnehmen war, sollten die »pharmakologischen Prüfungsmaßstäbe, die dem jeweiligen

---

56 So äußerte etwa die Deutsche Pharmakologische Gesellschaft in einem Schreiben an das Bundesministerium für Gesundheitswesen vom 15.9.1962 »Bedenken, nur einzelne Nebenwirkungen anzuführen, die gerade in der letzten Zeit zu besonderen Beunruhigungen der Öffentlichkeit geführt haben« (BArch KO, B 189/11585, Bl. 88–91, Zitat Bl. 90). Ähnliche Bedenken erhoben kurz darauf nicht nur die Länder Bayern und Hamburg (BArch KO, B 189/11585, Bl. 11 f., 16 f.), sondern auch der zuständige Gesundheitsjurist im Bundesministerium für Gesundheitswesen, Ministerialrat Dr. Fritz Bernhardt (BArch KO, B 189/11597, Bl. 94, 96 f.).

57 So vertrat etwa das Innenministerium NRW die Ansicht, eine ärztliche Erprobung sei nicht ausreichend, sondern es sei eine klinische Prüfung zu fordern (BArch KO, B 189/11585, Bl. 22 f., Innenministerium NRW an Bundesministerium für Gesundheitswesen, 8.11.1962). Ähnliche Einwände hatten auch Baden-Württemberg und Berlin (BArch KO, B 189/11585, Bl. 8 f., 14 f.) sowie die Deutsche Pharmakologische Gesellschaft (BArch KO, B 189/11585, Bl. 91, 109) erhoben.

58 BArch KO, B 189/11597, Bl. 131–135, Gesetzentwurf, 20.11.1962, Zitat Bl. 134.

59 Vgl. BArch KO, B 189/11597, Bl. 131–135, Gesetzentwurf, 20.11.1962, und die Änderung des § 21 AMG 1961 in Zweites Gesetz zur Änderung des Arzneimittelgesetzes vom 23.6.1964. In: *Bundesgesetzblatt. Teil I* (1964), Nr. 30, S. 365–369. Die weiteren Gesetzesarbeiten dauerten an, weil noch diverse andere Bestimmungen aufgenommen wurden und sowohl Bundesrat als auch Bundestag mit dem Entwurf befasst waren. Siehe zu den weiteren Gesetzesarbeiten vor allem BArch KO, B 189/11597. Das Gesetz konkretisierte letztlich noch die formalen Angaben, die die Hersteller bei einer Registrierung vorzulegen hatten.

Stand der wissenschaftlichen Erkenntnis entsprechen, [...] von der Deutschen Pharmakologischen Gesellschaft in der Form von Richtlinien herausgegeben und auf dem Laufenden gehalten werden«. In diese Richtlinie werden, wie der Entwurf weiter ausführte, »auch Prüfungsmaßstäbe zur Feststellung von schädigenden Wirkungen auf die Frucht (teratogene Wirkungen) aufzunehmen sein«.[60]

Die Deutsche Pharmakologische Gesellschaft hatte diese Richtlinien bereits ausgearbeitet und im Dezember 1962 an das Bundesministerium für Gesundheitswesen übermittelt[61], bevor sie 1963 unter dem Titel »Richtlinien zur Prüfung neuer Arzneimittel« veröffentlicht wurden. Gehörte eine Prüfung an trächtigen Tieren in den 1950er Jahren noch nicht zum Standard, so änderte sich dies nun. Zwar wiesen die Richtlinien ausdrücklich darauf hin, dass teratogene Wirkungen beim Menschen derzeit nur »schwer oder überhaupt nicht im Tierversuch zu erfassen« seien, doch war die Forderung eindeutig:

> In stärkerem Maße als bisher und insbesondere, wenn [...] die Indikation auch Schwangere betreffen kann, sind Prüfungen auf Schädigungen der Fortpflanzung und der Nachkommenschaft mindestens auch im Bereich therapeutisch zu verwendender Dosierungen erforderlich. Es sollten dazu auch Untersuchungen an trächtigen Tieren (Übertritt der Pharmaka oder ihrer Metaboliten durch die Placenta bzw. die Muttermilch und Verteilung auf die Foeten in den verschiedenen Entwicklungsstadien) und Generationsversuche durchgeführt werden. Dabei sollte auf Störungen geachtet werden, die durch Untersuchung der Gonaden [...] nur teilweise erfaßt werden. Dabei können abortive und auch teratogene Wirkungen entdeckt werden. Sichere Methoden zur Erfassung teratogener Wirkungen müssen jedoch noch entwickelt werden.[62]

Während bei der pharmakologischen Prüfung damit zumindest indirekt ein rechtlich verbindlicher Standard für Teratogenitätsprüfungen eingeführt wurde, so bestand ein solcher bei der klinischen Arzneimittelprüfung am Menschen nicht. Aber auch hier kam es bald zu einer stärkeren Verzahnung von wissenschaftlichen und staatlichen Regularien. In Anlehnung an die Pharmakologie hatte die Deutsche Gesellschaft für Innere Medizin »Richtlinien für die klinische Prüfung von Arzneimitteln« ausgearbeitet, die 1965 in der *Klinischen Wochenschrift* publiziert wurden. Darin hieß es: »Aus klinischen Prüfungen sind schwangere Frauen auszuschließen, es sei denn, die neue Prüfsubstanz

---

60 Deutscher Bundestag, Drucksache IV/1370, 20.6.1963, hier S. 4. Bereits der Entwurf vom 20.11.1962 hatte auf Richtlinien der Deutschen Pharmakologischen Gesellschaft hingewiesen (BArch KO, B 189/11597, Bl. 131–135), nachdem dieselbe dem Bundesministerium für Gesundheitswesen am 15.9.1962 mitgeteilt hatte, durch Prof. Ludwig Lendle entsprechende Richtlinien ausarbeiten zu lassen (BArch KO, B 189/11585, Bl. 88–91, hier Bl. 89).

61 BArch KO, B 189/11558, Bl. 137–151, Deutsche Pharmakologische Gesellschaft an Bundesministerium für Gesundheitswesen, 21.12.1962.

62 Richtlinien für die pharmakologisch-toxikologische Prüfung neuer Arzneimittel. In: *Naunyn-Schmiedeberg's Archiv für Pharmakologie und experimentelle Pathologie* 245 (1963), H. 1, S. 20–31, Zitate S. 27. Auch abgedruckt in Bundesärztekammer (1970), S. 43–50, Zitate S. 49. Bereits im Frühjahr 1963 wurde die Richtlinie überarbeitet, nachdem sich auch der Bundesverband der Pharmazeutischen Industrie eingeschaltet hatte. Inhaltliche Änderungen gab es aber kaum. Siehe dazu BArch KO, B 189/11558, Bl. 2–16, 181–193, 221–231.

hat eine Erfolgsaussicht bei lebensbedrohenden krankhaften Störungen, die im Zusammenhang mit der Schwangerschaft auftreten.«[63] Dies entsprach der weithin vertretenen Grundauffassung, nach der eine Prüfung an Schwangeren als ethisch nicht vertretbar galt[64] – was noch einmal unterstreicht, dass die Möglichkeit einer schädlichen Wirkung von Arzneimitteln auf den Embryo grundsätzlich bekannt war.

Auch die Lösung, sich auf wissenschaftliche Richtlinien zu stützen, wurde bald für unzureichend befunden. Zunächst bestand hier das große Problem, die Unterlagen der Hersteller in einer angemessenen Zeit eingehend prüfen zu können, da es dem Bundesgesundheitsamt hierfür an Mitteln und Personal mangelte.[65] Aber auch aus der Wissenschaft selbst kam Kritik. So sah die Deutsche Pharmakologische Gesellschaft ihre Richtlinien nicht hinreichend umgesetzt. Die Gesellschaft forderte, die Prüfungen Fachpharmakologen vorzubehalten, was Regierung und Gesetzgeber aus rechtlichen Gründen zurückwiesen.[66] Die Wirksamkeit der neuen Regulierungsinstrumente wurde insoweit auch von einigen Experten in Frage gestellt, die an der Ausarbeitung mitgewirkt hatten. So bezeichnete der Vorsitzende der Deutschen Pharmakologischen Gesellschaft, Hans Herken, die »aufgetretenen Differenzen« in einem Brandbrief an das Bundesministerium für Gesundheitswesen als

> bedauerlich und unnötig. In einer Zeit, in der die Bevölkerung durch Arzneimittelschäden beunruhigt wurde, hätte der Bundestagsausschuss für Gesundheitswesen die Verpflichtung fühlen müssen, alles zu tun, um eine weitgehende Übereinstimmung zwischen den Sachverständigen und dem Gesetzgeber zu erreichen.[67]

Vor diesem Hintergrund blieb die gesamte Diskussion über die Arzneimittelregulierung in Bewegung. Dabei war es nicht zuletzt die Problematik tera-

---

63 Richtlinien für die klinische Prüfung von Arzneimitteln. In: *Klinische Wochenschrift* 43 (1965), S. 698–700. Auch abgedruckt in Bundesärztekammer (1970), S. 53–61, Zitat S. 58.

64 So etwa der Sachverständige Prof. v. Kress im Contergan-Prozess. Siehe Wenzel/Wenzel (1969), S. 193.

65 Kirk (1999), S. 183.

66 Die Deutsche Gesellschaft für Pharmakologie hatte etwa am 5.11.1963 gegenüber dem Bundesministerium für Gesundheitswesen noch einmal betont, »dass die Wirksamkeit dieser Vorschriften entscheidend gemindert wird, wenn die Forderung, die Prüfung neuer Arzneimittel durch Fachpharmakologen vornehmen zu lassen, nicht erfüllt wird« (BArch KO, B 189/11558, Bl. 29; siehe auch den einschlägigen Schriftverkehr in BArch KO, B 189/11558, Bl. 17–62).

67 BArch KO, B 189/11558, Bl. 45, Herken an Bundesministerium für Gesundheitswesen, 18.3.1964. Auch nach dem Inkrafttreten äußerte Herken heftige Kritik an der Novelle. Wie er am 30.12.1964 an das Bundesministerium für Gesundheitswesen schrieb, habe die Deutsche Gesellschaft für Pharmakologie eigentlich erwartet, »dass die Vorschläge der Sachverständigen nach dem Thalidomidunglück ernster genommen würden«. Zunächst habe der Eindruck bestanden, »dass der ursprüngliche Entwurf der Bundesregierung zu der Novelle zum Arzneimittelgesetz einen besseren Schutz der Öffentlichkeit vor Arzneimittelschäden beabsichtigte. Wenn die endgültigen Formulierungen anders aussehen, so mag das daran liegen, dass der Ausschuss für Gesundheitswesen des Deutschen Bundestages andere Vorstellungen entwickelt hat, die mit denen der sachverständigen Pharmakologen nicht in Einklang zu bringen sind« (BArch KO, B 189/11585, Bl. 163 f.).

togener Schädigungen, die einen Großteil der Aufmerksamkeit auf sich zog. Wachgehalten wurde diese Problematik durch den Contergan-Skandal, der die Medien über die gesamten 1960er Jahre hinweg stark beschäftigte.[68] Die Folgen der Debatte strahlten in viele Richtungen aus und veränderten auch Konsummuster und Risikowahrnehmungen. Dass Medikationen in der Schwangerschaft besonders riskant sind, war Mitte der 1960er Jahre allgemein bekannt, und es sprechen einige Anhaltspunkte dafür, dass werdende Mütter vorsichtiger im Umgang mit Arzneimitteln wurden.[69] Doch mit Blick auf die Gesamtbevölkerung traf dies allenfalls bedingt zu: Während in den ersten Jahren nach der Marktrücknahme Contergans der Verbrauch von Kopfschmerz-, Beruhigungs- und Schlafmitteln deutlich sank, stieg er in der Folgezeit wieder an. Doch die Konsumenten wandten sich dabei vermehrt altbekannten Mitteln zu, darunter den keineswegs harmlosen Barbituraten und bromhaltigen Schlafmitteln.[70] Der Wandel des Risikobewusstseins auch in der Laienbevölkerung war letztlich durchaus ambivalent: Während der Schlafmittelkonsum insgesamt nicht so sehr zurückging wie oft angenommen[71], wurde der Staat doch andererseits durch eine sich zunehmend politisierende Öffentlichkeit vermehrt mit energischen und selbstbewussten Forderungen konfrontiert, für die Sicherheit der im Verkehr befindlichen Arzneimittel zu sorgen[72].

Auch in der Wissenschaft hatten Arbeiten über Teratogenität in den 1960er Jahren Konjunktur. Nicht nur waren das fachliche Interesse und die Bereitschaft zur Förderung entsprechender Forschungen sichtlich gestiegen.[73] Vielmehr hat der Diskurs auch ganz konkrete Gründe. Denn die Contergan-Herstellerfirma bemühte sich angesichts des laufenden Strafverfahrens, auch auf wissenschaftlicher Ebene Zweifel an der fruchtschädigenden Wirkung ihres Mittels zu streuen. Dementsprechend stark war auch eine Gegenbewegung in der Wissenschaft, die sich gegen solche Versuche sperrte und die teratogene

---

68 Lenhard-Schramm/Großbölting (2017).

69 Wiedemann (1964), S. 556: »Das Thalidomidunglück hat Laien wie Ärzten einen in mancher Hinsicht heilsamen Schock versetzt, und an die Stelle von in der Frühgravidität gedankenlos und großzügig eingenommenen sehr zahlreichen vermeidbaren Mitteln ist, um simplifizierend mit dem Lancet zu sprechen, heute vielfach wieder das abendliche Glas heißer Milch getreten.«

70 Pillen vom Opa. In: *Der Spiegel* H. 4 (1975), S. 100 f.; Poser/Poser/Echternkamp (1974); Kessel (2017), S. 95.

71 Kessel (2017), S. 95.

72 Siehe aus der kaum zu überblickenden Menge an einschlägigen Artikeln exemplarisch: Begünstigte Täter – vernachlässigte Opfer. In: *Frankfurter Allgemeine Zeitung* vom 22.6.1968; Die Gesundheit zuerst. In: *Frankfurter Allgemeine Zeitung* vom 27.6.1968; Der Skandal um die Schlankheitspille. In: *Bild* vom 14.12.1968; Arzneimittelprüfung – dunkler Punkt in der Medizin unseres Landes. In: *Frankfurter Allgemeine Zeitung* vom 21.1.1969; Sieben neue Medikamente pro Tag. In: *Die Zeit* vom 6.6.1969; Viel Spielraum für die Lobby. In: *Die Zeit* vom 8.5.1970; Gesetzgeber unter Anklage. In: *Münchner Merkur* vom 19.12.1970; Mahnung in den Wind. In: *Die Zeit* vom 4.6.1971; Arme Schlucker. In: *Zeitmagazin* vom 16.2.1973, S. 18–21.

73 So lief seit 1964 eine breitangelegte und von der DFG geförderte Prospektivstudie zu diesem Problembereich; siehe die Ergebnisse in Deutsche Forschungsgemeinschaft (1977).

Wirkung des Contergan-Wirkstoffes noch einmal mit aller Deutlichkeit heraus-
arbeitete.[74]

Die pharmazeutische Industrie konnte sich diesem öffentlichen Diskurs
nicht entziehen. Prüfungen auf fruchtschädigende Wirkungen, die in den
1950er Jahren noch nicht üblich gewesen waren, fanden zusehends Eingang
in die Erprobungsprozeduren der Herstellerfirmen. Diese pharmakologische
Selbstvergewisserung wurde begleitet durch eine direkt auf den Konsumenten
zielende Regulierungsform: Die Arzneimittelhersteller gingen allmählich dazu
über, ihre Packungsbeilagen mit dem vorsorglichen Warnhinweis zu versehen,
dass über die Wirkung des jeweiligen Präparats in der Schwangerschaft keine
oder nur kaum Informationen vorliegen und eine Medikation in der Schwangerschaft daher kontraindiziert sei. Dies betraf aber vorerst nur einen Teil der
Hersteller, und manche nahmen solche Hinweise auch wieder zurück.[75]

Auch die Behörden schenkten solchen Warnhinweisen in der zweiten
Hälfte der 1960er Jahre immer mehr Beachtung. Eine gewisse Handhabe bot
dabei die bereits erwähnte Arzneimittelgesetznovelle von 1964. Diese sah als
weiteres Regulierungsinstrument eine Anbringung von Warnhinweisen auf den
Verpackungen durch die Behörden vor, »wenn die Annahme begründet ist, daß
auch bei ihrem bestimmungsgemäßen Gebrauch bestimmte Personenkreise
gefährdet werden können«.[76] Das Bundesgesundheitsamt sammelte vor diesem
Hintergrund Informationen zu zahlreichen Präparaten und unterrichtete die
obersten Landesgesundheitsbehörden über etwaige Verdachtsmomente gegen
bestimmte Arzneistoffe. Es wies dabei auf den Umstand hin, dass »die Lehren
aus dem Thalidomid-Unglück zunehmend in Vergessenheit geraten«.[77]

Infolgedessen wandten sich auch die obersten Landesgesundheitsbehörden an die jeweiligen Hersteller und verlangten das Anbringen von Warnhinweisen auf den Packungen. Als 1967 diverse weitverbreitete Medikamente,
darunter Valium, in Fernsehen und Presse in den Verdacht teratogener Wirksamkeit gerieten[78], setzte das Bundesministerium für Jugend, Familie und
Gesundheit einen Sachverständigenausschuss ein, der zur Frage der Warn-
hinweise Stellung nehmen sollte. Das Ergebnis war, dass über die Mehrzahl
der Arzneistoffe keine hinreichenden Informationen vorlagen. Das Bundesgesundheitsamt bat die obersten Landesgesundheitsbehörden daher, die Anbringung eines Warnhinweises auf den Packungen anzuordnen, der folgenden

---

74 Siehe die umfänglichen Literatursammlungen in LAV NRW R, Gerichte Rep. 139, Nr. 63–
    66, 215.
75 BayHStA, MInn 87156, Innenministerium Baden-Württemberg an Arzneimittelkommis-
    sion der deutschen Ärzteschaft, 18.6.1968.
76 Zweites Gesetz zur Änderung des Arzneimittelgesetzes vom 23.6.1964. In: *Bundesgesetz-
    blatt. Teil I* (1964), Nr. 30, S. 365–369, Zitat Art. 1, Nr. 16 (Änderung des §42 AMG 1961).
77 BayHStA, MInn 87156, Bundesgesundheitsamt an Bayerisches Staatsministerium des
    Innern, 25.1.1967. Siehe in dieser Akte auch die Warnung vor Buclizine, Hydroxyzine,
    Cyclizine, Chlorcyclizine und Meclizine (Bundesministerium für Gesundheitswesen an
    die Innenminister in Baden-Württemberg, Bayern und NRW sowie an das Bundesgesund-
    heitsamt, 24.1.1967).
78 TV-Sendung »Panorama« vom 10.4.1967; *Abendzeitung* vom 11.4.1967.

Wortlaut haben sollte: »Über die Möglichkeit einer keimschädigenden Wirkung von ›XYZ‹ beim Menschen ist bisher nichts bekannt. Sicherheitshalber sollte die Einnahme in der Frühschwangerschaft nur auf ärztliche Anordnung stattfinden.«[79] Unter den betreffenden Arzneistoffen befanden sich auch bekannte, wie zum Beispiel Barbiturate, Meprobamat oder Promazin.

Solche verstärkten Eingriffe standen in einem größeren Zusammenhang. Es waren vor allem das Contergan-Strafverfahren (1967 wurde Anklage erhoben, im Jahr darauf der Prozess eröffnet) und der 1968 die Medien beschäftigende Skandal um den Appetitzügler Menocil, die das Thema der Arzneimittelregulierung zurück in die Schlagzeilen brachten.[80] Die Kritik wurde immer energischer, zumal sich bisherige Bemühungen als nur bedingt tauglich erwiesen und sich das politische Diskursklima Ende der 1960er Jahre in einer Weise liberalisiert hatte, die vor scharfer Kritik an Politikern und Beamten keinen Halt mehr machte. »Was muss in Deutschland eigentlich noch geschehen«, so war im Dezember 1968 auf der Titelseite der *Bild*-Zeitung zu lesen, »damit unsere Frauen nicht mehr als Versuchskaninchen für neue Pillen missbraucht werden?«[81] Der solchermaßen intensivierte öffentliche Druck fand bald seinen Widerhall in rechtlichen und institutionellen Reformen, was ebenso dem reformorientierten[82] Zeitgeist entsprach. So wurde 1968 erstmals seit einigen Jahren das Arzneimittelgesetz wieder geändert.[83] Zudem wurden 1968 und 1969 mit den Rechtsverordnungen zu den §§ 30, 32 und 35 des Arzneimittelgesetzes die noch aus »vorgesetzlicher« Zeit stammenden Vorschriften zur Apotheken- und zur Verschreibungspflicht durch neue Rechtsnormen ersetzt.[84] Schließlich wurde 1968/69 der Beirat »Arzneimittelsicherheit« vom Bundesministerium für Jugend, Familie und Gesundheit eingesetzt, der für einige Jahre die Arzneimittelregulierung stark prägen konnte, bevor sich diese zunehmend in die mediale und politische Öffentlichkeit verlagerte.[85]

---

79 BayHStA, MInn 87156, Bundesgesundheitsamt an die für das Gesundheitswesen zuständigen Herren Minister und Senatoren der Bundesländer, 21.7.1970 (in dieser Akte befinden sich auch die Benachrichtigungsschreiben zu den jeweiligen Arzneispezialitäten).

80 Siehe zu Menocil Kessel (2009), S. 63 f.; Menocil: Wie Zuckerl. In: *Der Spiegel* H. 52 (1968), S. 142 f.; Der Skandal um die Schlankheitspille. In: *Bild* vom 14.12.1968; Keinen Schuldigen gefunden. In: *Die Zeit* vom 13.11.1970; Menocil: Auskunft verweigert. In: *Der Spiegel* H. 49 (1970), S. 209–217. Zum Contergan-Prozess Lenhard-Schramm (2016), S. 721–847.

81 Der Skandal um die Schlankheitspille. In: *Bild* vom 14.12.1968; Kessel (2009), S. 63.

82 Dazu diverse Beiträge in Schildt/Siegfried/Lammers (2000); Frese/Paulus/Teppe (2005).

83 Gesetz zur Änderung des Arzneimittelgesetzes vom 18.1.1968. In: *Bundesgesetzblatt. Teil I* (1968), Nr. 5, S. 93 f. Siehe dazu BArch KO, B 189/10414, B 189/11586.

84 Zur Verschreibungspflicht: Verordnung nach § 35 des Arzneimittelgesetzes über verschreibungspflichtige Arzneimittel vom 7.8.1968. In: *Bundesgesetzblatt. Teil I* (1968), Nr. 56, S. 914–937; dazu auch BArch KO, B 136/5268, B 189/11649–11650. Zur Apothekenpflicht: Verordnung über die Zulassung von Arzneimitteln für den Verkehr außerhalb der Apotheken vom 19.9.1969 sowie Verordnung über den Ausschluß von Arzneimitteln vom Verkehr außerhalb der Apotheken vom 19.9.1969. In: *Bundesgesetzblatt. Teil I* (1969), Nr. 97, S. 1651–1661, 1662–1666; dazu auch BArch KO, B 136/5268. Siehe insgesamt auch Stapel (1988), S. 195–203, 280–282.

85 Dazu umfassend Kessel (2009). Siehe auch BArch KO, B 189/11559–11564.

Neuordnung der Arzneimittelregulierung
und verstärkter staatlicher Eingriff

Zu Beginn der 1970er Jahre bekam der Diskurs um die Regulierung und Sicherheit der Arzneimittel noch einmal weiteren Auftrieb. Infolge der intensivierten Debatte um Arzneimittelschädigung erschien ab 1970 mit dem *arznei-telegramm* eine industriekritische Zeitschrift, die sich eine unabhängige Aufklärung über Arzneimittelrisiken auf die Fahnen schrieb. Von wegweisender Bedeutung für die weitere Diskussion war die Begründung des Einstellungsbeschlusses des Contergan-Verfahrens vom 18. Dezember 1970, die die Anforderungen konkretisierte, die an einen Arzneimittelhersteller zu stellen waren, zugleich aber auch Mängel im bestehenden System der Arzneimittelregulierung ansprach.[86] Dies war Wasser auf die Mühlen der Kritiker. In der Folge entspann sich ein reger rechtlicher Diskurs über die Sorgfaltspflichten der Arzneimittelhersteller, in dessen Folge auch die Pharmaindustrie Selbstverpflichtungen formulierte.[87]

Während dies vor allem die Verantwortlichkeit der Hersteller betraf, wurde die Zulassungsregulierung mittels Richtlinien 1971 vom Grundsatz her geändert. Es entsprach einem verstärkten Eingriff in das Gesundheits- und Arzneimittelwesen, dass nicht mehr Richtlinien von Fachverbänden maßgebend für das Bundesgesundheitsamt sein sollten, sondern staatliche Richtlinien. Aus diesem Grund erließ das Bundesministerium für Jugend, Familie und Gesundheit am 11. Juni 1971 selbst Richtlinien über die Prüfung von Arzneimitteln, die der Beirat Arzneimittelsicherheit ausgearbeitet hatte.[88] Darin war ausdrücklich festgesetzt worden, dass das Bundesgesundheitsamt neue Arzneipräparate nur noch dann registrieren werde, »wenn sie nach dieser Richtlinie geprüft worden sind«.[89] Die staatlichen Richtlinien, die im *Bundesanzeiger* und im *Bundesgesundheitsblatt* veröffentlicht wurden, behandelten die Prüfung auf fruchtschädigende Wirkungen relativ ausführlich:

> Ziel dieser Versuche ist die Feststellung embryotoxischer, insbesondere teratogener Wirkungen. Dem weiblichen Tier ist hierzu das Arzneimittel zu verschiedenen Zeiten der Trächtigkeit zu verabfolgen. Die Versuche sind nach dem jeweiligen Stand der wissenschaftlichen Erkenntnis durchzuführen. Es müssen insbesondere die Unterschiede in der Empfindlichkeit der Foeten gegenüber embryotoxischen Stoffen berücksichtigt werden und solche Tierarten und Tierrassen ausgewählt werden, von denen bekannt ist, daß sie zur Prüfung teratogener Wirkungen geeignet sind. Die Versuchsmethodik (Zahl der

---

86 LAV NRW R, NW 875, Nr. 14101, Bl. 1276–1288, 1325 f., Einstellungsbeschluss LG Aachen. Auch die Staatsanwaltschaft hatte in ihrer Stellungnahme gesetzliche Änderungen als »dringend notwendig« bezeichnet; siehe *Deutsche Richter-Zeitung* 49 (1971), S. 45–49, Zitat S. 48.

87 Sorgfaltspflichten des Arzneimittelherstellers, 4.7.1972. In: *Die Pharmazeutische Industrie* 34 (1972), S. 477 f.; siehe zum juristischen Diskurs exemplarisch Günther (1972); Hasskarl (1973).

88 Siehe dazu BArch KO, B 189/11560; Kessel (2009), S. 71–76.

89 BArch KO, B 189/11558, Bl. 99–111, Bekanntmachung der Richtlinien über die Prüfung von Arzneimitteln, 11.6.1971, hier Bl. 99.

Tiere, Dosen, Zeitpunkt der Verabreichung und Auswertungskriterien) ist so festzuhalten, daß sie dem jeweiligen Stand der wissenschaftlichen Erkenntnis zur Zeit des Antrages auf Registrierung und der statistischen Zuverlässigkeitsgrenze, welche Ergebnisse erreichen sollen, entspricht. Abweichungen von diesen Grundsätzen müssen eingehend begründet werden.[90]

Bei den Arzneimittelprüfrichtlinien zeichnete sich zudem eine Entwicklung ab, die auch das kommende Arzneimittelrecht prägen sollte. Ihnen lag nämlich ein Entwurf der Kommission der Europäischen Gemeinschaften vom 12. Februar 1970 zugrunde.[91] Aufgrund der Harmonisierung des europäischen Arzneimittelmarktes und -rechts, die mit den Römischen Verträgen von 1957 eingeleitet worden war[92], wurde immer deutlicher, dass Prüfmaßstäbe mittelfristig nicht mehr auf nationaler, sondern allein auf supranationaler Ebene erlassen werden konnten[93]. In diesem Entwicklungszusammenhang der europäischen Integration entstand auch das Arzneimittelgesetz von 1976, das das erste Arzneimittelgesetz von 1961 komplett ersetzte. Erste Referentenentwürfe wurden bereits 1973 vorgelegt.[94] Auch dieses Gesetz folgte dem Richtlinienprinzip, da das zuständige Bundesministerium nach §26 Arzneimittelprüfrichtlinien in Form von Verwaltungsvorschriften zu erlassen hatte.[95] Auf diese Weise wurden europäische Vorschriften zur Arzneimittelprüfung auf nationaler Ebene umgesetzt. Maßgebend waren dabei die EWG-Richtlinien von 1975, die bis heute mehrfach geändert und zudem durch weitere internationale Richtlinien ergänzt wurden, darunter der WHO und der OECD.

Doch das Arzneimittelgesetz von 1976 resultierte nicht nur aus der europäischen Integration, sondern auch aus dem Contergan-Skandal, der die Öffentlichkeit für dieses Thema sensibilisierte und Widerstände zu überwinden half. So war es, wie die Bundesministerin für Jugend, Familie und Gesundheit Katharina Focke im Januar 1975 vor dem Bundestag erklärte, nicht zuletzt »die Contergan-Katastrophe, die uns in der Bundesrepublik Deutschland besonders betroffen hat und uns dadurch besonders bewußt gemacht hat, welche Bedeutung der Arzneimittelsicherheit zukommt«.[96] Insofern war es der Skandal um ein teratogenes Mittel, der zu einer Neuordnung der Medikamentenregulierung und damit zu einer Verbesserung der Arzneimittelsicherheit geführt hat – auch über die Problematik teratogener Medikamente hinaus.

---

90 BArch KO, B 189/11558, Bl. 103; *Bundesanzeiger* Nr. 113 vom 25.6.1971; *Bundesgesundheitsblatt* Nr. 14 vom 16.7.1971.
91 Deutscher Bundestag, Drucksache VI/417, 26.2.1970.
92 Vertrag zur Gründung der EWG vom 25.3.1957, Art. 3 Nr. h. Der Wortlaut des Vertrags ist abgedruckt in *Bundesgesetzblatt. Teil II* (1957), Nr. 23, S. 766–963, hier S. 772.
93 Zum Einfluss der EG auf das Arzneimittelrecht Stapel (1988), S. 343–350.
94 Siehe zu den Vorarbeiten BArch KO, B 189/10427.
95 Hierzu weiterführend Stapel (1988), S. 318, Anm. 1.
96 Deutscher Bundestag, Wortprotokoll der 141. Sitzung am 16.1.1975, Zitat S. 9703. Die große Bedeutung des Contergan-Skandals für das Arzneimittelgesetz von 1976 wird auch deutlich in den Drucksachen VII/1067, VII/3060, VII/5091 des Deutschen Bundestages.

Bibliographie

Archivalien

Bayerisches Hauptstaatsarchiv, München (BayHStA)
–   MInn (Bayerisches Staatsministerium des Innern)
Bundesarchiv Berlin-Lichterfelde (BArch B)
–   DQ 1 (Ministerium für Gesundheitswesen)
–   R 43-II (Reichskanzlei)
–   R 1501 (Reichsministerium des Innern)
Bundesarchiv Koblenz (BArch KO)
–   B 136 (Bundeskanzleramt)
–   B 142 (Bundesministerium für Gesundheitswesen)
–   B 189 (Bundesministerium für Familie und Senioren, Frauen und Jugend)
Landesarchiv Nordrhein-Westfalen, Abt. Rheinland, Duisburg (LAV NRW R)
–   Gerichte Rep. 139 (Staatsanwaltschaft Aachen)
–   NW 94 (Ministerium für Bundesangelegenheiten)
–   NW 875 (Justizministerium)

Amtliche Druckschriften

Bundesanzeiger
Bundesgesetzblatt
Bundesgesundheitsblatt
Deutscher Bundestag, Drucksachen
Deutscher Bundestag, Wortprotokolle
Entscheidungen des Bundesverfassungsgerichts
Ministerialblatt des Reichs- und Preußischen Ministeriums des Innern
Niederschriften über die Vollsitzungen des Reichsrats
Protokolle über die Verhandlungen des Bundesrats des Deutschen Reichs
Reichsgesetzblatt
Volkswohlfahrt. Amtsblatt und Halbmonatsschrift des Preußischen Ministeriums für Volks-
    wohlfahrt

Presse (auch Fachpresse)

Abendzeitung
Ärztliche Mitteilungen
Bild
Deutsche Richter-Zeitung
Frankfurter Allgemeine Zeitung
Frankfurter Neue Presse
Frankfurter Rundschau
Hannoversche Presse
Kölner Stadt-Anzeiger
Münchner Merkur
Die Pharmazeutische Industrie
Der Spiegel
Stern

Welt am Sonntag
Die Zeit
Zeitmagazin

Literatur

Balz, Viola: »Für einen Aktivisten wie mich muß es in einem sozialistischen Staat doch effektive Medikamente geben«. In: NTM. Zeitschrift für Geschichte der Wissenschaften, Technik und Medizin 21 (2013), S. 245–271.

Bauer, Karl-Heinrich: Über Chemie und Krebs – dargestellt am »Anilinkrebs«. In: Langenbecks Archiv für Klinische Chirurgie 264 (1950), S. 21–44.

Bay, Eberhard: Der Arzneimittelmißbrauch des »modernen Menschen«. In: Deutsche Medizinische Wochenschrift 85 (1960), S. 1676–1680.

Bernhardt, Fritz: Arzneimittelgesetz. Gesetz über den Verkehr mit Arzneimitteln vom 16. Mai 1961 i. d. Fassung des Gesetzes vom 25. Juli 1961. Berlin; Frankfurt/Main 1961.

Birnbaum, Richard: Klinik der Missbildungen und kongenitalen Erkrankungen des Fötus. Berlin 1909.

Brücke, Franz von: Schädigungen der Frucht durch Arzneimittelgebrauch der Mutter. In: Münchener Medizinische Wochenschrift 100 (1958), S. 560 f.

Büchner, Franz: Von den Ursachen der Mißbildungen und Mißbildungskrankheiten. In: Münchener Medizinische Wochenschrift 97 (1955), S. 1673–1677.

Bundesärztekammer (Hg.): Arzneimittelgesetzgebung, Arzneimittelprüfung, Arzneimittelbeobachtung in der Bundesrepublik Deutschland 1961–1969. Eine Dokumentation. Köln; Berlin 1970.

Crumbach, Anne: »Arzneimittel aus der Waschküche?«. Arzneimittelnebenwirkungen, ärztlicher Autoritätsverlust und die Suche nach neuen Diskussionsmöglichkeiten in den 1950er und 1960er Jahren. In: Großbölting, Thomas; Lenhard-Schramm, Niklas (Hg.): Contergan. Hintergründe und Folgen eines Arzneimittelskandals. Göttingen 2017, S. 99–115.

Crumbach, Anne: Sprechen über Contergan. Zum diskursiven Umgang von Medizin, Presse und Politik mit Contergan in den 1960er Jahren. Bielefeld 2018.

Daemmrich, Arthur: Pharmacopolitics. Drug Regulation in the United States and in Germany. Chapel Hill, NC; London 2004.

Deutsche Forschungsgemeinschaft (Hg.): Umweltforschung. Aufgaben und Aktivitäten der DFG 1950 bis 1970. Bonn 1971.

Deutsche Forschungsgemeinschaft (Hg.): Schwangerschaftsverlauf und Kindesentwicklung. Boppard 1977.

Frese, Matthias; Paulus, Julia; Teppe, Karl (Hg.): Demokratisierung und gesellschaftlicher Aufbruch. Die sechziger Jahre als Wendezeit der Bundesrepublik. 2. Aufl. Paderborn 2005.

Gaudillière, Jean-Paul; Hess, Volker: General Introduction. In: Gaudillière, Jean-Paul; Hess, Volker (Hg.): Ways of Regulating Drugs in the 19th and 20th Centuries. Basingstoke; New York 2013, S. 1–16.

Grebe, Hans: Über toxische Fruchtschädigungen. In: Der Landarzt 31 (1955), S. 123–126.

Günther, Hans Helmut: Sorgfaltspflichten bei Neuentwicklung und Vertrieb pharmazeutischer Präparate. In: Neue Juristische Wochenschrift (1972), S. 309–315.

Hasskarl, Horst: Aufklärungspflicht des Warenherstellers. In: Der Betriebs-Berater H. 3 (1973), S. 120–124.

Herbert, Ulrich (Hg.): Wandlungsprozesse in Westdeutschland. Belastung, Integration, Liberalisierung 1945–1980. Göttingen 2002.

Hess, Volker: Psychochemicals crossing the wall. Die Einführung der Psychopharmaka in der DDR aus der Perspektive der neueren Arzneimittelgeschichte. In: Medizinhistorisches Journal 42 (2007), S. 61–84.

Hess, Volker; Hottenrott, Laura; Steinkamp, Peter: Testen im Osten. DDR-Arzneimittelstudien im Auftrag westlicher Pharmaindustrie 1964–1990. Berlin 2016.

Hien, Wolfgang: Zur Geschichte des Anilinkrebses. In: Jung, Detlev; Thomann, Klaus-Dieter (Hg.): Berufskrankheitenrecht. Beiträge zur Geschichte und Gegenwart der Berufskrankheiten und des Berufskrankheitenrechts. Stuttgart 2002, S. 163–177.

Jörgensen, Gerhard: Ein Beitrag zur nichterblichen Mißbildungsursache. In: Zentralblatt für Gynäkologie 75 (1953), S. 974–977.

Josten, Ernst-Albrecht: Die Wirkung von Medikamenten auf das ungeborene Kind. In: Münchener Medizinische Wochenschrift 98 (1956), S. 489–492.

Karte, Helmut: Ursachen und Verhütung von Fehlbildungen. In: Die Medizinische H. 15 (1958), S. 583–587.

Kessel, Nils: Umstrittene Expertise. Der Beirat »Arzneimittelsicherheit« in der bundesdeutschen Arzneimittelregulierung 1968–1976. In: Medizinhistorisches Journal 44 (2009), S. 61–93.

Kessel, Nils: »Doriden von Ciba«. Sleeping pills, pharmaceutical marketing, and Thalidomide, 1955–1963. In: History and Technology 29 (2013), S. 153–168.

Kessel, Nils: Contergan in der Konsumgesellschaft. Wissen und Nichtwissen über Arzneimittelverbrauch in der Bundesrepublik, 1955–1962. In: Großbölting, Thomas; Lenhard-Schramm, Niklas (Hg.): Contergan. Hintergründe und Folgen eines Arzneimittelskandals. Göttingen 2017, S. 71–98.

Kirk, Beate: Der Contergan-Fall – eine unvermeidbare Arzneimittelkatastrophe? Zur Geschichte des Arzneistoffes Thalidomid. Mit einem Geleitwort von Christoph Friedrich. Stuttgart 1999.

Klöppel, Ulrike: 1954 – Brigade Propaphenin arbeitet an der Ablösung des Megaphen. Der prekäre Beginn der Psychopharmakaproduktion in der DDR. In: Eschenbruch, Nicholas u. a. (Hg.): Arzneimittel des 20. Jahrhunderts. Historische Skizzen von Lebertran bis Contergan. Bielefeld 2009, S. 199–227.

Klöppel, Ulrike; Balz, Viola: Psychopharmaka im Sozialismus. Arzneimittelregulierung in der Deutschen Demokratischen Republik in den 1960er Jahren. In: Berichte zur Wissenschaftsgeschichte 33 (2010), S. 382–400.

Klöppel, Ulrike; Hoheisel, Matthias: »Wunschverordnung« oder objektiver »Bevölkerungsbedarf«? Zur Wahrnehmung des Tranquilizer-Konsumenten in der DDR (1960–1970). In: NTM. Zeitschrift für Geschichte der Wissenschaften, Technik und Medizin 21 (2013), S. 213–244.

Koeppe, Hans-Werner: Arzt und Arzneimittel. In: Medizinische Klinik. Die Wochenschrift für Klinik und Praxis 57 (1962), S. 1461–1464.

Krone, Heinrich-Adolf: Die Bedeutung der exogenen Ursachen angeborener Mißbildungen im Rahmen der Schwangerenberatung. In: Münchener Medizinische Wochenschrift 100 (1958), S. 1417–1421.

Kury, Patrick: Zivilisationskrankheiten an der Schwelle zur Konsumgesellschaft. Das Beispiel der Managerkrankheit in den 1950er und 1960er Jahren. In: Overath, Petra (Hg.): Die vergangene Zukunft Europas. Bevölkerungsforschung und -prognosen im 20. und 21. Jahrhundert. Köln; Weimar; Wien 2011, S. 185–207.

Laubenthal, Florin: Formen, Bedingungen und Prophylaxe des Schlafmittelmißbrauchs. In: Deutsches medizinisches Journal 6 (1955), S. 303–309.

Lenhard-Schramm, Niklas: Das Land Nordrhein-Westfalen und der Contergan-Skandal. Gesundheitsaufsicht und Strafjustiz in den »langen sechziger Jahren«. Göttingen 2016.

Lenhard-Schramm, Niklas: Contergan und das Arzneimittelrecht. In: Großbölting, Thomas; Lenhard-Schramm, Niklas (Hg.): Contergan. Hintergründe und Folgen eines Arzneimittelskandals. Göttingen 2017, S. 135–165.

Lenhard-Schramm, Niklas: Der Fall Duogynon. Ein zweiter Contergan-Skandal? In: Deutsche Apotheker Zeitung H. 40 (2018), S. 62–68.

Lenhard-Schramm, Niklas; Großbölting, Thomas: Contergan. Arzneimittelskandal und permanentes Politikum. In: Großbölting, Thomas; Lenhard-Schramm, Niklas (Hg.): Contergan. Hintergründe und Folgen eines Arzneimittelskandals. Göttingen 2017, S. 7–21.

Lenz, Widukind: Das Thalidomid-Syndrom. In: Fortschritte der Medizin 81 (1963), S. 148–155.

Lenz, Widukind: Thalidomide Embryopathy in Germany 1959–1961. In: Progress in Clinical and Biological Research 163 (1985), S. 77–83.

Lindner, Ulrike: Gesundheitspolitik in der Nachkriegszeit. Großbritannien und die Bundesrepublik Deutschland im Vergleich. München 2004.

Medizinisch-Pharmazeutische Studiengesellschaft: Die Arzneimittelprüfung. Verfahren – Sicherheit und Zuverlässigkeit. In: Karies, Zahnbetterkrankungen, Munderkrankungen H. 10 (1962), S. 77–83.

Meinecke, Ulla: Apothekenbindung und Freiverkäuflichkeit von Arzneimitteln. Darstellung der historischen Entwicklung bis zur Kaiserlichen Verordnung von 1901 unter besonderer Berücksichtigung des Kurfürstentums Brandenburg und des Königreichs Preußen. Marburg 1971.

Meyer, Ulrich; Aagaard, Lise; Schaefer, Marion: Chloramphenicol im »Schwarzen Kanal«. Die missglückte Skandalisierung eines in der DDR viel gebrauchten Antibiotikums. In: Geschichte der Pharmazie 65 (2013), S. 49–58.

Nachtsheim, Hans: Betrachtungen zur Ätiologie und Prophylaxe angeborener Anomalien. In: Deutsche Medizinische Wochenschrift 84 (1959), S. 1845–1851.

Pfeiffer, Rudolf Arthur; Kosenow, Wilhelm: Zur Frage einer exogenen Verursachung von schweren Extremitätenmißbildungen. In: Münchener Medizinische Wochenschrift 104 (1962), S. 68–74.

Poser, Wolfgang; Poser, Sigrid; Echternkamp, Manfred: Mißbrauch bromhaltiger Schlaf- und Beruhigungsmittel. In: Deutsche Medizinische Wochenschrift 99 (1974), S. 2489–2497.

Rageth, Simon: Medikamentöse Fruchtschäden in der Schwangerschaft. In: Therapeutische Umschau und medizinische Bibliographie 16 (1959), S. 215–221.

Rett, Andreas: Exogene Ursachen angeborener Mißbildungen. In: Wiener klinische Wochenschrift 70 (1958), S. 37–43.

Rotthege, Konrad: Die Entstehung des Arzneimittelgesetzes vom 16. Mai 1961 unter besonderer Berücksichtigung der historischen Entwicklung arzneimittelrechtlicher Bestimmungen und des Verkehrs mit Arzneimitteln. Frankfurt/Main 2011.

Schaefer, Christof u. a. (Hg.): Arzneimittel in Schwangerschaft und Stillzeit. 8. Aufl. München 2012.

Schildt, Axel; Siegfried, Detlef; Lammers, Karl Christian (Hg.): Dynamische Zeiten. Die 60er Jahre in den beiden deutschen Gesellschaften. Hamburg 2000.

Schubert, Ernst von: Über die Mängel der Mißbildungsstatistiken aus geburtshilflichen Anstalten. In: Geburtshilfe und Frauenheilkunde 19 (1959), S. 475–490.

Schwalbe, Ernst: Die Morphologie der Mißbildungen des Menschen und der Tiere. Ein Lehrbuch für Morphologen, Physiologen, praktische Ärzte und Studierende. I. Teil: Allgemeine Mißbildungslehre (Teratologie). Eine Einführung in das Studium der abnormen Entwicklung. Jena 1906.

Schwerin, Alexander von: 1961 – Die Contergan-Bombe. Der Arzneimittelskandal und die neue risikoepistemische Ordnung der Massenkonsumgesellschaft. In: Eschenbruch, Nicholas u. a. (Hg.): Arzneimittel des 20. Jahrhunderts. Historische Skizzen von Lebertran bis Contergan. Bielefeld 2009, S. 255–282.

Stapel, Ute: Die Arzneimittelgesetze 1961 und 1976. Mit einem Geleitwort von Rudolf Schmitz. Stuttgart 1988.

Steinmetz, Willibald: Ungewollte Politisierung durch die Medien? Die Contergan-Affäre. In: Weisbrod, Bernd (Hg.): Die Politik der Öffentlichkeit – Die Öffentlichkeit der Politik. Politische Medialisierung in der Geschichte der Bundesrepublik. Göttingen 2003, S. 195–228.

Stoff, Heiko: Gift in der Nahrung. Zur Genese der Verbraucherpolitik in Deutschland Mitte
    des 20. Jahrhunderts. Stuttgart 2015.
Thomann, Klaus-Dieter: Die Contergan-Epidemie. Ein Beispiel für das Versagen von Staat,
    Ärzteschaft und Wissenschaft? In: Rauschmann, Michael; Thomann, Klaus-Dieter; Zich-
    ner, Ludwig (Hg.): Die Contergankatastrophe – Eine Bilanz nach 40 Jahren. Darmstadt
    2005, S. 13–31.
Weingarten, Joe: Staatliche Wirtschaftsaufsicht in Deutschland. Die Entwicklung der Apothe-
    kenaufsicht Preußens und Nordrhein-Westfalens von ihrer Gründung bis zur Gegenwart.
    Opladen 1989.
Wenzel, Dagmar; Wenzel, Karl-Heinz: Der Contergan-Prozess. Verursachte Thalidomid Ner-
    venschäden und Missbildungen? Bd. 2: Bericht und Protokollauszüge vom 51.–100. Ver-
    handlungstag. Berlin 1969.
Wiedemann, Hans-Rudolf: Hinweis auf eine derzeitige Häufung hypo- und aplastischer Fehl-
    bildungen der Gliedmaßen. In: Die medizinische Welt 23 (1961), S. 1863–1866.
Wiedemann, Hans-Rudolf: Klinische Bemerkungen zur pharmakogenen Teratogenese. In:
    Bulletin der Schweizerischen Akademie der Medizinischen Wissenschaften 20 (1964),
    S. 544–564.

MEDIZIN, GESELLSCHAFT UND GESCHICHTE 37, 2019, 113–134, FRANZ STEINER VERLAG

Die berufliche Rehabilitation in der DDR[1]

Carolin Wiethoff

Summary

Work-related rehabilitation in the German Democratic Republic

Everyone was meant to earn a living for themselves in the workers' and peasants' state of the German Democratic Republic (GDR). But how were those with reduced earning capacity integrated into this scheme? After forced labour market integration of disabled persons had already taken place under Soviet occupation and in the first decade of the GDR, rehabilitation was established in the GDR administration in the early 1960s and fleshed out in the following years. It appears that organisational aspects of rehabilitation as well as concepts such as lighter or protected work had been developed at a local level as early as the 1950s. When these concepts were put into practice, the nationalised GDR enterprises had to provide suitable work places, a process that caused difficulties which ultimately explain the conflicts inside the GDR's state apparatus.

Einleitung

Die DDR war eine Arbeitsgesellschaft.[2] Ein »Recht auf Arbeit« war bereits in der Verfassung von 1949 festgeschrieben worden, indem es dort hieß: »Das Recht auf Arbeit wird verbürgt. Der Staat sichert durch Wirtschaftslenkung jedem Bürger Arbeit und Lebensunterhalt. Soweit dem Bürger angemessene Arbeitsgelegenheit nicht nachgewiesen werden kann, wird für seinen notwendigen Unterhalt gesorgt.«[3] Kehrseite dieses Rechts war die Pflicht zur Arbeit, die 1961 im Gesetzbuch der Arbeit der DDR verankert wurde.[4] Der Anspruch, möglichst allen Bürgern einen Arbeitsplatz zu vermitteln, kennzeichnete die Sozialpolitik der Sozialistischen Einheitspartei Deutschlands (SED) über den gesamten Zeitraum des Bestehens der DDR hinweg und ist in der Forschung unter dem Begriff »workfare state«[5] subsumiert worden. Als offizielle Begründung diente die Ideologie des Sozialismus.[6] Arbeit stärke das Selbstwertgefühl des Menschen und helfe ihm, aktiv am gesellschaftlichen Leben teilzuneh-

---

1   Es handelt sich hierbei um Ergebnisse aus meiner 2017 veröffentlichten Dissertation: Wiethoff (2017).
2   Kohli (1994).
3   Verfassung (1949), § 15, Abs. 2, S. 7.
4   Gesetzbuch der Arbeit (1961), S. 27–29, insbes. § 2, Abs. 1 und 2, S. 29. Vgl. auch Hoffmann (2005), S. 99.
5   Vgl. Schmidt (1998), S. 134; Hockerts (1998), S. 21.
6   Hoffmann (2005), S. 90.

men. Als »vollwertiges Mitglied der Gesellschaft«[7] war er aber gleichzeitig dazu angehalten, seinen Beitrag zum Aufbau des Sozialismus zu leisten. Derartig vollmundige ideologische Bekundungen, von Funktionären allerorts verwendet, kaschierten weit pragmatischere Beweggründe für die Eingliederung aller nur möglichen Bevölkerungsteile in den Arbeitsprozess. Die Gewinnung zusätzlicher Arbeitskräfte diente dem Ziel, dem in der ostdeutschen Planwirtschaft dauerhaft vorherrschenden Arbeitskräftemangel abzuhelfen und andere Werktätige in wichtigere Bereiche umlenken zu können.[8] Weiterhin zielte die umfassende Arbeitsintegration auch darauf ab, die Leistungen der in der DDR errichteten Einheitssozialversicherung, wie Renten oder Sozialfürsorge, möglichst einzusparen.[9] Aus Spargründen und mit Hinblick auf die Erschließung eines neuen Arbeitskräftepotentials legte das SED-Regime auch ein besonderes Augenmerk darauf, Menschen mit Erwerbsminderungen wieder in den Arbeitsprozess zu integrieren.

Wichtige Grundlagen hierfür waren bereits in der Sowjetischen Besatzungszone entstanden. Betrieben und Verwaltungen war bereits 1946 vorgeschrieben worden, zehn Prozent ihrer Beschäftigten aus dem Kreis der »Schwerbeschädigten«[10] zu rekrutieren[11]. Als solche galten ab 1947 bestimmte Personengruppen ab dem 14. Lebensjahr, die einen Körperschaden von mehr als 50 Prozent vorweisen konnten.[12] Diese Bestimmung wurde Anfang der 1950er Jahre neu gefasst. Fortan gehörten hierzu alle chronischen Leiden mit Ausnahme von Alterserscheinungen.[13] Eine Invalidenrente konnte dann bezogen werden, wenn die Beschädigung 66⅔ Prozent überstieg, die Betroffenen zuvor mindestens fünf Jahre lang in die Sozialversicherung eingezahlt hatten und die Definitionskriterien für Invalidität erfüllt waren.[14] Die Alters- und Invalidenrenten in der DDR waren allerdings so niedrig, dass viele Rentner gezwungen waren, neben ihrer Rente weiter zu arbeiten.[15]

Die Integration von Schwerbeschädigten und Invalidenrentnern in den Arbeitsprozess sollte durch spezielle Rehabilitationsmaßnahmen erfolgen. Der Begriff »Rehabilitation« tauchte in der DDR analog zur Bundesrepublik allerdings erst ab Mitte der 1950er Jahre auf. Damit wurde die berufliche Rehabilitation nicht neu erfunden, sondern sie weist eine Tradition in der Berufsfürsorge verschiedener Bereiche auf, wie der Unfallversicherung, der

---

7   BArch, DQ 1/21105, unpag., Rat des Bezirkes Frankfurt (Oder) (Gesundheits- und Sozialwesen) an MfG [Ministerium für Gesundheitswesen] (Sachgebiet Sozialwesen), Entwurf vom 30. und 31.3.1960, 14.4.1960.
8   Hoffmann (2005), S. 90.
9   Boldorf (1998), S. 235; Boldorf (2003), S. 138.
10 Anstelle einer »Behinderung« war im Recht der DDR der Terminus »Beschädigung« üblich, Betroffene wurden als »Geschädigte« oder »Schwerbeschädigte« bezeichnet, vgl. Welti (2005), S. 23.
11 Abdruck (1946), S. 302–304.
12 BArch, SAPMO, DY 34/27740, Bl. 102 f., Befehl Nr. 89 des Obersten Chefs der Sowjetischen Militäradministration in Deutschland (SMAD) vom 17.4.1947.
13 Anweisung (1951), S. 1187.
14 Verordnung (1947), S. 92, § 54.
15 Bouvier (2002), S. 221; Hoffmann (2005), S. 111.

Krüppelfürsorge und der Kriegsopferversorgung.[16] In der DDR wurde Rehabilitation als »zweckgerichtete Tätigkeit eines Kollektivs in medizinischer, sozialer und ökonomischer Hinsicht« verstanden, die »zur Erhaltung, Wiederherstellung und Pflege der Fähigkeiten des Menschen« beitragen und diesen zu einer aktiven Teilnahme am gesellschaftlichen Leben befähigen sollte.[17] Damit wurde Rehabilitation zu einem Sammelbegriff, der sich auf die Felder der beruflichen, pädagogischen, medizinischen und sozialen Rehabilitation erstreckte.[18] Begrifflich äußerte sich dies in der Bezeichnung der »komplexen Rehabilitation«, deren Ziel darin definiert wurde, »alle medizinischen, sozialen, pädagogischen und beruflichen Maßnahmen zu einer lückenlosen Kette zu verbinden, daß sie sich gegenseitig ergänzen und potenzieren, damit der geschädigte Bürger (wieder) in das gesellschaftliche Leben integriert werden kann«.[19] Dabei war eine erhebliche Mitwirkung auf lokaler Ebene nötig, denn das SED-Regime legte den Schwerpunkt darauf, Menschen mit Erwerbsminderungen vorrangig in Industriebetriebe einzugliedern.

Im Folgenden wird am Beispiel der Organisation der beruflichen Rehabilitation sowie der inhaltlichen Konzepte der »Schonarbeit« und der »geschützten Arbeit« das Wechselspiel zwischen der zentralen und der lokalen Ebene der DDR beleuchtet. In der neueren Forschung zur DDR wird zunehmend deutlich, wie wichtig dieses Wechselspiel für das Funktionieren der SED-Diktatur war. So zeigen die Forschungen von Florian Steger und Maximilian Schochow zu den Venerologischen Stationen der DDR, dass Akteure einer politisierten Medizin »das politische System selbst durch ihre Normen prägten, die sie bei ihrem täglichen Handeln anwandten«.[20] Die Autoren des Forschungsprojekts »Die DDR-Bezirke – Akteure zwischen Macht und Ohnmacht« kommen zu dem Schluss, dass regionale und lokale Herrschaftsinstanzen das System der DDR stabilisierten, indem sie »dessen Defekte zwar nicht ausgleichen, aber doch immerhin lange kaschieren konnten«.[21] Sie plädieren dafür, das Herrschaftssystem der DDR stärker unter raumbezogenen Aspekten zu analysieren, da hierbei »günstigenfalls die Festungen und Bastionen, vor allem aber die abgehängten Gebiete eines Herrschaftssystems, das schrittweise erodierte«, stärker sichtbar werden.[22] Auch in Bezug auf die berufliche Rehabilitation ist es lohnenswert, den Blick über die zentrale Ebene hinaus zu richten. Wie entstanden Gesetze und Verordnungen zu diesem Politikfeld, wie wurden diese umgesetzt und welchen Einfluss und Handlungsspielräume hatten einzelne Akteure auf den unterschiedlichen Ebenen?

---

16 Vgl. dazu Jochheim/Schliehe/Teichmann (2001), S. 565.
17 Zit. n. Renker (1961), S. 349.
18 Boldorf (2004), S. 455.
19 Schwerbeschädigtenbetreuung (1987), S. 18.
20 Steger/Schochow (2016), S. 8.
21 Bernhardt/Werner (2017).
22 Bernhardt/Werner (2017).

Organisation der beruflichen Rehabilitation

Institutionelle Verankerung im Ministerium für Gesundheitswesen

Bedeutsam für die Entwicklung des Rehabilitationsbegriffs in der DDR, der
sich zunächst nur auf behinderte Kinder und Jugendliche erstreckt hatte, die
seit 1954 einer Meldepflicht unterlagen[23], war die »Forschungsgruppe Rehabilitation« der Arbeitsgemeinschaft der Sozialhygieniker[24]. Zahlreiche Anregun-
gen und Initiativen gingen von diesem hauptsächlich aus Ärzten bestehenden
Gremium in den Jahren nach seiner Einrichtung aus. Die Forschungsgruppe
war 1957 ins Leben gerufen worden und begann, Rehabilitation stärker unter
medizinischen, pädagogischen und sozialen Aspekten zu betrachten. Innerhalb der Forschungsgruppe bestand auch eine Kommission »Arbeit«, die sich
mit der Frage nach Strategien zur Eingliederung von Menschen mit Beschädigung in das Berufsleben befasste.[25] Dafür beriet die Kommission auch über
den Bau von Rehabilitationszentren wie beispielsweise in Dresden und in
Eisenberg oder über eine Siedlung für Querschnittsgelähmte im Halbleiter-
werk Frankfurt (Oder). In den Aufgabenbereich der Kommission fielen zudem die berufliche Rehabilitation von Menschen mit Tuberkulose und die
Rehabilitation in der Landwirtschaft. Eine weitere Kommission »Organisation
und gesetzliche Grundlagen der Rehabilitation« war ebenfalls mit der Verbesserung der Arbeitsplatzvermittlung betraut und beschäftigte sich zudem
mit der Vorbereitung einer umfassenderen Rehabilitationsgesetzgebung.[26] Im
Vorstand der Forschungsgruppe waren auch je ein Mitarbeiter des Ministeriums für Gesundheitswesen und des Freien Deutschen Gewerkschaftsbundes
(FDGB) vertreten.[27]

Eine zentrale Instanz für die Rehabilitation im Staatsapparat wurde 1960
geschaffen. Nach der Gründung der DDR war die Berufsfürsorge für Schwerbeschädigte zunächst in den Aufgabenbereich des von Luitpold Steidle ge-
leiteten Ministeriums für Arbeit und Gesundheitswesen gefallen. Nach der
Aufspaltung des Ministeriums im Jahr 1950 gehörte dieses Politikfeld zum Zu-
ständigkeitsbereich des Ministeriums für Arbeit und ab 1954 zum Ministerium
für Arbeit und Berufsausbildung, das 1958 aufgelöst wurde. Daraufhin wurde
der Bereich des Sozialwesens in das Ministerium für Gesundheitswesen eingegliedert und eine Hauptabteilung (HA) Sozialwesen unter der Leitung von
Käthe Kern gebildet. Kern war zuvor im Ministerium für Gesundheitswesen
für die Abteilung »Mutter und Kind« zuständig gewesen.[28]

Im Ministerium für Gesundheitswesen kam es schon bald zu Kompetenz-
streitigkeiten zwischen der HA Sozialwesen und anderen Abteilungen des Mi-

---

23 Anordnung über die Meldung von Körperbehinderungen (1954), S. 194.
24 Boldorf (2004), S. 464.
25 Renker (1962), S. 23.
26 Renker (1962), S. 19–22.
27 Renker (1962), S. 18.
28 BArch, SAPMO, NY 4145/44, Bl. 99 f., hier Bl. 100, Schreiben Kerns an G. F., 27.6.1981.

nisteriums, da Kern anstrebte, den Bereich der Rehabilitation zentral in ihrer Abteilung zu verankern. Auseinandersetzungen führte sie dabei vor allem mit der HA Heilwesen, deren Abteilung »Spezieller Gesundheitsschutz« für die Organisation der Rehabilitation im Allgemeinen zuständig war. Daneben gehörten Rehabilitation und Schonarbeit auch im Rahmen des Fachgebietes »Arbeitsschäden und Berufskrankheiten« zur HA Staatliche Hygieneinspektion des Ministeriums.[29] Kerns Bemühungen waren letztlich erfolgreich: In der HA Sozialwesen wurde per Kollegiumsbeschluss vom August 1959 eine Abteilung Rehabilitation eingerichtet[30], die kurz darauf in einen eigenen Sektor umgewandelt wurde und das Aufgabengebiet federführend leitete. Alle Rehabilitationsfragen sollten durch den Sektor koordiniert werden. Dies wurde damit begründet, dass eine »straffe Organisationsform« bislang gefehlt und dies die Arbeit in den Bezirken gehemmt habe.[31] Diese Zentralisierung gestaltete sich allerdings nicht konfliktfrei, denn es wurde von unterschiedlichen Stellen in den Folgejahren kritisiert, dass die Rehabilitation nicht zum Sozialwesen, sondern zu den medizinischen Abteilungen gehöre.[32] Der Staatsrat der DDR bemängelte beispielsweise im Jahr 1963, dass im Ministerium für Gesundheitswesen kein einziger Arzt für die Organisation der Rehabilitation zuständig sei. Stattdessen handele es sich im Sozialwesen »nur [um] fürsorgerisch ausgebildete Mitarbeiter«.[33] Der im Juli 1961 als Sektorleiter eingestellte Erich Knabe hatte beispielsweise »in seiner zwanzigjährigen Tätigkeit als Staatsfunktionär«[34] hauptsächlich im Bereich der Berufsfürsorge und Arbeitskraftlenkung gearbeitet, unter anderem bei der Versicherungsanstalt Berlin, beim Berliner Magistrat und beim Wirtschaftsrat von Groß-Berlin[35].

Bildung von Rehabilitationskommissionen

Neben dem Sektor entstand Anfang der 1960er Jahre beim Ministerium für Gesundheitswesen eine Zentrale Rehabilitationskommission unter Kerns Leitung, in der alle mit dem Thema befassten Fachministerien und gesellschaftlichen Organisationen vertreten waren.[36] Analog dazu sollten auch auf der

---

29 BArch, DQ 1/21094, unpag., Strukturpläne des Ministeriums für Gesundheitswesen, Hauptabteilungen Heilwesen und Staatliche Hygieneinspektion.

30 BArch, DQ 1/21096, unpag., Ministerium für Gesundheitswesen, Kollegiumsbeschluss vom 24.8.1959.

31 BArch, SAPMO, DY 30/96690, Bl. 34–42, hier Bl. 34, MfG (Kern), Entwicklung der Rehabilitation in der Deutschen Demokratischen Republik, o. D.

32 BArch, DQ 1/2237, unpag., Hygieneinstitut der Universität Halle-Wittenberg (Renker) an MfG (Stellvertretender Minister für Gesundheitswesen), 15.3.1961.

33 BArch, DQ 1/22594, unpag., Information, 8.4.1963.

34 BArch, SAPMO, NY 4145/44, Bl. 197f., Käthe Kern an den Leiter des Sekretariats des Ministerrates der DDR, 10.11.1977, hier Bl. 198.

35 BArch, SAPMO, NY 4145/44, Bl. 197f., Käthe Kern an den Leiter des Sekretariats des Ministerrates der DDR, 10.11.1977, hier Bl. 197.

36 Hierzu gehörten Vertreter des ZK [Zentralkomitees] der SED, der Ministerien für Volksbildung und Finanzen, der Staatlichen Plankommission, des Komitees für Arbeit und

Ebene der Bezirke und Kreise Rehabilitationskommissionen entstehen, deren Zusammensetzung und Aufgaben 1961 vorgeschrieben wurden.[37] Hierbei hatte sich der Sektor Rehabilitation offenbar an einem bereits bestehenden Pionierprojekt einer Rehabilitationskommission in der Stadt Rostock orientiert, das nun auf die Bezirke und Kreise übertragen werden sollte.[38]

Bei der Einrichtung dieser Kommissionen ging es um zwei wesentliche Aspekte: Zum einen sollten in diesen nicht nur Ärzte vertreten sein, sondern darüber hinaus weitere Stellen. Kommissionen, die nur aus Ärzten bestanden, wurden nach den Vorstellungen der HA Sozialwesen umgebildet.[39] Zum anderen sollten die Kommissionen ehrenamtlich arbeiten, in einer Weise, »die unter geringstem Aufwand an zusätzlichen Arbeitskräften den grösstmöglichen [sic!] Erfolg bringt und weitestgehend die Werktätigen mit in diese Arbeit einbezieht«.[40] Die ehrenamtliche Arbeit der Kommissionen hatte vor allem finanzielle Gründe, denn eigene Planstellen für die Rehabilitation, die das Ministerium für Gesundheitswesen ursprünglich vorgesehen hatte, waren vom Ministerium der Finanzen und der Staatlichen Plankommission abgelehnt worden. Von der Forschungsgruppe Rehabilitation vorgeschlagene Berufsbilder, wie das des Rehabilitationsbearbeiters, wurden ebenfalls abgelehnt. Der Vorsitzende der Forschungsgruppe, Ernst Holstein, kritisierte diese Entscheidung. Ärzte, die der Forschungsgruppe angehörten, hätten immer wieder beklagt, dass »die örtlichen Organe total überlastet« seien und somit bei der Arbeitsvermittlung von Betroffenen ausfielen, weshalb die von den Ärzten angestrebte Vermeidung einer Frühinvalidität häufig scheitere.[41] Beispiele aus Rostock und Berlin hätten gezeigt, dass mit zusätzlichen Planstellen Erfolge erzielt werden könnten. Holstein warnte davor, dass die in der derzeitigen Form bestehende Arbeit der Rehabilitationskommissionen »in kürzester Zeit im Sande verlaufen« werde.[42]

Löhne, des FDGB-Bundesvorstandes, der Forschungsgruppe Rehabilitation, des Deutschen Roten Kreuzes, der Volkssolidarität, des Allgemeinen Deutschen Blindenverbandes, des Allgemeinen Deutschen Gehörlosenverbandes, einzelner Räte der Bezirke sowie ein Vertreter eines Betriebes und der Hochschule für Ökonomie und Planung. Vgl. BArch, DQ 1/21105, unpag., Mitglieder der zentralen Rehabilitationskommission, o. D.

37 Arbeitsrichtlinie (1961), S. 19.
38 BArch, SAPMO, DY 30/96690, Bl. 34–42, hier Bl. 35, MfG (Hauptabteilung Sozialwesen), Entwicklung der Rehabilitation in der Deutschen Demokratischen Republik, o. D.
39 BArch, DQ 1/21106, unpag., Sektor Rehabilitation (Weise), Aktenvermerk, 5.2.1962.
40 BArch, SAPMO, DY 30/96690, Bl. 34–42, hier Bl. 35, MfG (Hauptabteilung Sozialwesen), Entwicklung der Rehabilitation in der Deutschen Demokratischen Republik, o. D.
41 Siehe BArch, DQ 1/23163, unpag., Forschungsgruppe Rehabilitation (Holstein) an MfG (Staatssekretär Jahnke), Anerkennung der Berufsbilder für den Rehabilitationsberater und den Rehabilitationsbearbeiter und Schaffung von zusätzlichen Planstellen bei den Räten der Bezirke, Kreise, Städte und Stadtbezirke, 1.6.1961.
42 BArch, DQ 1/23163, unpag., Forschungsgruppe Rehabilitation (Holstein) an MfG (Staatssekretär Jahnke), Anerkennung der Berufsbilder für den Rehabilitationsberater und den Rehabilitationsbearbeiter und Schaffung von zusätzlichen Planstellen bei den Räten der Bezirke, Kreise, Städte und Stadtbezirke, 1.6.1961.

Rehabilitation im Betrieb

Die berufliche Rehabilitation konzentrierte sich in hohem Maße auf den Betrieb und weniger auf staatliche Rehabilitationseinrichtungen. Dies entsprach der generellen Bedeutung der Betriebe in der DDR als »zentrale Vergesellschaftungskerne«, welche die »soziale Landkarte« letztlich stärker als die Wohnorte prägten.[43] Gleichzeitig wurden Betriebe zu »Filialen der staatlichen Sozialpolitik«[44], die sich vor allem auf den arbeitenden Menschen richtete[45]. Die Sozialversicherung war im Betrieb verankert. Innerhalb der Betriebsgewerkschaftsleitungen des FDGB bestand ein Rat für Sozialversicherung, welcher die entsprechenden Gelder verwaltete. Ehrenamtlich tätige »Bevollmächtigte« der Sozialversicherung, die formal dafür zuständig waren, erkrankte »Werktätige« zu betreuen, kontrollierten, ob diese tatsächlich der Arbeit aus Krankheitsgründen ferngeblieben waren.[46] Innerhalb der Betriebe bestanden eigene Gesundheitseinrichtungen, die je nach Zahlenstärke der Belegschaft von kleinen Gesundheitsstuben bis zu einer eigenen Betriebspoliklinik mit mehreren Abteilungen reichten. Betriebsärzte konnten in der DDR Beschäftigte behandeln – ein wesentlicher Unterschied zur Betriebsmedizin in der Bundesrepublik.[47] Dabei sollten Ärzte in ihrem ärztlichen Handeln gesellschaftliche und wirtschaftliche Aspekte berücksichtigen. Sie sollten mit den Stellen der Wirtschaftsbürokratie zusammenarbeiten und dabei die verbliebene Leistungsfähigkeit des Einzelnen prüfen:

> Wir müssen erreichen, daß unsere Ärzte auf neue, sozialistische Art ihren medizinischen Auftrag ausführen. Sie müssen die Bedeutung der sozialen Umwelt ihrer Patienten für die Entwicklung der verschiedenen Krankheitsbilder kennenlernen. Es ist unerläßlich, daß der Arzt sich auch mit den ökonomischen Problemen vertraut macht[,] also eine gute Zusammenarbeit mit den Ökonomen anstrebt. In der gesellschaftlichen Einstellung und Betrachtungsweise Einzelner findet man auch heute noch den Gedanken der Entschädigung für einen Körperschaden vor. Dieser Gedanke wird noch gefördert, daß bei der Festsetzung von Renten wohl eingehend und mit modernsten Methoden geprüft wird, welchen Schaden jemand durch Krankheit oder Unfall erlitten hat, nicht aber welche Leistungsmöglichkeiten trotz allem verblieben sind. Anstatt die positive wird die negative Beurteilung in den Vordergrund gerückt.[48]

Diese Forderung wurde mit der Einführung von Betriebsrehabilitationskommissionen institutionalisiert. Ab 1978 waren in Betrieben mit einem hauptamtlich tätigen Betriebsarzt Rehabilitationskommissionen vorgeschrieben, welche die Aufgabe hatten, den Betriebsleiter bei der Integration von »geschädigten« Jugendlichen und Erwachsenen sowie durch Unfall oder Krank-

---

43 Kohli (1994), S. 43.
44 Hübner (1999), S. 63.
45 Hoffmann/Schwartz (2005), S. 4.
46 Hoffmann (1996), S. 261.
47 Elsner (1990), S. 7.
48 BArch, DQ 1/3150, unpag., Analyse über den Stand der Rehabilitation und Schlussfolgerungen für die weitere Arbeit in der Rehabilitation, o. D.

heit eingeschränkter »Werktätiger« in den Betrieb zu unterstützen.[49] Denn sie berieten über den Arbeitsplatzwechsel von berufsunfähigen Beschäftigten und die Integration von »Rehabilitanden« in den Betrieb. Mitglieder der Kommissionen waren der ökonomische Leiter, der Sicherheitsinspektor, der Leiter der Kaderabteilung, der Betriebsarzt und der Vorsitzende des Rates für Sozialversicherung sowie zwei betroffene »Werktätige«.[50] Die Betriebsrehabilitationskommissionen mussten sich mit den Kreisrehabilitationskommissionen über die Arbeitsvermittlung von Rehabilitanden, Invalidenrentnern und Schwerbeschädigten innerhalb des Kreises austauschen.[51] Die Kreise orientierten sich dabei an den Vorgaben vom Rat des Bezirkes. Obwohl die Betriebsrehabilitationskommissionen erst 1978 gesetzlich verankert wurden, existierten Vorläufer bereits in den 1950er Jahren. Schon zu dieser Zeit bestanden in den Betrieben Kommissionen, welche den späteren Rehabilitationskommissionen hinsichtlich der Zusammensetzung und der Aufgaben ähnelten. So war 1952 auf einer Arbeitsbesprechung der »Sonderbeauftragten für Schwerbeschädigte« der Landesregierungen gefordert worden, in den Betrieben Arbeitsplatzbegehungen unter Beteiligung von Werkleitung, Betriebsgewerkschaftsleitung, Betriebsarbeitsschutzkommission, Betriebsarzt und einem Schwerbeschädigten »in systematischer Folge« durchzuführen.[52] In einzelnen Betrieben waren zu diesem Zeitpunkt bereits sogenannte »Schwerbeschädigten-Obmänner« oder sogar bei der Betriebsgewerkschaftsleitung angesiedelte Schwerbeschädigten-Kommissionen vorhanden. Im Eisenhüttenkombinat Ost war 1953 eine solche Kommission entstanden, damit »jeder Kollege nach seinen Fähigkeiten und unter Beachtung seiner Körperbehinderung am richtigen Arbeitsplatz eingesetzt wird«.[53] Die Kommission bestand aus acht Personen und gliederte sich in vier Aufgabenbereiche, wozu auch die Betreuung am Arbeitsplatz gehörte. Hierzu sollten Arbeitsplatzanalysen und Umschulungen durchgeführt und Schonplätze bereitgestellt werden.[54] Die Entwicklung der beruflichen Rehabilitation zeigt, dass auf bereits in den 1950er Jahren bestehende Konzepte der Schwerbeschädigtenfürsorge zurückgegriffen werden konnte, die in den Betrieben entstanden waren und nun in neuem Gewand institutionalisiert wurden. Auch bei der gesetzlich festgeschriebenen Einrichtung von Rehabilitationskommissionen auf Bezirks- und Kreisebene hatte sich das Ministerium für Gesundheitswesen an auf lokaler Ebene bestehenden Kommissionen

---

49 Anordnung über die Bildung und Tätigkeit von Betriebsrehabilitationskommissionen (1978).
50 Frerich/Frey (1993), S. 386.
51 Anordnung über die Bildung und Tätigkeit von Betriebsrehabilitationskommissionen (1978).
52 BArch, DQ 2/1877, unpag., Hauptabteilung Arbeit, Arbeitsbesprechung der Sonderbeauftragten für Schwerbeschädigte der Landesregierungen im Ministerium für Arbeit der Regierung der Deutschen Demokratischen Republik am 5.6.1952, 4.6.1952.
53 UA EKO, A 698, Bl. 24, Betriebskollektivvertrag 1953, Sozialversicherung und Gesundheitsschutz.
54 UA EKO, BGL A 3, Bl. 12, Vorsitzender der Schwerbeschädigten-Kommission, Bericht über die Sitzung vom 19.8.1953, 2.9.1953.

orientiert. Doch nicht nur bei der Organisation der beruflichen Rehabilitation, sondern auch bei der Entwicklung inhaltlicher Konzepte waren die Akteure auf der lokalen Ebene bedeutsam.

Berufliche Rehabilitation in der Praxis

Lokale Akteure als Motor: Das Beispiel Schonarbeit

Inhaltliche Konzepte, die in den Betrieben in den 1950er Jahren entwickelt worden waren, wurden Anfang der 1960er Jahre im größeren Stil aufgegriffen und gesetzlich verankert. Das verdeutlicht das Konzept der Schonarbeit, bei dem es sich allerdings um eine vorübergehende Rehabilitationsmaßnahme handelte.[55] Schonarbeit war bei einer kurzen Erkrankung vorgesehen, wurde aber nachweislich auch für längerfristig oder chronisch erkrankte Beschäftigte genutzt.[56]

Die Einrichtung von Schonplätzen in den Betrieben hing eng mit einem tiefen Einschnitt in das System der sozialen Sicherung zusammen, der 1952 erfolgte. Walter Ulbricht hatte auf der II. Parteikonferenz der SED im Juli 1952 den »Aufbau des Sozialismus« ausgerufen. Darunter fielen nicht nur die Kollektivierung der Landwirtschaft und der Aufbau der Schwerindustrie, sondern auch ein »gigantisches Aufrüstungsprogramm«.[57] Von sowjetischer Seite war angeregt worden, hierzu die Arbeitsproduktivität zu erhöhen und ein »strenges Sparsamkeitsregime« einzuführen, das sich auch auf die Leistungen der Sozialversicherung auswirken sollte.[58] Neben der Nachuntersuchung von Invalidenrentnern kam es auch verstärkt zu Überprüfungen von erkrankten Beschäftigten. So forderte der zuständige Staatssekretär im Ministerium der Finanzen, Willy Rumpf, eine Überprüfung von Krankheitsdiagnosen und die Vermeidung von »Gefälligkeitskrankschreibungen«, mit denen in den Betrieben Schwierigkeiten in der Kohle- und Materialversorgung überbrückt würden.[59]

Die Umsetzung dieser Forderungen lässt sich am Beispiel des Eisenhüttenkombinats Ost (EKO) nachzeichnen, das Anfang der 1950er Jahre entstanden war. Dort waren erkrankte Beschäftigte in der Betriebspoliklinik schon 1952 nach strengen Gesichtspunkten nachuntersucht worden:

---

55 Frerich/Frey (1993), S. 384.
56 UA EKO, BGL A 13, Bl. 19–30, hier Bl. 26, Inspektion für Arbeitsschutz und technische Sicherheit, Protokoll über die Sicherheitskonferenz des EKO am 12.10.1962.
57 Steiner (2007), S. 84.
58 Hoffmann (1996), S. 285.
59 BArch, SAPMO, DY 34/18947, unpag., Abschrift: MdF [Ministerium der Finanzen] (Rumpf) an MfA [Ministerium für Arbeit] (Chwalek), Finanzlage der Sozialversicherung im Monat Januar 1953, 7.3.1953.

> Bei einer Aktion wurden 118 Patienten vorgeladen, 59 erschienen, davon 26 arbeitsfähig geschrieben, 33 arbeitsunf., 59 nicht erschienen, davon 10 entschuldigt, 44 ließen sich vorher gesundschreiben, in fünf Fällen wurde Krankengeld gesperrt. Ergebnis also von 118 sind mit einer beratungsärztl. Kontrolle 70 arbeitsfähig geschrieben.[60]

Zur Kontrolle von erkrankten Beschäftigten war auch in den Betriebsabteilungen die Etablierung eines Kontrollsystems geplant, indem »bei entsprechendem Verdacht und bei Hinweisen auf geringe Arbeitsfreudigkeit des Kollegen eine schnelle Bestellung zum Beratungsarzt« erfolgen sollte.[61] Großen Anteil an Gesundschreibungen hatten die 1953 eingeführten Ärzteberatungskommissionen[62], welche den Beratungsarzt der Sozialversicherung ersetzten und denen Patienten, die länger als zehn Tage arbeitsunfähig geschrieben waren, vorgestellt werden mussten. Die Ärzteberatungskommissionen fungierten dabei sowohl als Kontrollinstrument von Patienten als auch von Ärzten, denen unberechtigte Krankschreibungen unterstellt wurden.[63] Zur Kontrolle erkrankter Beschäftigter dienten zudem die ehrenamtlich tätigen Sozialbevollmächtigten der Sozialversicherung.[64] Beschäftigte des EKO, die in dieser Funktion tätig waren, hatten sich aber zunächst geweigert, Krankenbesuche durchzuführen, da sie davon ausgingen, damit »Spionagedienst zu leisten«.[65] Auch gegen die Bildung von Ärzteberatungskommissionen regte sich zunächst Widerstand auf der lokalen Ebene.[66]

Mit einer »Schonarbeit« wurde bezweckt, eine Krankschreibung zu verhindern. Beschäftigte mit leichten Verletzungen oder Erkrankungen sollten dabei auf anderen Arbeitsplätzen eingesetzt werden. Schonarbeit war nur für eine kurze Episode der Krankheit gedacht und sollte dazu beitragen, dass der Beschäftigte den Anschluss an den Betrieb nicht verlor. Zwar war 1953 festgelegt worden, dass infolge eines Betriebsunfalls eine Tätigkeit in einer niedrigeren Lohn- und Gehaltsgruppe ausgeübt werden konnte[67], Schonarbeit als solche wurde aber nicht explizit benannt[68]. Diese entwickelte sich vielmehr aus der Praxis, wie sich am Beispiel des EKO zeigt.

Schon 1952 wurden die Abteilungsleiter im EKO auf einer Sitzung in der Betriebspoliklinik dazu aufgefordert, Angaben über »leichte Arbeitsplätze« in ihren Abteilungen zu machen. Auf diesen sollten beispielsweise Personen mit leichten Verletzungen eingesetzt werden:

---

60 UA EKO, A 258, Bl. 28–31, hier Bl. 29, Betriebspoliklinik EKO, Abschrift: Protokoll der Sitzung vom 10.11.1952 in der Betriebspoliklinik des EKO, 11.11.1952.

61 UA EKO, A 258, Bl. 28–31, hier Bl. 30, Betriebspoliklinik EKO, Abschrift: Protokoll der Sitzung vom 10.11.1952 in der Betriebspoliklinik des EKO, 11.11.1952.

62 Anordnung über die Organisation und Aufgaben der Ärzteberatungskommissionen (1953).

63 Süß (1998), S. 73.

64 Hoffmann (1996), S. 83.

65 UA EKO, BGL A 11, Bl. 100 f., Protokoll der Sitzung des Rates für Sozialversicherung am 10.8.1953 und zur Vorlage in der BGL-Sitzung am 11.8.1953.

66 Vgl. Steger/Wiethoff (2018), S. 54 f.

67 Dritte Durchführungsbestimmung (1953), §6.

68 Wienhold (2014), S. 207 f.

Es wird angestrebt, daß die Patienten, die zum Beispiel mit einer Fingerverletzung (d.i. hier die häufigste Verletzung) krankgeschrieben worden sind und an ihrem Arbeitsplatz nicht arbeiten können, sehr wohl in der Zeit der eigentlichen Krankschreibung einen leichten Arbeitsplatz wie Botendienst u.ä. ausführen können. Damit könnte eine wesentliche Senkung des Krankenstandes erreicht werden.[69]

Als Rechtfertigung wurde die Situation eines Selbständigen herangezogen, der sich auch nicht mit einer Fingerverletzung »ins Bett legt und krank ist, sondern sich eine leichte Arbeit während dieser Zeit vornimmt, die er trotz der Verletzung ausführen kann«.[70] Eine grundsätzliche Schwierigkeit bestand darin, dass die Betroffenen während der Schonarbeit häufig Verdiensteinbußen im Vergleich zu ihrem Arbeitsplatz hinnehmen mussten. Im EKO wurde daraufhin festgelegt, für einen Zeitraum von etwa vier Wochen das Krankengeld weiterzuzahlen, da dies keine Mehrausgabe darstelle und »der Volkswirtschaft eine Arbeitskraft zugeführt« werde.[71] Der Betriebsarzt des EKO präsentierte dem Leiter der Abteilung Betriebsgesundheitsfürsorge des Ministeriums für Gesundheitswesen die »Erfassung der leichten Arbeitsplätze für Arbeitsbehinderte« als wesentliche Lösung zur Senkung des Krankenstandes. Er machte aber darauf aufmerksam, dass bei hochqualifizierten Arbeitskräften infolge des Verdienstausfalls, der mit dem vom Betrieb gezahlten Lohnausgleich nicht abgedeckt werden könne, die Sozialversicherung einen Zuschuss leisten müsse.[72] Im EKO wurde die Schonarbeit sogar 1953 im Betriebskollektivvertrag verankert: Gemeinsam mit dem beratungsärztlichen Dienst sollte sie dem »Kampf gegen die Ausnutzung der Sozialversicherung«[73] dienen. Die Arbeitsdirektion des EKO wurde verpflichtet, eine Liste mit leichten Arbeitsplätzen anzulegen, beispielsweise Tätigkeiten, die man einhändig ausführen oder bei denen man sitzen konnte. Dabei war klar definiert, dass das Ziel der Bereitstellung dieser Arbeitsplätze eine Senkung des Krankenstandes war.[74] Die Schonarbeit wurde 1961 im Gesetzbuch der Arbeit festgeschrieben.[75] Der behandelnde Arzt, der Betriebsarzt oder die für den Betrieb zuständige Ärzteberatungskommission konnten nur dann einen Antrag auf Schonarbeit stellen, wenn innerhalb von vier Wochen mit einer Wiederherstellung der Leistungsfähigkeit zu rechnen war. Die Betriebsleitung sollte zusammen mit der Betriebsgewerkschaftslei-

69 UA EKO, A 258, Bl. 28–31, hier Bl. 30, Betriebspoliklinik EKO, Abschrift: Protokoll der Sitzung vom 10.11.1952 in der Betriebspoliklinik des EKO, 11.11.1952.

70 UA EKO, A 258, Bl. 28–31, hier Bl. 30f., Betriebspoliklinik EKO, Abschrift: Protokoll der Sitzung vom 10.11.1952 in der Betriebspoliklinik des EKO, 11.11.1952.

71 UA EKO, A 258, Bl. 28–31, hier Bl. 31, Betriebspoliklinik EKO, Abschrift: Protokoll der Sitzung vom 10.11.1952 in der Betriebspoliklinik des EKO, 11.11.1952.

72 UA EKO, A 258, Bl. 27, EKO, Betriebspoliklinik (Dr. Warnecke) an MfG, Abt. Betriebsgesundheitsfürsorge (Dr. Weber), 11.11.1952.

73 UA EKO, A 698, Bl. 87–91, hier Bl. 89, Anlage zum Betriebskollektivvertrag 1953 Nr. 6, »Verbesserung der Betriebsgesundheitsfürsorge im Eisenhüttenkombinat Ost«.

74 UA EKO, A 698, Bl. 87–91, hier Bl. 89f., Anlage zum Betriebskollektivvertrag 1953 Nr. 6, »Verbesserung der Betriebsgesundheitsfürsorge im Eisenhüttenkombinat Ost«.

75 Gesetzbuch der Arbeit (1961), §95.

tung und dem Betriebsarzt bzw. mit einem vom Kreisarzt beauftragten Arzt die Arbeitsplätze festlegen.[76]

Von den Patienten wurde die Schonarbeit offenbar weniger positiv aufgenommen. Der Ärztliche Direktor der Betriebspoliklinik des EKO sah sich 1962 dazu veranlasst, darauf hinzuweisen, dass es sich bei Schonarbeit nicht um eine »strafweise Wiedereinsetzung in die Arbeit« handele, sondern um eine »ärztliche Behandlungsweise zum Zweck des Wiedereinlebens in den Produktionsprozess«.[77] Auch kurz darauf beklagte er auf einer Sicherheitskonferenz, dass Schonarbeit, die als eine Art »Bestrafung« empfunden werde, ihren Zweck verfehle. Er kritisierte, dass das »Problem« der Schonarbeit häufig zu einem Problem der Schonplätze werde, da es nur wenige geeignete Arbeitsplätze gebe, »und die, die wir haben, sind [...] bereits mit Menschen besetzt, deren Leistungsfähigkeit für dauernd durch Krankheit oder Verletzungsfolgen eingeschränkt ist«.[78]

»Pionierprojekte«: Das Berliner Rehabilitationsprogramm

Neben den betrieblichen Lösungen zur Senkung des Krankenstandes wurden Konzepte der beruflichen Rehabilitation auch in größerem Stil erprobt. Hieran war die Forschungsgruppe Rehabilitation aktiv beteiligt und brachte entsprechende Konzepte beim Ministerium für Gesundheitswesen ein. So wurde in Berlin 1959 und 1960 ein Großprojekt für Rehabilitation durchgeführt, welches vom Referat Rehabilitation beim Groß-Berliner Magistrat ins Leben gerufen worden war. Die Forschungsgruppe, deren Kommission »Medizinische Rehabilitation« mit der Abteilung Gesundheitswesen des Magistrats personell verbunden war, hatte hieran einen wichtigen Anteil. Das Berliner Rehabilitationsprogramm gliederte sich in mehrere Einzelprojekte, welche auf eine Integration von Menschen mit Erwerbsminderungen in den Arbeitsprozess zielten. Zu diesem Zweck war vorgesehen, Aktionen gegen Frühinvalidität durchzuführen, geschützte Arbeitsplätze und Werkstätten in Betrieben einzurichten, ein Rehabilitationszentrum und eine Invalidengenossenschaft in Berlin zu gründen sowie die »Arbeitstherapie« in Berliner Psychiatrien und Krankenhäusern einzuführen.[79] Dabei wurde Arbeit von den zuständigen Akteuren als Therapieform stilisiert und die Arbeitstherapie von den als bloße »Beschäftigungstherapie« diskreditierten westdeutschen Konzepten abzugrenzen versucht.[80] Neuere Forschungen attestieren der Arbeitstherapie der DDR allerdings »eine hohe Kontinuität zu den 1930er Jahren im Hinblick auf das

---

76 Siehe BArch, DC 20/1722, Bl. 128–133, Vorlage.
77 UA EKO, BGL A 18, Bl. 92–98, hier Bl. 96, Protokoll der BGL-Sitzung vom 26.2.1962, 13.3.1962.
78 UA EKO, BGL A 13, Bl. 19–30, hier Bl. 26, Inspektion für Arbeitsschutz und technische Sicherheit, Protokoll über die Sicherheitskonferenz des EKO am 12.10.1962.
79 Bleckwenn/Presber (1961), S. 493.
80 Katzenstein/Presber (1961), S. 1450.

Übergewicht ökonomischer Interessen zum Nachteil therapeutischer Erfordernisse«.[81]

Kernstück des Berliner Programms war das »Modell Lichtenberg«[82], in dem die Rehabilitation chronisch erkrankter und »gesundheitsgeminderter« oder von Erkrankungen und Invalidität bedrohter »Werktätiger« erprobt werden sollte. Dieses Projekt wurde in Betrieben Ost-Berlins von der Klinik und Poliklinik für Berufskrankheiten angeleitet, die hierzu auch mit den Berliner Ärzteberatungskommissionen zusammenarbeitete. Unterstützt wurde es durch den FDGB, das Ministerium für Gesundheitswesen, die Stellen des Berliner Magistrats und Ärzte vor Ort.[83] Bei den vier Betrieben handelte es sich um den Volkseigenen Betrieb (VEB) Elektrokohle, den VEB Bremsenwerk, den VEB Wälzlagerfabrik und das Kraftwerk Rummelsburg der Berliner Städtischen Elektrizitätswerke (BEWAG). Insgesamt waren etwa 7.000 Personen in den Betrieben beschäftigt.[84] Am Beispiel des »Modells Lichtenberg« zeigt sich eine enge Verbindung zwischen der Rehabilitation und der Arbeitsmedizin. Die Klinik für Berufskrankheiten hatte zuvor Arbeitsplatzanalysen in den Betrieben durchgeführt. Die Aktion sollte »als Modell dienen, der Rehabilitation im Betrieb zum Durchbruch zu verhelfen und praktische Erfahrungen zur ärztlichen, arbeitshygienischen und ökonomischen Methodik zu sammeln«.[85] Sofern die Beschäftigten arbeitsunfähig geschrieben worden waren, erhielten sie Krankengeld, es war aber auch möglich, dass ein Wechsel des Arbeitsplatzes angeordnet wurde. Dabei erhielt der Beschäftigte bis zu sechs Wochen lang nach Beginn des Rehabilitationsverfahrens den Verdienst, den er an seinem alten Arbeitsplatz erhalten hatte. Von der siebten Woche bis zur 26. Woche wurden nur noch 90 Prozent davon gezahlt. Dabei konnte auch ein Wechsel in einen der drei anderen Betriebe vollzogen werden.[86] Unter dem Schlagwort »Rehabilitation statt Rente« wurden in Berlin zudem je vier Bezirke von einer Rehabilitationskommission betreut, die der Leiter der Zentralen Beratungsärztlichen Dienststelle koordinierte. Die Rentenkommissionen der Bezirke überwiesen dieser jene Fälle, die mindestens zehn Jahre vor Erreichen der Altersgrenze eine Invalidenrente beantragt hatten. Bis April 1960 wurden 548 Fälle vor die Rehabilitationskommission geladen, von denen 245 in den Arbeitsprozess vermittelt werden sollten.[87] Anschließend wurden diese 245 Personen mittels eines Fragebogens aufgefordert, über den Erfolg der Aktion zu berichten, den 109 Personen beantworteten. 50 hatten angegeben,

---

81 Armbruster/Jarisch (2014), S. 377.
82 Vgl. dazu auch Boldorf (2006), S. 463 f.
83 BArch, DQ 1/4477, unpag., Dr. Thiele, Vorschläge von Grundsätzen und Richtlinien für die Rehabilitation, 28.1.1959.
84 BArch, DQ 1/6379, unpag., Dr. Thiele an MfG, Rehabilitation in einigen Lichtenberger Betrieben, Regelung der Entlohnung, 5.8.1959.
85 BArch, DQ 1/6379, unpag., Dr. Thiele an MfG, Rehabilitation in einigen Lichtenberger Betrieben, Regelung der Entlohnung, 5.8.1959.
86 BArch, DQ 1/6379, unpag., Dr. Thiele an MfG, Rehabilitation in einigen Lichtenberger Betrieben, Regelung der Entlohnung, 5.8.1959.
87 Bleckwenn/Presber (1961), S. 496.

eine Arbeit gefunden zu haben. Von 42 weiteren hatte die Rehabilitations-
kommission durch die Abteilung Berufsfürsorge erfahren, dass diese einer
Tätigkeit nachgingen, »ein Gleiches darf vom überwiegenden Teil der übrigen
angenommen werden: Wer noch nicht versorgt ist, wird eher schreiben als die
Zufriedenen.«[88] Ohne konkrete Belege hierfür vorlegen zu können, gingen die
Initiatoren somit davon aus, dass von den 245 Personen etwa 50 Prozent eine
Arbeit gefunden hätten. In Berlin sollte in der orthopädischen Klinik Buch
eine zentrale ärztliche Rehabilitationskommission organisiert werden, »die
den Kampf gegen die Frühinvalidisierung in allen Stadtbezirken beauftragt
und verantwortlich leitet bzw. anleitet«.[89]

Das Berliner Rehabilitationsprogramm wurde dabei aber von den Akteuren nur als eine Zwischenlösung gesehen. Deutlich wichtiger erschien diesen
eine Rentenreform.[90] Invalidenrentner durften neben der Rente innerhalb
eines gesetzlichen Lohndrittels arbeiten, bei dessen Überschreitung fiel die
Rente allerdings weg. Experten plädierten daher mehrfach für eine Aufhebung dieser Regelung. Auch in Eingaben aus der Bevölkerung wurde gefordert, bei Überschreitung des Lohndrittels eine Teilrente zu gewähren.[91] Die
Forschungsgruppe Rehabilitation sah hier »eine große Arbeitsreserve ungenutzt« und hatte eine neue Definition von Invalidität vorgeschlagen, mit Hilfe
derer Invalidenrentner mehr verdienen konnten.[92] Zukünftig stellten sich die
Experten vor, eine Berentung ganz durch eine Rehabilitation zu ersetzen, die
Grenze des Zuverdienstes, die für Blinde etwas gelockert worden war, auch auf
weitere Schwerstbeschädigtengruppen zu erweitern, einen Zuverdienst für alle
Rentner um eine Aufwandsentschädigung in Höhe von 100 Mark monatlich
über die Drittelgrenze hinaus zu erhöhen und neue gesetzliche Begriffe der
Arbeits- und Erwerbsfähigkeit zu finden.[93]

Die Vorschläge der einzelnen Kommissionen der Forschungsgruppe bezüglich einer Rentenreform wurden vom Ministerium für Gesundheitswesen
abgelehnt. Stattdessen sollten einzelne Aspekte aus dem Berliner Rehabilitationsprogramm, wie geschützte Werkstätten in den Betrieben, übernommen
werden. Schon 1961 war vorgeschlagen worden, deren Einrichtung in den
Volkswirtschaftsplan aufzunehmen.[94] Auch in einer Beratung in der zuständigen Fachabteilung des Zentralkomitees der SED Ende 1963 wurde der Einfüh-

---

88 Bleckwenn/Presber (1961), S. 497.
89 Bleckwenn/Presber (1961), S. 497.
90 Bleckwenn/Presber (1961), S. 497f.
91 BArch, SAPMO, DY 30/81416, Bl. 26f., Sektor Arbeitsrecht an Genossin Engler, Auftrag
    vom 25.7.1961, 2.8.1961.
92 BArch, DQ 1/3087, unpag., Zentrale Poliklinik der Bauarbeiter, Protokoll über die Be-
    ratungen der Kommission »Organisationen und gesetzliche Grundlagen der Rehabili-
    tation« am Freitag, den 16. September 1960 in der städtischen Poliklinik Rostock, Paul-
    straße, 29.10.1960.
93 Bleckwenn/Presber (1961), S. 498.
94 BArch, DQ 1/2325, unpag., MfG (Hauptabteilung Sozialwesen, Kern), Vorschläge für
    fachliche Ergänzungen zur Direktive für die Ausarbeitung des Volkswirtschaftsplanes
    1962 – Rehabilitation –, 5.7.1961.

rung einer Teilrente eine Absage infolge des erhöhten Mittelbedarfs erteilt.[95]
Erst 1972 wurde im Rahmen der sozialpolitischen Beschlüsse der SED festgelegt, dass Invalidenrentner neben der Rente einen Verdienst bis zur Höhe des
jeweiligen Mindestlohnes erzielen durften. Bis dahin hatte das Mindestlohn-
drittel bei 170 Mark gelegen; nun durften Invalidenrentner bis zu 350 Mark
verdienen, womit eine aufgrund des überschrittenen Lohndrittels wegfallende
Rente deutlich seltener vorkam.[96]

Geschützte Arbeit – Blockaden am Beispiel des Bezirks Frankfurt (Oder)

Zum wichtigsten Konzept der beruflichen Rehabilitation sollte sich die Einrichtung sogenannter »geschützter Arbeitsplätze« entwickeln, worunter – ähnlich der Schonarbeit – häufig Arbeitsplätze verstanden wurden, die mit einfachen Tätigkeiten einhergingen. Die geschützte Arbeit sollte entweder auf
speziellen Arbeitsplätzen im Betrieb oder in eigens dafür konzipierten Werkstätten der Betriebe oder des staatlichen Gesundheitswesens stattfinden.[97] Obwohl die Mitglieder der Gesellschaft für Rehabilitation die Einführung der geschützten Arbeit in der DDR auf eine 1964 in Schweden stattfindende Tagung
der International Society of Rehabilitation for the Disabled zurückführten[98],
bestand die Idee zu diesem Konzept bereits Ende der 1950er Jahre. Schon
im April 1958 hatte die Abteilung Arbeitskraftlenkung des Ministeriums für
Arbeit und Berufsausbildung eine Analyse über die Situation der Schwerbeschädigten vorgelegt. Darin wurde vorgeschlagen, in Schwerpunktbezirken
»geschützte Abteilungen für Schwerbeschädigte« in Betrieben einzurichten
sowie eine Übersicht über betriebliche Arbeitsplätze anzulegen, die Schwerbeschädigten vorbehalten bleiben sollen.[99] In einigen Betrieben bestanden
bereits seit Anfang der 1960er Jahre geschützte Werkstätten. In diesen arbeiteten beispielsweise Menschen mit chronischer Tuberkulose, etwa als Pelztier-
züchter in der Pelztierfarm Plau-Appelburg oder bei der Einzelanfertigung von
Nähmaschinenteilen im Nähmaschinenwerk Wittenberge.[100]

---

95 BArch, DQ 1/22591, unpag., Hauptabteilung Sozialwesen (Sektor Rehabilitation), Akten-
    vermerk, 19.12.1963.
96 BArch, SAPMO, DY 34/25296, unpag., FDGB, Analyse über die Entwicklung der In-
    validität der Arbeiter und Angestellten im Zeitraum von 1970–1973.
97 Zur Entwicklung der geschützten Arbeit vgl. auch Boldorf (2008); Barsch (2007); Boldorf
    (2006); Mürner (2000); Kipp (1993).
98 BArch, DQ 1/2136, unpag., Gedanken zu einem Maßnahmeplan zur Verstärkung der
    Aktivitäten der DDR auf dem Gebiet der Rehabilitation im Rahmen des »Jahrzehnt der
    Rehabilitation«, o. D.
99 BArch, DQ 1/6379, unpag., Abteilung Arbeitskraftlenkung, Analyse über die Situation
    der Schwerbeschädigten, 2.4.1958.
100 BArch, DQ 1/5274, unpag., Ministerium für Gesundheitswesen, Hauptabteilung Sozial-
    wesen, Sektor Rehabilitation, Zur Sitzung des Ausschusses Gesundheitswesen der Volks-
    kammer, zum Diskussionsbeitrag der FDJ [Freien Deutschen Jugend], »Rehabilitation in
    den Betrieben«, 9.3.1961.

Zunehmend wurde versucht, auch Menschen mit schweren körperlichen und geistigen Behinderungen in den Arbeitsprozess einzubeziehen. Eine Verordnung von 1969 sollte das Recht auf Arbeit auch für »physisch Schwerstbeschädigte oder psychisch schwergeschädigte Bürger« (Rehabilitanden) sichern, indem sie die Betriebe, Einrichtungen und staatliche Stellen in die Pflicht nahm, geschützte Arbeitsplätze einzurichten.[101] Diese Entwicklung setzte sich in den 1970er Jahren weiter fort. Sozialpolitische Initiativen wurden dabei für politische Zielsetzungen wie die Aufnahme in die Weltgesundheitsorganisation (WHO) genutzt.[102] Das neue Arbeitsgesetzbuch von 1977 verpflichtete die Betriebe dazu, Arbeitsplätze für »Werktätige, deren Arbeitsfähigkeit gemindert«[103] war, bereitzustellen.

In der DDR existierten 1983 insgesamt 400 geschützte Betriebsabteilungen mit 5.603 Plätzen, rund 151 geschützte Werkstätten des Gesundheitswesens mit 4.596 Plätzen und 29.527 geschützte Einzelarbeitsplätze in Betrieben.[104] Diese durchaus beachtlichen Zahlen können allerdings nicht darüber hinwegtäuschen, dass es eine Vielzahl von Schwierigkeiten bei der Implementierung der geschützten Arbeit gab, an der sich letztlich Schwierigkeiten innerhalb des Herrschaftsgefüges der DDR widerspiegeln. Diese entzündeten sich vor allem daran, dass sich die Akteure der Wirtschafts- und Sozialpolitik im Partei- und Staatsapparat der DDR häufig nicht miteinander abstimmten. Zwar war der Apparat zentralistisch aufgebaut, dies führte aber nicht unbedingt dazu, dass kollektive Entscheidungen getroffen wurden.[105]

So bestand eine zentrale Blockade für die Beschäftigung von Rehabilitanden darin, dass die geschützte Arbeit in den Plänen der Betriebe abgerechnet werden musste. Zwar erleichterten ab den 1960er Jahren bestehende Sonderregelungen für Schwerbeschädigte und Rentner die Einstellung dieses Personenkreises, die Problematik verschärfte sich aber zunehmend ab Ende der 1960er Jahre. Mehrere Verordnungen motivierten die Betriebe dazu, Rehabilitanden, die sie für unproduktiv hielten, zu entlassen oder erst gar nicht einzustellen.[106] Trotz Diskussionen und Verordnungsentwürfen zwischen dem Ministerium für Gesundheitswesen und der Staatlichen Plankommission, den Betrieben Anreize für die Einstellung von Rehabilitanden zu bieten[107], wurden entsprechende Bestimmungen bis zum Ende der DDR nicht mehr verabschiedet. Zudem entwickelte sich der Abbau von Arbeitsplätzen zu einem Hemmnis für die berufliche Rehabilitation. Die seit den 1970er Jahren forcier-

---

101 Anordnung zur Sicherung des Rechts auf Arbeit für Rehabilitanden (1969).

102 Boldorf/Wilczek (2008), S. 741.

103 Arbeitsgesetzbuch (1977), §74, Abs. 4.

104 BArch, DQ 1/14137, unpag., MfG, Stand der geschützten Arbeit, 31.12.1983.

105 Lepsius (1994), S. 25.

106 BArch, DQ 1/23916, unpag., Ministerium für Gesundheitswesen, Sektor Rehabilitation an Sektor Arbeit, 25.8.1967.

107 BArch, DQ 1/13554, unpag., Ministerium für Gesundheitswesen, Hauptabteilung IV, Felz an M 3 über M 5, Einschätzung zur Erfüllung des Fünfjahrplanes 1986–1990, 21.9.1989.

ten Rationalisierungsprozesse trugen erheblich dazu bei, dass immer weniger »leichte« Arbeitsplätze für Rehabilitanden gefunden werden konnten.[108]

Die mangelnde Bereitschaft oder auch Möglichkeit, diese Konflikte zu lösen, führte dazu, dass sich die Probleme auf die unteren Ebenen verlagerten und letztlich im Betrieb Improvisationen erforderlich machten, bei denen Handlungsspielräume deutlich werden. So mehrten sich aus den Bezirken und Kreisen Hinweise darauf, dass formal angegebene geschützte Arbeitsplätze in den Betrieben überhaupt nicht mit Rehabilitanden besetzt waren. Zu den betrieblichen Strategien gehörte es, Planstellen auszuweisen, die überhaupt nicht existierten, oder Umbesetzungen im Betrieb durchzuführen, die nach außen nicht kommuniziert wurden.[109]

Weitere Schwierigkeiten werden bei näherer Betrachtung einzelner Betriebe deutlich. So gab es im EKO, in dem seit 1969 eine Betriebsrehabilitationskommission bestand, zwar Anfang der 1980er Jahre 38 geschützte Einzelarbeitsplätze. Auf diesen waren aber ausschließlich Mitarbeiter des Betriebes tätig, die durch Krankheit oder Unfall nicht mehr an ihrem alten Arbeitsplatz tätig sein konnten.[110] Laut Aussage der Betriebsrehabilitationskommission benötigten etwa 20 Prozent der Belegschaft, die zum Teil bereits 20 Jahre lang unter erschwerten Bedingungen arbeiteten, einen neuen Arbeitsplatz.[111] Denn die Betriebe in der DDR hatten berufsunfähige Werktätige weiter zu beschäftigen, wenn diese es wünschten, gegebenenfalls auch auf einem anderen Arbeitsplatz, der allerdings mit der Qualifikation und der bislang ausgeübten Tätigkeit übereinstimmen musste.[112] Umbesetzungen gestalteten sich daher kompliziert und langwierig, und den Betroffenen mussten mehrere Arbeitsplätze angeboten werden.[113] Aufgrund der wachsenden Berufsunfähigkeit, insbesondere infolge von Berufskrankheiten innerhalb der Belegschaft[114], stellte das EKO kaum Rehabilitanden von außen, zum Beispiel aus Fördereinrichtungen, ein. Anfang der 1970er Jahre waren etwa 63 Prozent der Arbeiter und

---

108 BLHA, Rep. 747/720, unpag., Bericht über die Ergebnisse und Erfahrungen der gewerkschaftlichen Tätigkeit auf dem Gebiet der Rehabilitation in den Betrieben und Kombinaten, 15.8.1980 (Präsidiumsbeschluss des Bundesvorstandes des FDGB vom 12.1.1979).

109 Vgl. UA EKO, A 530, Bl. 74–80, hier Bl. 77, VEB Bandstahlkombinat »Hermann Matern«, Direktor Kader und Bildung, GD [Generaldirektor]-Vorlage, 30.5.1973.

110 StA Eisenhüttenstadt, S XXII, ohne Signatur, S. 97 f., Manfred Schieche: Geschützte Arbeitsplätze in einer zentralen Abteilung und auf Einzelarbeitsplätzen in einem Großbetrieb der Schwerindustrie, in: Referate der fünften Jahresarbeitstagung der Sektion Erzbergbau, Metallurgie und Kali der Gesellschaft für Arbeitshygiene und Arbeitsschutz der Deutschen Demokratischen Republik, Manuskript.

111 UA EKO, A 530, Bl. 74–80, hier Bl. 77, VEB Bandstahlkombinat »Hermann Matern«, Direktor Kader und Bildung, GD-Vorlage, 30.5.1973.

112 Arbeitsgesetzbuch (1977), § 209, § 216.

113 BLHA, Rep. 601/24778, unpag., Rat des Bezirkes Frankfurt (Oder), Instrukteurabteilung, Instrukteur für den Kreis Eisenhüttenstadt, Information zum Stand der Entwicklung der Rehabilitation geschädigter Bürger in Eisenhüttenstadt, 25.3.1985.

114 UA EKO, A 530, Bl. 74–80, hier Bl. 77, VEB Bandstahlkombinat »Hermann Matern«, Direktor Kader und Bildung, GD-Vorlage, 30.5.1973.

Angestellten im EKO unter erschwerten Bedingungen tätig.[115] Damit war das
EKO kein Einzelfall innerhalb des Bezirkes Frankfurt (Oder), in dem Lärm
und Ganzkörpervibrationen die Tätigkeit an vielen Arbeitsplätzen bestimmten.[116] Nach Angaben der Bezirksinspektion »Gesundheitsschutz in den Betrieben« des Bezirks Frankfurt (Oder) wurden an der Hälfte der Arbeitsplätze
in der DDR die arbeitshygienischen Standards überschritten.[117] Am Beispiel
von Eisenhüttenstadt zeigt sich zudem, dass um vorhandene Ressourcen ein
harter Konkurrenzkampf tobte. So scheiterte beispielsweise die Umwandlung
einer Kinderkrippe in eine Fördereinrichtung für Kinder mit Behinderungen
am Protest der Bevölkerung.[118]

Zusammenfassung und Ausblick

Bis 1971 wurde die berufliche Rehabilitation deutlich ausgebaut und professionalisiert, woran insbesondere die Forschungsgruppe bzw. die Gesellschaft
für Rehabilitation beteiligt waren. Doch die hierbei eingeführten Konzepte
bezogen sich auf Vorüberlegungen und Erfahrungen aus der Besatzungszeit
und den 1950er Jahren. Die Rehabilitation wurde dabei fest im Staatsapparat
der DDR verankert, indem im Ministerium für Gesundheitswesen ein Sektor
für Rehabilitation entstand und eine Rehabilitationskommission auf zentraler
Ebene eingerichtet wurde, der entsprechende Kommissionen auf der Bezirks-
und Kreisebene nachgebildet wurden. In Bezug auf die berufliche Rehabilitation wurde auf Erfahrungen aus den Betrieben zurückgegriffen, in denen
bereits in den 1950er Jahren Schwerbeschädigtenkommissionen entstanden
waren. Auch bei der gesetzlichen Implementierung von Konzepten zur beruflichen Rehabilitation und Vermeidung von Invalidität, worunter auch Maßnahmen fielen, die verletzte oder kurzfristig erkrankte Beschäftigte betrafen,
orientierten sich die zuständigen Stellen im Staatsapparat an Entwicklungen
aus den Betrieben. Einen wichtigen Anteil hierbei hatte das Betriebsgesundheitswesen. Im Rahmen des Sparkurses, bei dem nicht nur Gelder für Invalidenrenten, sondern auch Krankengeld eingespart werden sollte, hatten
Betriebsärzte ein System entwickelt, um Arbeitskräfte auf sogenannte Schon-

---

115 UA EKO, A 1090, Bl. 68, Direktor für Produktion, Planteil Arbeits- und Lebensbedingun-
      gen 1972, Teil III, Entwicklung ausgewählter Kennziffern.
116 BLHA, Rep. 747/1398, unpag., FDGB-Bezirksvorstand Frankfurt (Oder), Abteilung So-
      zialpolitik, Erfahrungsaustausch mit BGL [Betriebsgewerkschaftsleitung]-Vorsitzenden
      und Gewerkschaftsvertretern in Rehabilitationskommissionen ausgewählter Betriebe zu
      Erhöhung der Qualität gewerkschaftlicher Mitwirkung auf dem Gebiet der Rehabilita-
      tion, 2.12.1982.
117 BLHA, Rep. 601/20335, unpag., Stand des Gesundheitsschutzes der Werktätigen im Be-
      zirks [sic!] Frankfurt/Oder und Schlussfolgerungen für eine Vorlage beim Sekretariat des
      Bezirksvorstandes des FDGB Frankfurt/Oder, o. D.
118 BLHA, Rep. 601/25452, unpag., Rat des Bezirkes Frankfurt (Oder), Instrukteurabtei-
      lung, Informationen zum Stand der komplexen Rehabilitation geschädigter Bürger,
      24.10.1989.

plätze umzusetzen. Ein Beispiel hierfür ist das EKO, in welchem der Sparkurs in der Sozialversicherung nicht nur mit Kontrollen, sondern auch mit der Bereitstellung von Schonplätzen erreicht werden sollte. Dabei war ein erhebliches Engagement des Betriebsarztes zu verzeichnen, eine Anordnung von einer höheren Stelle ist nicht überliefert. Hier zeigt sich, vergleichbar zu den Forschungsergebnissen von Steger und Schochow, ein eigenständiges Handeln von Akteuren in der Medizin. Initiativen von unten wurden letztlich aufgegriffen und in Anordnungen oder Gesetzen festgeschrieben. Bezeichnend für diese Vorgehensweise sind Modellversuche, die entweder – wie in Bezug auf die Schonarbeit – in den Betrieben selbst entstanden oder aber auf regionaler Ebene initiiert wurden. Ein Beispiel für letzteren Fall ist das Berliner Rehabilitationsprogramm, das vom Berliner Magistrat und der Forschungsgruppe Rehabilitation angestoßen worden war. Allerdings war eine Voraussetzung für die Übernahme und Einführung derartiger Modellprojekte auf breiter Ebene, dass diese möglichst wenig kosteten und dabei möglichst viele Personen wieder in den Arbeitsprozess eingegliedert wurden. Auch die Einführung der geschützten Arbeit macht gewisse Spielräume der Akteure innerhalb der Betriebe deutlich. Diese mussten auf die Schwierigkeiten bei der Einführung und flächendeckenden Implementierung der geschützten Arbeit eigene Antworten finden, obwohl diese aus Problemen resultierten, die auf der zentralen Ebene zwischen der Wirtschafts- und Sozialpolitik bestanden.

Insgesamt zeigt sich eine Haltung, die für den Umgang mit Menschen, die erwerbsgemindert waren, kennzeichnend wurde: Es ging nicht um ein subjektives Empfinden von Krankheit, sondern unter Ausnutzung aller Möglichkeiten sollte eine Arbeitsaufnahme der Betroffenen erfolgen. Diese hatten keine Mittel, sich rechtlich gegen eine solche Bevormundung und Kontrolle zur Wehr zu setzen, häufig blieb nur der Weg, eine Eingabe zu schreiben. Trotz aller Bemühungen gelang es dem SED-Regime nicht, ärztliches Handeln vollständig zu kontrollieren. Hiervon zeugen Berichte, dass Ärzte den Betroffenen Invalidität bescheinigten, sofern keine Arbeitsmöglichkeit im Bezirk vorhanden war oder aber sofern es für den Betroffenen eine finanzielle Verbesserung bedeutete. Die bisherigen Ergebnisse zeigen, dass in diesem Bereich noch erheblicher Forschungsbedarf besteht. Das bezieht sich vor allem auf die Frage nach der Tätigkeit von Ärzten als Gutachter bei Invalidisierungen oder auch die Frage nach dem Rentenentzug aus politischen Gründen.

Bibliographie

Archivalien

Bundesarchiv Berlin (BArch)
- Ministerrat der DDR: DC 20/1722
- Ministerium für Gesundheitswesen (DQ 1): 2136, 2237, 2325, 3087, 3150, 4477, 5274, 6379, 13554, 14137, 21094, 21096, 21105, 21106, 22591, 22594, 23163, 23916
- Ministerium für Arbeit (und Berufsausbildung) (DQ 2): 1877

Stiftung Parteien und Massenorganisationen der DDR im Bundesarchiv Berlin (BArch, SAPMO)
- Zentralkomitee-Abteilung Gesundheitspolitik: DY 30/96690
- Zentralkomitee-Abteilung Gewerkschaften und Sozialpolitik: DY 30/81416
- Freier Deutscher Gewerkschaftsbund (FDGB) (DY 34): 18947, 25296, 27740
- Nachlass Käthe Kern: NY 4145/44

Brandenburgisches Landeshauptarchiv, Potsdam (BLHA)
- FDGB-Bezirksvorstand Frankfurt (Oder) (Rep. 747): 720, 1398
- Bezirkstag und Rat des Bezirkes Frankfurt (Oder) (Rep. 601): 20335, 24778, 25452

Stadtarchiv Eisenhüttenstadt (StA Eisenhüttenstadt)
- S XXII, ohne Signatur

Unternehmensarchiv Arcelor Mittal GmbH (ehemals Eisenhüttenkombinat Ost), Eisenhüttenstadt (UA EKO)
- Einheitsbestand des VEB Eisenhüttenkombinat Ost (UA EKO, A): 258, 698, 530, 1090
- Betriebsgewerkschaftsleitung des VEB Eisenhüttenkombinat Ost (UA EKO, BGL A): 3, 13, 11, 18

Gedruckte Quellen

Abdruck der VO [Verordnung] über die Beschäftigung von Schwerbeschädigten vom 2.9.1946. In: Arbeit und Sozialfürsorge 1 (1946), H. 13/14, S. 302–304.

Anordnung über die Bildung und Tätigkeit von Betriebsrehabilitationskommissionen vom 14.6.1978. In: Gesetzblatt der Deutschen Demokratischen Republik. Teil I (1978), Nr. 18, S. 229 f.

Anordnung über die Meldung von Körperbehinderungen, geistigen Störungen, Schädigungen des Sehvermögens und Schädigungen des Hörvermögens vom 12. Mai 1954. In: Zentralblatt der Deutschen Demokratischen Republik (1954), Ausgabe A, S. 194.

Anordnung über die Organisation und Aufgaben der Ärzteberatungskommissionen und Verbesserung der ärztlichen Beurteilung der Arbeitsfähigkeit vom 3.6.1953. In: Gesetzblatt der Deutschen Demokratischen Republik. Teil II (1953), Nr. 21, S. 268–270.

Anordnung zur Sicherung des Rechts auf Arbeit für Rehabilitanden vom 26.8.1969. In: Gesetzblatt der Deutschen Demokratischen Republik. Teil II (1969), Nr. 75, S. 470–472.

Anweisung über die Ausgabe von Schwerbeschädigten-Ausweisen vom 21.12.1951. In: Gesetzblatt der Deutschen Demokratischen Republik. Teil I (1951), Nr. 154, S. 1187.

Arbeitsgesetzbuch der Deutschen Demokratischen Republik vom 16.6.1977. In: Gesetzblatt der Deutschen Demokratischen Republik. Teil I (1977), Nr. 18, S. 185–228.

Arbeitsrichtlinie über die Bildung und Tätigkeit der Rehabilitationskommissionen vom 5. April 1961. In: Verfügungen und Mitteilungen des Ministeriums für Gesundheitswesen (1961), H. 4, S. 19.

Bleckwenn, H.; Presber, Wolfgang: Das Berliner Rehabilitationsprogramm im Jahre 1959/60. Sonderdruck aus: Das Deutsche Gesundheitswesen 16 (1961), H. 11, S. 493–503.

Dritte Durchführungsbestimmung zur Verordnung über die Wahrung der Rechte der Werktätigen und über die Regelung der Entlohnung der Arbeiter und Angestellten vom 27.5.1953. In: Gesetzblatt der Deutschen Demokratischen Republik. Teil I (1953), Nr. 70, S. 773–776.

Gesetzbuch der Arbeit der Deutschen Demokratischen Republik vom 12.4.1961. In: Gesetzblatt der Deutschen Demokratischen Republik. Teil I (1961), Nr. 5, S. 27–49.

Katzenstein, Ulrike; Presber, Wolfgang: Probleme und Perspektiven der Arbeitstherapie in der DDR. Sonderdruck aus: Das deutsche Gesundheitswesen 16 (1961), H. 31, S. 1449–1455.

Renker, Karlheinz: Die Wandlung der Rehabilitation in der sozialistischen Gesellschaft. In: Arbeit und Sozialfürsorge 16 (1961), H. 15, S. 349 f.

Renker, Karlheinz: Bericht über die Arbeit der Forschungsgruppe Rehabilitation der Sektion Hygiene der medizinisch-wissenschaftlichen Gesellschaft für die gesamte Hygiene in der

Deutschen Demokratischen Republik. In: Rehabilitation. Ausgewählte Vorträge aus einem Lehrgang mit internationaler Beteiligung vom 17. bis 22. Oktober 1960. (=Schriftenreihe der ärztlichen Fortbildung) Berlin 1962, S. 17–27.

Schwerbeschädigtenbetreuung und Rehabilitation. Rechtliche Bestimmungen und Arbeitsmaterialien. Hg. vom Ministerium für Gesundheitswesen und von der Akademie für Ärztliche Fortbildung der Deutschen Demokratischen Republik. 4., überarb. und erw. Aufl. Berlin 1987.

Die Verfassung der Deutschen Demokratischen Republik. In: Gesetzblatt der Deutschen Demokratischen Republik. Teil I (1949), Nr. 1, S. 5–16.

Verordnung über die Sozialpflichtversicherung vom 28. Januar 1947. In: Arbeit und Sozialfürsorge 2 (1947), H. 5, S. 92–102.

Literatur

Armbruster, Jan; Jarisch, Anne: Im Spannungsfeld von individueller Rehabilitation und Missbrauch: Arbeitstherapie in der DDR-Psychiatrie am Beispiel des Bezirkskrankenhauses Stralsund. In: Schriftenreihe der Deutschen Gesellschaft für Geschichte der Nervenheilkunde 20 (2014), S. 353–384.

Barsch, Sebastian: Geistig behinderte Menschen in der DDR. Erziehung – Bildung – Betreuung. (=Lehren und Lernen mit behinderten Menschen 12) Oberhausen 2007.

Bernhardt, Christoph; Werner, Oliver: »Macht-Räume in der DDR« – Plädoyer für eine raumbezogene Analyse des sozialistischen Herrschaftssystems. Veröffentlicht auf: bpb, Deutschland Archiv (16.5.2017), online unter: http://www.bpb.de/248011 (letzter Zugriff: 19.12.2018).

Boldorf, Marcel: Sozialfürsorge in der SBZ/DDR 1945–1953. Ursachen, Ausmaß und Bewältigung der Nachkriegsarmut. Stuttgart 1998.

Boldorf, Marcel: Die Marginalisierung der Sozialfürsorge als Gradmesser für den Aufbau des Sozialismus (1949–1961). In: Hoffmann, Dierk; Schwartz, Michael; Wentker, Hermann (Hg.): Vor dem Mauerbau. Politik und Gesellschaft in der DDR der fünfziger Jahre. (=Schriftenreihe der Vierteljahrshefte für Zeitgeschichte, Sondernummer) München 2003, S. 137–148.

Boldorf, Marcel: Rehabilitation und Hilfen für Behinderte. In: Hoffmann, Dierk; Schwartz, Michael (Hg.): 1949–1961. Deutsche Demokratische Republik. Im Zeichen des Aufbaus des Sozialismus. (=Geschichte der Sozialpolitik in Deutschland seit 1945 8) Baden-Baden 2004, S. 453–475.

Boldorf, Marcel: Rehabilitation und Hilfen für Behinderte. In: Kleßmann, Christoph (Hg.): 1961–1971. Deutsche Demokratische Republik. Politische Stabilisierung und wirtschaftliche Mobilisierung. (=Geschichte der Sozialpolitik in Deutschland seit 1945 9) Baden-Baden 2006, S. 449–470.

Boldorf, Marcel: Rehabilitation und Hilfen für Behinderte. In: Boyer, Christoph u. a. (Hg.): 1971–1989. Deutsche Demokratische Republik. Bewegung in der Sozialpolitik, Erstarrung und Niedergang. (=Geschichte der Sozialpolitik in Deutschland seit 1945 10) Baden-Baden 2008, S. 433–450.

Boldorf, Marcel; Wilczek, Annette: Internationale Sozialpolitik. In: Boyer, Christoph u. a. (Hg.): 1971–1989. Deutsche Demokratische Republik. Bewegung in der Sozialpolitik, Erstarrung und Niedergang. (=Geschichte der Sozialpolitik in Deutschland seit 1945 10) Baden-Baden 2008, S. 739–763.

Bouvier, Beatrix: Die DDR – Ein Sozialstaat? Sozialpolitik in der Ära Honecker. Bonn 2002.

Elsner, Gine: Das Betriebsgesundheitswesen und die Arbeitsmedizin in der DDR. Ein Gutachten. Düsseldorf 1990.

Frerich, Johannes; Frey, Martin: Handbuch der Geschichte der Sozialpolitik in Deutschland. Bd. 2: Sozialpolitik in der Deutschen Demokratischen Republik. München 1993.

Hockerts, Hans Günter: Einführung. In: Hockerts, Hans Günter (Hg.): Drei Wege deutscher Sozialstaatlichkeit. NS-Diktatur, Bundesrepublik und DDR im Vergleich. (=Schriftenreihe der Vierteljahrshefte für Zeitgeschichte 76) München 1998, S. 7–26.

Hoffmann, Dierk: Sozialpolitische Neuordnung in der SBZ/DDR. Der Umbau der Sozialversicherung 1945–1956. (=Studien zur Zeitgeschichte 47) München 1996.

Hoffmann, Dierk: Leistungsprinzip und Versorgungsprinzip: Widersprüche der DDR-Arbeitsgesellschaft. In: Hoffmann, Dierk; Schwartz, Michael (Hg.): Sozialstaatlichkeit in der DDR. Sozialpolitische Entwicklungen im Spannungsfeld von Diktatur und Gesellschaft 1945/49–1989. (=Schriftenreihe der Vierteljahrshefte für Zeitgeschichte, Sondernummer) München 2005, S. 89–114.

Hoffmann, Dierk; Schwartz, Michael: Einleitung. In: Hoffmann, Dierk; Schwartz, Michael (Hg.): Sozialstaatlichkeit in der DDR. Sozialpolitische Entwicklungen im Spannungsfeld von Diktatur und Gesellschaft 1945/49–1989. (=Schriftenreihe der Vierteljahrshefte für Zeitgeschichte, Sondernummer) München 2005, S. 1–10.

Hübner, Peter: Der Betrieb als Ort der Sozialpolitik in der DDR. In: Boyer, Christoph; Skyba, Peter (Hg.): Repression und Wohlstandsversprechen. Zur Stabilisierung von Herrschaft in der DDR und der ČSSR. (=Berichte und Studien des Hannah-Arendt-Instituts 20) Dresden 1999, S. 63–74.

Jochheim, Kurt-Alphons; Schliehe, Ferdinand; Teichmann, Helfried: Rehabilitation und Hilfen für Behinderte. In: Wengst, Udo (Hg.): 1945–1949. Die Zeit der Besatzungszonen. Sozialpolitik zwischen Kriegsende und der Gründung zweier deutscher Staaten. (=Geschichte der Sozialpolitik in Deutschland seit 1945 2/1) Baden-Baden 2001, S. 561–595.

Kipp, Martin (Hg.): Die berufliche Rehabilitation Behinderter in der ehemaligen DDR. Erfahrungen aus einem studentischen Erkundungsprojekt an der Gesamthochschule Kassel. (=Berufs- und Wirtschaftspädagogik 15) Kassel 1993.

Kohli, Martin: Die DDR als Arbeitsgesellschaft? Arbeit, Lebenslauf und soziale Differenzierung. In: Kaelble, Hartmut; Kocka, Jürgen; Zwahr, Hartmut (Hg.): Sozialgeschichte der DDR. Stuttgart 1994, S. 31–61.

Lepsius, M. Rainer: Die Institutionenordnung als Rahmenbedingung der Sozialgeschichte der DDR. In: Kaelble, Hartmut; Kocka, Jürgen; Zwahr, Hartmut (Hg.): Sozialgeschichte der DDR. Stuttgart 1994, S. 17–30.

Mürner, Christian: Werktätige in geschützter Arbeit. Ein Überblick über 40 Jahre berufliche Rehabilitation in der DDR, hg. von der Bundesarbeitsgemeinschaft Werkstätten für Behinderte e. V. Frankfurt/Main 2000.

Schmidt, Manfred G.: Sozialpolitik in Deutschland. Historische Entwicklung und internationaler Vergleich. 2., vollst. überarb. u. erw. Aufl. Opladen 1998.

Steger, Florian; Schochow, Maximilian: Traumatisierung durch politisierte Medizin. Geschlossene Venerologische Stationen in der DDR. Berlin 2016.

Steger, Florian; Wiethoff, Carolin: Betriebsgesundheitswesen und Arbeitsmedizin im Bezirk Magdeburg. (=Studienreihe des Landesbeauftragten für die Unterlagen des Staatssicherheitsdienstes der ehemaligen DDR in Sachsen-Anhalt, Sonderband) Halle (Saale) 2018.

Steiner, André: Von Plan zu Plan. Eine Wirtschaftsgeschichte der DDR. Berlin 2007.

Süß, Winfried: Gesundheitspolitik. In: Hockerts, Hans Günter (Hg.): Drei Wege deutscher Sozialstaatlichkeit. NS-Diktatur, Bundesrepublik und DDR im Vergleich. (=Schriftenreihe der Vierteljahrshefte für Zeitgeschichte 76) München 1998, S. 55–100.

Welti, Felix: Behinderung und Rehabilitation im sozialen Rechtsstaat. Freiheitsgleichheit und Teilhabe behinderter Menschen. Tübingen 2005.

Wienhold, Lutz: Arbeitsschutz in der DDR. Kommunistische Durchdringung fachlicher Konzepte. Hamburg 2014.

Wiethoff, Carolin: Arbeit vor Rente. Soziale Sicherung bei Invalidität und berufliche Rehabilitation in der DDR 1949–1989. (=Diktatur und Demokratie im 20. Jahrhundert 5) Berlin 2017.

MEDIZIN, GESELLSCHAFT UND GESCHICHTE 37, 2019, 135–154, FRANZ STEINER VERLAG

Early examples of the healing power of imagination: The prehistory of the placebo[*]

Robert Jütte

Zusammenfassung

Frühe Beispiele für Heilungen durch die Vorstellungskraft: Die Prähistorie des Placebo

Der Begriff 'Placebo' lässt sich im medizinischen Sprachgebrauch noch gar nicht so lange nachweisen. Dabei war das, was wir heute unter dem Placebo-Effekt verstehen, nicht nur Ärzten, sondern auch Laien durchaus – wenn auch nicht als Begriff – schon seit langem bekannt. Erst im zweiten Drittel des 18. Jahrhunderts wurde dieses therapeutische Phänomen, oder wenigstens ein Teilaspekt davon, mit dem lateinischen Wort 'Placebo' umschrieben. Als Schöpfer wird der schottische Arzt und Pharmakologe William Cullen (1710–1790) genannt, der diesen Terminus in seinen "Clinical Lectures" von 1772 nachweislich zum ersten Mal verwendete, und zwar im Zusammenhang mit einem Kranken, dem er eine äußerliche Arznei (Senfpulver) verabreichte, von deren spezifischer Wirkung er nicht überzeugt war. Bis zu dem Zeitpunkt, als Cullen den Begriff 'Placebo' in die Medizin einführte, kannte man dieses Wort im Englischen meist nur in einem anderen Zusammenhang. Bereits seit dem 14. Jahrhundert war in England die auf einen Psalm zurückgehende Redeweise "to sing a placebo" gebräuchlich, und zwar in übertragener Bedeutung (›einer hochgestellten Persönlichkeit schmeicheln‹).

In Deutschland war es vor allem der Begründer der Homöopathie, Samuel Hahnemann (1755–1843), der den Placebo-Effekt schon früh für seine eigene therapeutische Praxis nutzbar machte, indem er neben Mitteln aus dem homöopathischen Arzneischatz auch "unarzneiliche" Gaben in Form von Milchzucker verabreichte, ohne dass die Patienten darüber informiert wurden.

Doch längst bevor der neue Terminus Einzug in die medizinische Fachsprache hielt, nutzten Mediziner den Placebo-Effekt, den man bereits früh erkannt hatte, aber in der damaligen, von der antiken Viersäftelehre geprägten Medizin als Wirkung der Vorstellungskraft (*imaginatio*) beschrieb. Besonders eindrucksvolle Beispiele finden sich in der medizinischen Literatur seit dem frühen 17. Jahrhundert.

---

[*]   This article is an enlarged and completely revised version of a paper published in 2012 in the journal *Complementary Therapies in Medicine.*

Etymology

Since the later Middle Ages the English phrase 'to sing a placebo' had become a popular expression for 'flattering a person of high rank'.[1] The same
is the case in other languages as well.[2] The phrase soon became a proverb,
which was in turn illustrated by the famous Flemish painter Pieter Brueghel,
the Elder (1525–1569). The phrase was still in use in the early 19th century.
A contemporary English dictionary explains its meaning as 'to curry favour'.[3]

This adage was an ironical application of a medieval antiphon from the
mass for the dead. An antiphon is a short, memorable response in the liturgy,
in this case the last verse of psalm 116, which in the original Hebrew reads:
אֶתְהַלֵּךְ, לִפְנֵי יְהוָה- בְּאַרְצוֹת, הַחַיִּים. In the King James Bible it is translated as 'I will
walk before the Lord in the land of the living'. This version corresponds to
the Latin translation by the church father Jerome (Vulgate) which follows the
Hebrew text (Ps 114.9). In the Septuagint, the classical Greek translation of
the Old Testament, the Hebrew verb for 'go' or 'walk' is not rendered literally
but figuratively. Jerome's Latin translation (the so-called Gallicana version) of
the Greek correspondingly uses the verbal phrase 'placebo'.[4] Translated into
English the verse then reads: 'I shall be pleasing in the sight of the Lord in the
land of the living'.

Placebo in Medical Terminology

It was a German Baroque author, Johann Michael Moscherosch (1601–1669),
who used the term 'placebo' for the first time in a medical context. In the first
'vision' of his adaption of the novel "Sueños" by the Spanish author Francisco
de Quevedo y Villegas (1580–1645) he urges councillors to use sweet talk cau-
tiously when speaking to their Lord. By way of example he refers to the advice
given by a physician-in-ordinary to his Prince:

> Ay, most esteemed and honourable Master, eat with appetite, because *quod sapit nutrit*,
> that which savours is nourishable, this serves your Highness! Can you imagine how these
> flattering and honey words, such a sweet placebo, will serve his Highness? Do you really
> think that a physician will be thanked if his Master gets sick because of this (advice)?[5]

Only in the late 18th century the term 'placebo' became part of medical jar-
gon. In contrast to the prevailing opinion that it was the Scottish physician and
pharmacologist William Cullen (1710–1790) who introduced this expression
into medical language in 1772, the credit must be given to another English
physician, Alexander Sutherland (born before 1730, died after 1773) of whom

---

1   Aronson (1999), p. 716.
2   Bolte (1885), p. 19.
3   Nares (1822), p. 381.
4   Jütte (2010), p. 109.
5   Moscherosch (1643), p. 100. Emphasis in original.

we hardly have any biographical information.[6] Being a doctor in Bath, he was familiar with the latest medical fads, including the water cure. In his book "Attempts to revive ancient medical doctrines: I. Of waters in general" (1763) he ridicules a certain type of fashionable physician whom he calls 'Placebo':

> Placebo never saw a professor in his chair, nor never made up a Doctor's prescription. Without knowledge chemical or practical, he was said to understand the waters better than them all. Without medical education of any sort, he had the sole care of three-fourths of the people of fashion. The Doctors had time for their airings. Pestles lay silent in their mortars. He pretended not to call for pen and ink, as some folks do. He boiled his nostrums over the patient's chamber-fire, with his own hand, he carefully divided the doses. […]. Was it any wonder that Placebo grew in grace?[7]

The mentioning of placebo in this medical context struck a contemporary reviewer of Dr. Sutherland's attempt to reform the bathing cure. This critic also discovered that despite the quotation marks this part of the book was not a quote from one of Sutherland's major sources: Robert Peirces's account of the water cure[8]:

> But our Author who quotes so copiously, has, in the xxiii page of this Introduction, made Dr. Pierce [sic!] say, in his Bath Memoirs, much more than we can discover in that book. The character of *Placebo* here, seems to be a portrait of Dr. Sutherland's own drawing, and may possibly be a just resemblance of the original; but it ought not to be cited, as it manifestly appears to be, from a deceased reputable Writer, of a very moral and ingenuous character; who being exempted, according to the moral axiom, from having evil spoken of himself, should not be made the Author of any posthumous censure, on such a survivor, as very probably was not even his contemporary.[9]

Thus it was Dr. Sutherland himself who introduced the proverb 'to sing a placebo' into the medical world, by making fun of himself, portraying himself as a popular doctor who knows how to cure his patients without resorting to the 'heroic' treatments (blood letting, purgatives etc.) which were still in vogue in the 18th century.

About ten years later, in 1772, William Cullen demonstrably used the term for the first time in his "Clinical Lectures" in connection with a patient to whom he gave an external application of mustard powder although he was not convinced of its specific effect: 'I own that I did not trust much to it, but I gave it because it is necessary to give a medicine and as what I call a placebo. If I had thought of any internal medicine it would have been a dose of the Dover's powders.'[10] In another case which he considered to be hopeless, Cullen likewise prescribed a medicine that was ineffective in his view. He justified his decision as follows: 'I prescribed therefore in pure placebo, but I make it a rule even in employing placebos to give what would have a tendency to be of use to the patient.'[11]

---

6   Wallis/Wallis (1988), p. 579.
7   Sutherland (1763), pp. XXIII–XXIV.
8   Peirce (1713).
9   Anonymous (1763), p. 344. Emphasis in original.
10   Cullen (1772/73).
11   Cullen (1772).

Cullen's 'placebo' was not yet an inert substance. He tended to use low doses of drugs which he thought to be ineffective given the severity of the disease. His main concern was not what to prescribe, but how to fulfil the patient's desire for a remedy even though he did not personally believe in its pharmacological effectiveness (according, of course, to the state of knowledge at the time).[12]

At the same time, namely the beginning of the 1770s, another English physician, John Coakley Lettsom (1744–1815) who practiced medicine in London, used the term 'placebo' in a similar vein:

> Few medicines are used more frequently in nervous, and those called putrid fevers, than this [contrayerva, R.J.]; and there is not one less beneficial and inactive. In the usual dose of the compound powder, seldom more than three grains are given at once to a patient; but from the very large quantities I have given in vain, I am persuaded, that if three hundred were prescribed instead of three grains, the effect would be as insignificant; and therefore candor induces me to suppose, that the physician means nothing more by it, than a placebo, in the manner and quantity it is generally admitted.[13]

Like Cullen, Lettsom obviously used low doses of conventional drugs which he thought to be ineffective given the severity of the disease.

And in another case which he published two years later, he also mentioned prescribing placebo:

> This person, aged 40, was very corpulent; her fever, which was characterized by numerous petechiæ, had attacked her about 13 days since her cough and vomiting were frequent. She was almost smothered with bed cloaths, and sweated profusely in the same. I advised her getting up and exposure to air; but the friends, who thought themselves more capable of judging what to do, shewed their surprize at such a treatment, and kept her in this confined situation; and as they did not chuse to follow my advice, I ordered only placebos, such as a spermaceti mixture for her cough, and a laxative medicine to relieve her costiveness. She died about five days afterwards; but as she died according to their own way, they were reconciled to it, rather preferring that, than the probable means I had proposed.[14]

In this case Lettsom gave the patient a mixture of wax present in the head cavities of the sperm whale (*Physeter macrocephalus*) which was at that time still mistaken for the whales' sperm.

Thus there can be no doubt that since the 1780s the term 'placebo' has become part and parcel of the medical terminology used by English physicians. A recent survey on the use of the term 'placebo' in articles, reports, and letters, published in the *British Medical Journal* between 1840 and 1899, reveals that 71 citations contained the term 'placebo(s)', mostly in a negative sense. Only 14 (20 per cent) described placebo 'as important to satisfy patients'. Other reasons for administering placebo were: fulfilling the traditional physician's role (10 per cent), buying time (4 per cent), and financial gain (3 per cent). Only

---

12   Kerr/Milne/Kaptchuk (2007).
13   Lettsom (1772), pp. 44–45.
14   Lettsom (1774), p. 56.

one citation refers to open placebo, i.e. telling the patient about his placebo treatment.[15]

But what about other languages such as German for instance? A rare and early appearance of the phrase 'to sing a placebo' in a medical context can be found in a diatribe against a German popular healer by the name of Johann Joseph Gaßner (1727–1779). In this case the meaning is still close to the original denotation of the proverb which is, as we have seen, 'to curry favour'.[16]

Only in the late 1840s did the term 'placebo' appear for the first time in a German medical journal. In a review of a book on homoeopathy the anonymous reviewer wrote:

> The habit of administering and taking medicine which is effective – if not physically, then mentally – is so deep-rooted in this country that placebos in the hands of our new doctors have lost their innocent quality of harmlessness; strangely enough they appeal to the patient because of their displeasing properties.[17]

Except for this first reference, the earliest evidence of the use of the term 'placebo' in German medical language is in American literature on homoeopathy or text written by homoeopathic physicians living in the United States, but still writing in German. In 1877 Dr. Alexander Berghaus (1837–1922) from New York published his medical case histories in the *Allgemeine homöopathische Zeitung*, mentioning that some of his patients received placebo pills as well as homoeopathic drugs.[18] Another American homoeopath by the name of Robert Steudel (1856–1902) whose article on the vehicle of homoeopathic drugs was published in German, his mother-tongue, described the case of cancroid treated by a colleague and friend. In this context he mentions that the successful cure was the result of prescribing placebo, in this particular case powder of milk.[19] However, it was only in the second half of the 20th century that the Latin term 'placebo' had made inroads into German medical terminology in both fields, regular medicine and Complementary and Alternative Medicine (CAM).

Since the phenomenon was also known in medical circles in Germany, as we have seen, one would assume that a vernacular word or a synonym for placebo did exist. Indeed, the most common term to be used was 'Scheinarznei' (sham medicine). It appears, for instance, in a case report, published in a German homoeopathic journal from the year 1823: 'If the patient [...] is not willing to postpone his treatment [in order to wait and see, R.J.], than one may resort to an innocent ruse. Let the patient take a sham medicine for some days and impress upon him to observe closely all major and minor changes in his state of health [...].'[20]

Sometime later, in the 1830s, another synonym pops up: 'Scheinbehandlung' (sham treatment). Its use is not restricted to ridiculing homoeopathic

---

15   Raicek/Stone/Kaptchuk (2012).
16   Semler (1776), p. 294.
17   Anonymous (1847), col. 322.
18   Berghaus (1877), p. 53.
19   Steudel (1892).
20   Schubert (1823), p. 99.

therapy, as can be seen from allopathic hospital records.[21] The semantic equivalent 'Scheintherapie' does not appear in German medical works before the second half of the 19th century. Among the first German physicians who used this term was the well-known psychiatrist Richard von Krafft-Ebing (1840–1902).[22]

Early uses of sham therapy in regular medicine

Long before William Cullen and other British physicians used occasionally placebos to treat patients whom they believed would benefit from a sham treatment, clinical studies using sham therapy were carried out and well known. The Scottish physician James Lind (1716–1794) whose systematic experiments during his naval service on the HMS Salisbury proved that citrus fruits can cure scurvy, reports in his pioneering work on scurvy (1st ed. 1753) the following case. It concerns the desperate attempt by the leader of the Dutch army to restore the health of many of his men who had contracted scurvy during the siege of the town of Breda in 1625:

> On the 2[n]d of May, 1625, when the Prince of Orange heard of their distress, and understood that the city was in danger of being delivered up to the enemy by the soldiers, he wrote letters addressed to the men, promising them the most speedy relief. These were accompanied with medicines against the scurvy, said to be of great price, but still of greater efficacy: many more were yet to be sent. The effects of this deceit were truly astonishing! three small phials of medicine were given to each physician, not enough for the recovery of two patients. It was publicly given out, that three or four drops were sufficient to impart a healing virtue to a gallon of liquor. We now displayed our wonder-working balsams. Nor we're even the commanders let into the secret of the cheat put upon the soldiers. They flocked in crowds about us, every one soliciting that part may be reserved for their use. Chearfulness again appears on every countenance; and an universal faith prevails in the sovereign virtues of the remedy. The herbs now began to spring up above the ground; we of these made decoctions, to which wormwood and camphire were added, that by their prevalent flavour, the medicines might appear of no mean efficacy. The stiff contracted limbs were anointed with wax melted in rapeseed, or lint-seed oil. The invention of new and untried physic is boasted; and, amidst a defect of every necessary and useful medicine, a strange medley of drugs was compounded. The effect however of the delusion was really astonishing: for many were quickly and perfectly recovered. Such as had not moved their limbs for a month before, were seen walking the streets found, upright, and in perfect health. They boasted of their cure by the Prince's remedy; the motion of their joints being restored by a simple friction with oil, Nature now of itself well performing its office, or at least with a small assistance from medicine. Many who declared they had been rendered worse by all former remedies which had been administered, recovered in a few days, to their inexpressible joy, and the no less general surprise, by the taking (almost by their having brought to them) what we affirmed to be their gracious Prince's cure.[23]

---

21 Holscher (1836), p. 290.
22 Krafft-Ebing (1868), p. 130.
23 Lind (1772), pp. 352–353; on Lind and scurvy see Tröhler (2003).

This striking example of the healing power of imagination is later taken up by two English physicians, remembered for their works on somatic effects induced by the mind. William Falconer (1744–1824) who published a work called "A Dissertation on the Influence of the Passions upon Disorders of the Body"[24] and John Haygarth (1740–1827) whose pertinent treatise carries the title "Of the imagination, as a cause and as a cure of disorders of the body; exemplified by fictitious tractors, and epidemical convulsions"[25], both refer to Lind as their source. We do not know what really happened at Breda in 1625, as there are conflicting reports on this event.[26]

Already in the early days of placebo treatment the main reason for administering placebos in medical practice was to satisfy the patient's demand and his expectations, as can be learned from a letter by the British surgeon William Gaitskell which was communicated by Dr. John C. Lettsom in the Medical Society of London in 1789:

> JOHN THOMPSON, aged 44, of the sanguine temperament, but remarkably healthy, after sweating profusely with hard labour, was attacked on the night of August the 12th, with a sensation of prickling in the skin; particularly, on the breast and neck, inside of the arms, legs, and thighs. [...] There was a succession of crops from August the 12th, till Sept. the 5th; the number amounting to more than two hundred: though the affection of the skin was general, there was no fever, so that medicine seemed to be useless, excepting a placebo to amuse the mind, and some mild ointment, after snipping the bladders, to prevent the irritation of exposure. Under this treatment they healed rapidly, the cuticle desquamating. The skin having now lost the vesicular tendency, the man went to work, and remains well in his old occupation of drayman and hostler.[27]

Another reason was obstinancy of the patient:

> I was lately called to a very severe case, like that of Mr. BARNES, where the intermission was not longer than six or eight hours. I prescribed, and the patient took six drams of the Red Bark, without interrupting the paroxysm, which came at the expected hour; and during, the sickness and horripilatio, the Bark seemed to be entirely rejected by vomiting; however, the succeeding paroxysm abated something of its fury. My patient was extremely averse to Bark in every shape; but my deceiving him, during the following intermission, I got him to swallow two drams at once, which rendered him so entirely averse to the medicine, that he would take no more afterwards. However, to his great joy and my surprise, the Fever left him. He ascribes his cure to three or four draughts of Camphorated Julep, which were prescribed as a *placebo* upon his refusing to persevere in the use of the Bark. But it may with more justice be ascribed to the two drams of Red Bark, taken at one dose; as I think the first six were in a great measure lost.[28]

The motivation behind such prescriptions may be summarised as prescribing inert drugs for the satisfaction of the patient's mind, and not with the view of producing any direct remedial effect. In most cases these 18th-century physi-

---

24   Falconer (1788), p. 85.
25   Haygarth (1800), p. 25.
26   Lamb (2017), p. 116.
27   Gaitskell (1795), p. 2. Emphasis in original.
28   Saunders (1783), pp. 108–109. Emphases in original.

cians did not administer 'pure' placebos but resorted to any kind of medicine which they thought simple, feeble, or altogether powerless, non-perturbing medicines.

Prescribing sugar pills or other inert substances

Today we make the distinction between pure placebos (substances with no pharmacological effect, e.g. sugar pills) and impure placebos (substances with pharmacological effect but not on the condition being treated). In the 18th century those physicians who prescribed placebo usually thought of drugs which were considered not very effective in the particular case, e.g. a mild ointment. At the same time, only very few brilliant minds came up with the ingenious idea of using inert substances as placebo, e.g. bread pills. The earliest references I could find date from the 17th century. Christian Franz Paullini (1643–1712) reported in his popular work on the use of human and animal excrements for curative purpose ("Heilsame Dreck-Apotheke") that he managed to cure a patient by giving him only bread pills.[29] More than fifty years earlier the Frankfurt town physician Ludwig von Hörnigk (1600–1667) had claimed that Jewish doctors cured their gullible patients by inscribing on pieces of bread a late medieval mnemonic code for an Aristotelean Syllogism (*Fecana, Cageti, Dafenes, Hebare, Gedaco. Gebali stant, sed non stant Febas, Hedas, & Hecas*).[30] Hörnigk might have been familiar with a collection of droll stories and jests by the German lawyer Otto Melander (1571–1640), published in 1605 in which a similar story is told though without a Jewish context. A document mentioning the use of this kind of pious fraud in medicine is even older. In 1489 the humanist Jodocus Gallus (1459–1517) published a work entitled "Oratio quodlibetica", which contained a jocular text about the use of this mnemonic verse by quacks.[31] In the 18th century, the story of administering patients suffering from fever special amulets made of bread and inscribed with the same magic spell can often be found in medical literature. Admittedly, this piece of advice was always given with tongue in cheek. It is attributed to the Danish Lutheran theologian Nicolaus Hemming (1513–1600) who is said to have mentioned it in his lectures as a warning against credulousness.[32]

This kind of placebo could even be enhanced to make it more attractive for the patient. In an article which appeared in 1787 in the German journal *Allgemeine Deutsche Bibliothek* we find a report of an experiment in which a doctor gave his female patient rather expensive-looking pills made from breadcrumbs covered with silver instead of a strong purgative. The sham medicine showed the same results. After the physician had told the patient about the true nature of the presumed laxative, she tried the placebo again, but from

---

29 Paullini (1696), p. 287.
30 Hörnigk (1631), p. 240.
31 Brant (1854), p. LXX.
32 Männling (1713), p. 240; Kanold (1720), p. 1769.

then on it had no effect.[33] In the late 18th century bread pills became a kind of standard placebo in medical practice. It is said about the famous British surgeon John Hunter (1728–1793) that he even cured some patients from syphilis by giving them bread pills instead of the standard cure of that time, namely mercury pills.[34] About 1800, a German doctor by the name of Conrad Joseph Kilian (1771–1811) admitted that he treated a female patient suffering from melancholia by prescribing various kinds of distractions as well as bread pills.[35] On 21 June 1807 the then US president Thomas Jefferson (1743–1826) wrote to Dr. Caspar Wistar (1761–1818):

> One of the most successful physicians I have ever known, has assured me, that he used more bread pills, drops of colored water, powders of hickory ashes, than of all other medicines put together. It was certainly a pious fraud. But the adventurous physician goes on, substitutes presumption for kno[w]le[d]ge.[36]

Though it cannot be fully ascertained, nonetheless we may assume that the successful physician in question was Benjamin Rush (1745/46–1813), a friend of Jefferson.

Other physicians experimented with new substances which they considered fit to induce a placebo effect. The famous English physician Thomas Beddoes (1760–1808) tried a recently discovered gas (nitrous oxide, commonly known as laughing gas) on one of his patients in order to illustrate the power of the imagination in relieving disease:

> As soon as the powers of nitrous oxide were discovered, Dr. Beddoes at once concluded that it must necessarily be a specific for paralysis; a patient was selected for the trial, and the management of it was intrusted to Sir Humphry Davy. Previous to the administration of the gas, he inserted a small pocket thermometer under the tongue of the patient, as he was accustomed to do upon such occasions, to ascertain the degree of animal temperature, with a view to future comparison. The paralytic man, wholly ignorant of the nature of the process to which he was to submit, but deeply impressed, from the representation of Dr. Beddoes, with the certainty of its success, no sooner felt the thermometer under his tongue than he concluded the talisman was in full operation, and in a burst of enthusiasm declared that he already experienced the effect of its benign influence throughout his whole body: the opportunity was too tempting to be lost; Davy cast an intelligent glance at Coleridge, and desired his patient to renew his visit on the following day, when the same ceremony was performed, and repeated every succeeding day for a fortnight, the patient gradually improving during that period, when he was dismissed as cured, no other application having been used.[37]

As far as I know, this noteworthy experiment is the first mentioning of what modern researchers call the stimulus substitution model which contends that placebo responses are due to pairings of conditional and unconditional stimuli. In early records on phenomena which we today subsume under the

---

33   Anonymous (1787), p. 416.
34   Girtanner (1797), p. 121.
35   Kilian (1800), p. 286.
36   Jefferson (1807).
37   Pettigrew (1844), pp. 145–146.

label placebo effect, we usally see evidence for the expectancy theory which
maintains that the anticipations of the patient elicit the responses.[38]

Placebo in Homoeopathy

Samuel Hahnemann (1755–1843), the founder of homoeopathy, knew William
Cullen's *Materia Medica* because he had translated it into German in 1796. At
the same time, it seems, he was not familiar with other works by William Cullen or contemporary English writers who used the term 'placebo' for giving
'something non-medicinal' in order to please the patient. However, he was
definitely familiar with the phenomenon as we can see from his writings and
case books. Hahnemann differentiated clearly between homoeopathic drugs
and pharmaceutical substances which he considered as sham medicine (e. g.
milk sugar). But even more important: He was the first physician who system-
atically used a single blind approach in therapy. That is to say: the patients
were kept in the dark about the identity of the drugs.

A close look at Hahnemann's case journals reveals that the percentage
of placebo prescriptions was very high. In his case journal no. 22 from 1821,
85 per cent of the medications were placebo.[39] This is also true of his later
years. In the period between 1833 to 1835 more than half (54 per cent) of
Hahnemann's prescriptions are placebo.[40] Medico-historical studies on individual patients treated by Hahnemann reveal that up to a quarter of the drugs
administered to the patient were non-medicinal.[41]

In Hahnemann's case journals, which are almost fully preserved, he usually
marked placebos with the paragraph symbol (§) (for example, D 38, p. 172,
line 19). This sign might have been imbued by the abbreviation for sugar in
pharmaceutical literature which is 'ff'. A single placebo powder weighed 0.12
to 0.18 g. These powders were administered by handing out to the patient small
wrappers or envelopes which had no labels and were merely numbered[42]: 'If
the patient should wish to take medicine every day the homoeopathic physician may give him every day a dose of sugar of milk of about three grains, all
these powders being marked with successive numbers.' The patient therefore
did not know which of these contained homoeopathic drugs and which just
lactose. Hahnemann even thought about a system in which concealment could
be achieved by sending a patient to a local pharmacy where the apothecary
dispensed homoeopathic drugs and placebos without being able to differenti-
ate between the two in order not to influence the patient.[43]

---

38   Cf. e. g. Montgomery/Kirsch (1997).
39   Mortsch (2008), vol. 2, p. 151.
40   Papsch (2007), vol. 2, p. 109.
41   Genneper (1991), p. 88.
42   Cf. Fischbach-Sabel (1998), vol. 2, p. 96.
43   Mortsch (2008), vol. 2, p. 152.

Another sign for placebo is a small zero (o) below the line (example case journal D 38, p. 41, line 32), indicating that Hahnemann used a non-medicinal globulus instead of lactose. In some cases he did not use a special sign: an apothecaries' weight (ounces) preceded by numeral indicates that Hahnemann used placebo.

After first experimenting with ground oyster shells (conchae) as placebo at the beginning of his homoeopathic practice, Hahnemann later on almost exclusively gave lactose in cases to which the homoeopathic *Materia Medica* does not attribute a medicinal effect. However, till the mid-1820s, Hahnemann continued to give conchae which later (1828) became part of the *Materia Medica* (calcarea carbonica) as placebo, especially to children.[44] The four year old daughter of a coachman, for example, received 1822 eight conchae as placebo.[45]

In a footnote to the first edition of the "Chronic Diseases" which appeared in 1828, Hahnemann explained why he had finally chosen milk sugar as his favourite placebo:

> There are hypercritical homoeopathic physicians who were afraid that even the sugar of milk might obtain medicinal qualities from being long kept in a bottle, or from long trituration. Long-continued experiments have convinced me that this apprehension is unfounded. Both the raw and the prepared sugar of milk may be taken as nourishment in considerable quantity without the least disagreeable symptoms being experienced from it.[46]

In the early days of his homoeopathic practice Hahnemann used coloured placebos according to the evidence we have from various case journals, for example: '6 [ounces] [scruples] jjj red'.[47] We can assume that he used raspberry juice for this which he considered pharmacologically as non-specific.[48]

Early on in his homoeopathic practice Hahnemann encountered the problem that his patients were used to taking medicine on a daily basis as it was customary in orthodox medicine at the time. In homoeopathy, however, it was important, in his view, to allow the remedies to fully unfold their action. In an essay that was printed in the *Allgemeiner Anzeiger der Deutschen* in 1814, Hahnemann offered the following recommendation to his colleagues: 'In the meantime, until the second medicament is given, one can soothe the patient's mind and desire for medicine with something inconspicuous such as a few teaspoons a day of raspberry juice or sugar of milk.'[49] In his work on the chronic diseases he advised:

> No popular habit, were it ever so injurious, can be abolished all at once. This is the reason why the homoeopathic physician cannot avoid giving to his patients a powder every day; though this appears considerable, nevertheless, there is a good deal of difference between

---

44   Mortsch (2008), vol. 2, p. 155.
45   Mortsch (2008), vol. 1, p. 412, line 29.
46   Hahnemann (1845), p. 165.
47   Schuricht (2004), vol. 1, p. 534, line 35.
48   Schuricht (2004), vol. 2, p. 35.
49   Hahnemann (1814/2001), p. 649.

this daily administration of a powder and the alloeopathic practice. [...] By the system which I propose, all these disagreeable consequences are avoided. The patient, who knows from experience that he need not expect any painful effects from the medicine he takes, calmly observes the changes which are really going on in his system, and reports to his physician facts, and not illusions. By taking a powder every day, the patient will expect same effects from each. Of course, he ought not to know whether any or all of the powders contain medicine.[50]

The main reason for giving placebo in homoeopathy was therefore to please the impatient patient who was used to frequent medications in allopathic medicine, not only every day but sometimes also hourly.

What did Hahnemann think of deceiving the patient? He was fully aware of the fact that his patients were not supposed to know that they were receiving placebo. He even used the word 'deception' for his course of action. What mattered to him was the goal: 'Patients who have firm confidence in the honesty and skill of their physician, will have no hesitation to be satisfied with a dose of sugar of milk, which may be exhibited every two, four, or seven days, agreeably to the wishes of the patient; such a course will never lessen their confidence.'[51] In Hahnemann's world view shared by many, also allopathic doctors until modern times, there was no place for ethical consideration of the kind we have today when physicians ask themselves whether they are allowed on legal or moral grounds to give a patient a placebo without telling him so. Hahnemann was, as we have heard from his own mouth, already aware of the fact that the effective use of placebo requires a stable doctor-patient relationship – a fact which is corroborated by recent studies on the placebo effect.[52]

Hahnemann knew too well that concealment was not always successful. One of his patients who happened to be an eager reader of his writings, had seen through the deception, but still remained loyal to Hahnemann: 'The powder I took regularly although I am well aware that only number [figure illegible, R.J.] is a medicine as instructed in your worship's books which I looked into.'[53]

Explaining the placebo effect: early attempts

Recent research suggests that expectancy is an integral part of the placebo effect. Many studies have shown that certain expectation of pain relief is sufficient to reduce the experience of pain. A number of centuries ago not only physicians but also philosophers were aware of the powerful force which they defined as '*imaginatio*'. Actually one could say that the philosophers and theologians took the lead. In 1531 the German polymath and occult writer Heinrich Cornelius Agrippa von Nettesheim (1486–1535) mentioned a medieval

---

50   Hahnemann (1845), pp. 164–165.
51   Hahnemann (1845), p. 165.
52   Placebo in der Medizin (2011), p. 159.
53   IGM, Bestand B 321150 (1832).

case: 'And William of Paris saith that he saw a man, that at the sight of a medicine, was affected as much as he pleased; when, as neither the substance of the medicine, nor the odor, nor the taste of it came to him, but only a kind of resemblance was apprehended by him.'[54]

The French writer Michel de Montaigne (1533–1592) also described the stunning effect of the imagination on the human body: he mentioned a patient who received regular sham enemas by his doctor and experienced the same effect from these as from enema that actually contained medicinal substances rather than just warm water.[55] In another essay he riducules the healing power of imagination:

> It is not long since one of our Princes, in whom the gowt had spoiled a gentle disposition and blith composition, suffered himselfe so far to bee perswaded or mis-led, by the report made unto him of the wondrous deedes of a Priest, who by way of charmes, spells and gestures cured all diseases, that he undertooke a longtedious journy to finde him out: and by the vertue of his apprehension did so perswade, and for certaine houres so lull his legs asleepe, that for a while hee brought them to doe him that service, which for a long time they had forgotten. Had fortune heaped five or six like accidents one in the necke of another, they had doubtles beene able to bring this miracle into nature.[56]

In 1691 the Dutch minister and author of philosophical and theological works, Balthasar Bekker (1634–1698), a key figure in the discourse on witchcraft in early modern Europe and an opponent of all kinds of superstitions, published his work "De Betoverde Weereld" (English translation "The World Bewitch'd", 1695). In the first volume he brings an example of how witch doctors in the Caribbean succeeded in curing patients suffering from all kinds of ailments by hocus-pocus:

> Tis said that the Zemean fails not to come at the smell of that precious Incense and Perfume, by the Ministry of the Boie, who doubtless is in a compact with the Devil. There being interrogated, it answers with an audible Voice, and as it were at a distance, to the Queries put to it. Afterwards he comes near the Sick Person, strokes and gently handle: several times the afflicted part, still blowing upon it, and sometimes drawing, or feigning to draw out of it, Thorns, little parcels of Manioc, Wood, Bones, or little Fish, bones, which his Devil supplyes him with, persuading the sick that it was that which caused his pain. He often sucks the Aking part, and immediatly goes out of the Cottage to spew up, says he, the Venom. Thus the crazy distemper'd is cured, rather by Imagination.[57]

In the German translation of 1782, augmented by the German theologian and pietist Dr. Johann Salomon Semler (1725–1791), one finds another striking case of how the mind can influence the sick body. It is a report on the 'shock therapy' applied by the famous Dutch physician Herman Boerhaave (1668–1738), who allegedly treated young inmates of the workhouse in Haarlem that behaved like epileptics. The original source describes the miracle cure in the contemporary language of scientific discourse, in Latin:

---

54   Agrippa (1898), p. 198.
55   Montaigne (1998), p. 38.
56   Montaigne (1893), p. 286.
57   Bekker (1695), p. 84.

In domo, qua pauperes ex eleemosynis publice aluntur in civitate *Harlemensi*, perterrita puella incidit in morbum nervorum convulsivum, certis paroxysmis reducem: Adstantium et adjuvantium in eam intenta itidem corripitur eodem morbo; postridie altera, deinde tertia, quarta, imo fere omnes, tam pueri quam puellae: Status miserrimus! Corripitur hic, corripitur illa, imo fere omnes eodem tempore, dum unum alter aspicit, prosternuntur. Medici solertes frustra adhibent, quae dictat ars, saluberrima antiepileptica medicamina. Confugitur tandem ad *Boerhaavium*, qui, -misertus infelicis pauperum fortis, petiit *Harlemum*, et dum rem examinat, invadente in unum paroxysmo, vidit convelli plures specie epilepsiae. Datis incassum optimis remediis a medicis sapientibus, et ad imaginationem ex uno in alterum traducto morbo, rite perpensis, hanc avertendo, credidit posse curam obtineri, et obtinuit.

Scilicet praemonitis ephoris, praesentibus omnibus, jussit per cameram disponi fornaces portatiles, prunis ardentibus instructas, atque iis imponi ferreos hamulos, ad certam figuram adaptatos; tum ita mandavit: Quia omnia frusta sorent, se aliud nescire remedium, quam, ut qui primus, puer foret vel puella, infausto morbi paroxysmo arriperetur, locus quidam nudati brachii candente ferro ad os usque inureretur; utque gravitate pollebat dicendi, perterriti omnes ad crudele remedium, dum instare sentiunt paroxysmum, omni mentis intentione, et metu dolorisicae inustionis, eidem resistunt fortioris oblatione ideae: et certe quantum valeat hic ab objecto animae intentae revulsio, docet epilepsia diversimode curata, ut quidem ipse terror (a) eandem sustulerit, febris epidemica (b), quartana (c), ptyalismus (d), matrimonium (e), virga (f).[58]

To cut a long (case) story short: This miracle cure took place in an orphanage in Haarlem, Holland, where a girl for some unknown reasons fell into convulsions, and which, being witnessed by the other children, passed it on to nearly all of them. Boerhaave was asked for medical advice and he could find no other way of putting a stop to the strange fits except by preparing red-hot irons in the presence of the young patients, at the same time declaring solemnly that anyone who would manifest the least symptom of the disease, should be forthwith burnt to the bone. In doing so, he put an end to what we would perhaps call a kind of mass hysteria. By the same means Boerhaave was able to cure also other diseases, e. g. several kind of fevers.

Semler, 'the father of German rationalism', commented: 'Why should imagination not be able to cure many diseases, given that it can cause some of them.'[59] For him the power of the imagination to induce noxious effects (today labelled nobebo), proves that a similar kind of sham treatment could relieve pain and other ailments.

Another example of Boerhaave's pioneering sham treatments can be found in a German medical book published in 1792:

Boerhaave healed a madman who believed that a bird was sitting in his brain and lived on it (although he did not feel pain) by the following means: He made an incision at the back of the head, and after some painful actions he produced a sparrow which he had hidden so far. Then he hinted at him that this bird had dwelt in his brain and that he had been cured of this malady. The patient recovered instantly. However, a little later, some-

---

58   Kaau Boerhaave (1745), p. 496, § 406. Emphases in original. Cf. Whytt (1765), pp. 216–217; Zimmermann (1796), pp. 499–500.
59   Bekker (1781–1782), vol. 3, p. 229.

one was foolish enough to tell him that he had been deceived, whereupon his malady returned.[60]

This medical case story foreshadows the famous placebo experiments at the beginning of the second millennium, showing that sham surgery works on many patients.[61]

In 1754 the French writer and philosopher Jean-Baptiste de Boyer, also known as Marquis d'Argens (1704–1771), published the second volume of this popular work "Lettres cabalistiques". There he describes the powerful effect of the imagination in the cure of patients. He refers to patients who did not have access to a physician and therefore used a broth made of cabbage. Obviously it worked. The narrator thought that his dialogue partner, an advocate, would not believe him, and was surprised by his answer:

> Why shouldn't I believe this? Medicine helps only in a non-specific way, and this is the case with broth made out of cabbage. 'Who will believe', says La Moche Le Vayer [a French writer, living from 1588–1672], 'that a little bit of gunpowder poured into a large glass of brandy and then successed is not an excellent medicine? [...] Tell me why do you think that a cabbage broth that made Romans healthy again, looks so strange in your eyes, when a medicine made of salpeter which normally could kill all the horses in Europe, restores health to the Moscowians? You would be indeed surprised, if I tell you quite frankly that the most renowned physicians own their fame to stimulating the imagination of their patients. It will be easy for me to show you that sometimes one can cure highly dangerous illnesses without any medicine, only through impressions which have some kind of effect on the mind.'[62]

In the same year, the English bishop John Douglas (1721–1807) claimed 'that impressions made upon the mind may also have an efficacy to change the habit of the body for the better, as well as for the worse, and to restore as well as to destroy health'.[63] Douglas refers in his work on miracles in particular to the seminal work of a Dutch physician by the name of Johann Nicolai Pechlin (1644–1706) on this topic:

> In his [Pechlin's] Opinion, vast, is the Power of the Mind in, determining the Operation and Efficacy, of Medicines. It will, according to him, not only diminish or increase, their usual Enacts, but also change them to a Manner of Operation directly contrary; and communicate a healing Quality to the most inadequate Means, even, to a Bread Pill disguised as a Medicine, and swallowed with a vast Confidence in the Skill of the Person who administereth it.[64]

If one looks up Pechlin's Latin text, one comes across some examples of how he had found out about the placebo effect. He relates, for example, the following case history concerning the powers of the imagination in altering the effects of medicines:

---

60   Maaß (1792), p. 271.
61   Moseley et al. (2002); London/Kadane (2002).
62   Argens (1774), pp. 344–345 (my translation from the German version).
63   Douglas (1754), p. 173.
64   Douglas (1754), p. 173.

A student, of a phlegmatic habit, and not possessed of a great deal of mother wit, once applied to me for advice. He complained of loss of appetite, obstinate costiveness, and of being almost suffocated in the morning by glairy mucous. After I had relieved his bowels, by means of a glyster, I ordered him fifteen grains of white vitriol with a little cream of tartar, in order to extricate the *pitaita* from his stomach. He followed my advice, but, by a preposterous conceit, persuaded himself that the powder was intended as a sweat; and, accordingly, after he had swallowed it, he covered himself all over with the bed-cloaths, and sell into a profuse perspiration. He then came to thank me, and tell me that the powder had been attended with, the desired success. I no sooner heard of a sweat, than, full of wonder, I asked him if he had taken any other remedy than the one I ordered him. He assured me he had not, but that he thought the powder which I prescribed for him was to sweat him; which effect he therefore expected, and which had been effectually accomplished.[65]

Another more serious case of imagining the effect of medications is reported by the German physician Wilhelm Gottfried Ploucquet (1744–1814). He refers to a not very trustworthy but nevertheless perspicuous story in which an unmarried girl asked a physician for an abortive drug. The doctor did not turn down the plea of the desperate young woman right away, but he decided to counteract her wish. He prescribed a medicine which was meant to strengthen the fetus. However, the girl's belief in the abortive effect of the drug was so strong, that she did not conceive.[66]

In present-day medical terminology 'imagination' has been replaced by 'expectations'. Many experimental studies show that the placebo effect depends – among other factors – on the quality of the doctor-patient relationship and on the patient's conviction that the cure offered by this particular medical expert can be of help. This insight, however, is not very new. Already in the late 18th century the French writer and sceptic Rétif de la Bretonne (1734–1806) stated:

I know that the would-be-remedies have only little effect, such as elder-berry water which drives out sweat when taken rather hot, with a lof of sugar etc. In venereal disease mineral remedies act weakly, and only a precise regimen might cure half of those having the infection, if that satisfy their imagination. But here in particular confidence in the physician is the best of all remedies. A man who takes a remedy in which he believes is cured by this remedy.[67]

Conclusion

The remarkable thing about the placebo effect is that already in the past learned men, not only physicians, knew or had at least a premonition that this phenomenon is caused by a sense of certainty, an optimistic expectation, that a treatment will be efficacious. And yet, partly it took a long time before physicians recognised that imagination was of paramount importance, as their

---

65   Pechlin (1691), pp. 421–422, English translation in Crichton (1798), pp. 444–445. Emphasis in original.
66   Ploucquet (1788), p. 406.
67   Rétif, quoted in Schiller (1984), p. 85.

medical systems depended more heavily on the physical side of the mind-body relationship. Emotional factors played only a minor role in the development of classical medical thought. Although emotions played a role in humoral pathology (one of the six *res non naturales* according to Galen), medical practice was characterised by humoral reductionism which often downplayed passions as causal elements in the etiology of a disease.

Only during the Renaissance the influence of strong emotions on the human physis became a central tenet of medical theory. Burton's "The Anatomy of Melancholy", for example, included the following observations about the possibly detrimental role of uncontrolled emotions: 'the mind most effectually works upon the body, producing by his passions and perturbations miraculous alterations [...] cruel diseases and sometimes death itself'.[68] In early modern Europe not only medical experts but also laymen believed that strong notions could lead to various bodily consequences, including epidemic diseases (the plague, for instance) and monstrous births.[69]

Reflections on the role of the imagination in the onset and course of illnesses continued into the 19th century. Literature on this topic included extensive essays and specialised monographs, some written by non-medical authors, e.g. theologians and philosophers. During the late 18th century William Cullen and Robert Whytt were two of the many physicians to discuss a new medical concept focusing on the nervous system. They hoped to find a physiological connection between emotions and disease. The development of microscopic anatomy in the second half of the 19th century fragmented even further the notion of organismic unity which was so typical in classical and early modern medical theory. The influence of the mind on physical health became more and more unattended. So it took until the second half of the 20th century for the 'powerful placebo'[70] to be re-discovered.

Bibliography

Archives

Archiv des Instituts für Geschichte der Medizin der Robert Bosch Stiftung, Stuttgart (IGM)
– Bestand B 321150 (Holtz's [brick factory owner] letter to Samuel Hahnemann, 08/09/1832)

Literature

Agrippa von Nettesheim, Heinrich Cornelius: Three Books of Occult Philosophy Or Magic. Vol. 1. Ed. by Willis F. Whitehead. Chicago 1898.
Anonymous: [Book review of Alexander Sutherland: Attempts to revive ancient medical doctrines: I. Of waters in general [...]]. In: Monthly Review 29 (1763), pp. 343–354.

---

68   Burton (1621/1893), p. 288.
69   Cf. Steigerwald/Watzke (2003).
70   Beecher (1955).

Anonymous: Kurze Nachrichten von der Arzneygelahrtheit. In: Allgemeine Deutsche Biblio-
    thek 73 (1787), pp. 401–419.

Anonymous: Bücher-Anzeigen. In: Allgemeine Medicinische Central-Zeitung 16 (1847), cols.
    321–324.

Argens, Jean-Baptiste de Boyer d': Lettres Cabalistiques, Ou Correspondance Philosophique,
    Historique et Critique: Entre deux Cabalistes, divers Esprits Elémentaires, Et le Seigneur
    Astaroth. Nouvelle Édition, Augmentée de LXXX. Nouvelles Lettres, de Quantité de Re-
    marques, et de plusieurs Figures. 6 vols. La Haye: Paupie 1741.

Argens, Jean-Baptiste de Boyer d': Des Herrn Marquis d'Argens Kabbalistische Briefe, oder
    philosophischer, historischer und kritischer Briefwechsel zwischen zween Kabbalisten,
    verschiedenen Elementargeistern und dem höllischen Astaroth. Aus d. Franz. nach d.
    neuesten Haager Ausg. übersetzt. Danzig: Wedel 1774.

Aronson, Jeff: Please, please me. In: BMJ 318 (1999), p. 716.

Beecher, Henry K.: The Powerful Placebo. In: The Journal of the American Medical Associa-
    tion (JAMA) 159 (1955), pp. 1602–1606.

Bekker, Balthasar: The world bewitch'd; or, An examination of the common opinions con-
    cerning spirits: their nature, power, administration, and operations. As also, the effects
    men are able to produce by their communication. Divided into IV parts. Translated from
    a French copy, approved of and subscribed by the author's own hand. London: R. Baldwin
    in Warwick-lane 1695.

Bekker, Balthasar: Balthasar Bekkers reformirten Predigers in Amsterdam bezauberte Welt.
    Neu übersetzt von Johann Moritz Schwager, Pastor zu Jöllenbeck. Durchgesehen und ver-
    mehrt von D. Johann Salomo Semler. 3 vols. Leipzig: Weygand 1781–1782.

Berghaus, Alexander: Klinische Mittheilungen. In: Allgemeine homöopathische Zeitung 94
    (1877), pp. 52–54.

Bolte, Johann: Placebo singen. In: Korrespondenzblatt des Vereins für niederdeutsche Sprach-
    forschung 10 (1885), pp. 19–20.

Brant, Sebastian: Narrenschiff. Leipzig 1854.

Burton, Robert: The Anatomy of Melancholy (1621). Ed. by A.R. Shilleto. Vol. 1. London
    1893.

Crichton, Alexander: An inquiry into the nature and origin of mental derangement […].
    Vol. 2. London: T. Cadell, junior, and W. Davies 1798.

Cullen, William: Clinical Lectures 1772 Feb/Apr RCPE Manuscript Cullen 4/4 218–9 (facsi-
    mile: http://www.jameslindlibrary.org/cullen-w-1772/, last accessed: 28/11/2018).

Cullen, William: Clinical Lectures 1772-3 RCPE Manuscript Cullen 4/2 299–300 (facsimile:
    http://www.jameslindlibrary.org/cullen-w-1772/, last accessed: 28/11/2018).

Douglas, John: The criterion: or, miracles examined with a view to expose the pretensions of
    pagans and papists. London: A. Millar 1754.

Falconer, William: A Dissertation on the Influence of the Passions upon Disorders of the Body.
    London: C. Dilly, and J. Phillips 1788.

Fischbach-Sabel, Ute: Krankenjournal D 34 (1830). Vol. 1: Transkription; Vol. 2: Kommentar-
    band zur Transkription. Heidelberg 1998.

Gaitskell, William: History of a Case of Pemphigus, communicated by John Coakley Lettsom.
    In: Memoirs of the Medical Society of London 4 (1795), pp. 1–2.

Genneper, Thomas: Als Patient bei Hahnemann. Die Behandlung Friedrich Wiecks in den
    Jahren 1815/1816. Heidelberg 1991.

Girtanner, Christoph: Abhandlung über die venerische Krankheit. Vol. 1. 3., verm. u. verb.
    Aufl. Göttingen: Dieterich 1797.

Hahnemann, Samuel: Heilart des jetzt herrschenden Nerven- oder Spitalfiebers (1814). In:
    Hahnemann, Samuel: Kleine Medizinische Schriften. Stuttgart 2001, pp. 648–650.

Hahnemann, Samuel: The Chronic Diseases. Vol. 1. Translated by Charles J. Hempel. New
    York 1845.

Haygarth, John: Of the imagination, as a cause and as a cure of disorders of the body; exemplified by fictitious tractors, and epidemical convulsions. Bath; London 1800.

Hörnigk, Ludwig von: Medicaster apella oder Juden-Artzt. Straßburg: von der Heiden 1631.

Holscher, Georg Philipp: Die Leistungen des neuen Krankenhauses der Stadt Hannover in den Jahren 1834 und 1835. In: Hannoversche Annalen für die gesammte Heilkunde. Eine Zeitschrift 1 (1836), pp. 276–297.

Jefferson, Thomas: Letter to Dr. Caspar Wistar (21/06/1807), available at: http://www.iupui.edu/~histwhs/h364.dir/jeffwistar.html (last accessed: 14/11/2018).

Jütte, Robert: The History of Placebo. In: World Medical Journal 56 (2010), no. 3, pp. 109–114.

Kaau Boerhaave, Abrahamus: Impetum faciens dictum Hippocrati per corpus consentiens philologice et physiologice illustratum observationibus et experimentis passim firmatum. Leiden: Samuel Luchtmans 1745.

Kanold, Johann: Sammlung von Natur- u. Medicin- Wie auch hierzu gehörigen Kunst- u. Literatur-Geschichten, So sich An. 1718 in den Herbst-Monaten In Schlesien u. andern Ländern begeben. Als der sechste Versuch ans Licht gestellet v. einigen Breßlauischen Medicis. Herbst-Quartal 1718. Breslau: Michael Hubert 1720.

Kerr, Catherine; Milne, Iain; Kaptchuk, Ted J.: William Cullen and a missing mind-body link in the early history of placebos. In: JLL Bulletin: Commentaries on the history of treatment evaluation (2007), available at: http://www.jameslindlibrary.org/articles/william-cullen-and-a-missing-mind-body-link-in-the-early-history-of-placebos/ (last accessed: 14/11/2018).

Kilian, Conrad Joseph: Anleitung zur Erhaltung und Verbesserung der Gesundheit in Leipzig für die Bewohner und Fremden dieser Stadt. Leipzig 1800.

Krafft-Ebing, Richard von: Bericht über die Leistungen im Gebiete der gerichtlichen Psychiatrie im Jahr 1867. In: Friedreich's Blätter für gerichtliche Medicin und Sanitätspolizei 19 (1868), pp. 110–151.

Lamb, Jonathan: Scurvy. The disease of discovery. Princeton 2017.

Lettsom, John Coakley: Reflections on the general treatment and cure of fevers. London: J. D. Cornish 1772.

Lettsom, John Coakley: Medical memoirs of the General Dispensary in London, for part of the years 1773 and 1774. London: Edward and Charles Dilly 1774.

Lind, James: Treatise on the Scurvy. 3rd ed. London: S. Crowder [and 6 others] 1772.

London, Alex John; Kadane, Joseph B.: Placebos that harm: Sham surgery controls in clinical trials. In: Statistical Methods in Medical Research (2002), pp. 413–427.

Maaß, Johann Gebhard Ehrenreich: Versuch über die Einbildungskraft. Halle/Saale: Michaelis und Bispink 1792.

Männling, Johann Christoph: Denkwürdige Curiositäten derer sowohl Inn- als auch Ausländischer Abergläubischer Albertäten […]. Frankfurt/Main; Leipzig: Michael Rohrlachs seel. Wittib und Erben 1713.

Melander, Otto: Joco-Seria. Das ist Schimpff und Ernst / Erstlich in Lateinischer Sprach außgangen / durch Herrn D. Othonem Melandrum. Jetzo aber uf vieler ehrlicher Leut Begeren ins teutsch ubersetzet. Solms: Wolfgang Ketzel 1605.

Montaigne, Michel de: The Essays of Montaigne. Done Into English by John Florio Anno 1603. With an Introduction by George Sainsbury. London 1893.

Montaigne, Michel de: Essays. Erste moderne Gesamtübersetzung von Hans Stilett. Frankfurt/Main 1998.

Montgomery, Guy H.; Kirsch, Irving: Classical conditioning and the placebo effect. In: Pain 72 (1997), pp. 107–113.

Mortsch, Markus: Krankenjournal D 22 (1821). Vol. 1: Transkription; Vol. 2: Kommentarband zur Transkription. Stuttgart 2008.

Moscherosch, Johann Michael: Visiones de Don Quevedo: Wunderliche und Warhafftige Gesichte Philanders von Sittewalt. In welchen Aller Welt Wesen, Aller Mänschen Händel

[…] offentlich auff die Schauw geführet, als in einem Spiegel dargestellet, und von Männiglichen gesehen werden. Straßburg: Mülbe 1643.

Moseley, J. Bruce et al.: A controlled trial of arthroscopic surgery for osteoarthritis of the knee. In: The New England Journal of Medicine 347 (2002), pp. 81–88.

Nares, Robert: A glossary; or, Collection of words, phrases, names, and allusions to customs, proverbs, etc. which have been thought to require illustration in the works of English authors […]. London 1822.

Papsch, Monika: Krankenjournal D 38 (1833–1835). Vol. 1: Transkription; Vol. 2: Kommentarband zur Transkription. Stuttgart 2007.

Paullini, Kristian Franz: Neu vermehrte heilsame Dreck-Apotheke […]. Frankfurt/Main: Friedrich Knoche 1696.

Pechlin, Johann Nicolai: Observationum physico-medicarum. Hamburg: Libraria Schultziana 1691.

Peirce, Robert: The History and Memoirs of the Bath […]. London: Henry Hammond 1713.

Pettigrew, Thomas Joseph: On superstitions connected with the history and practice of medicine and surgery. Philadelphia 1844.

Placebo in der Medizin. Hg. von der Bundesärztekammer auf Empfehlung ihres Wissenschaftlichen Beirats. Cologne 2011.

Ploucquet, Wilhelm Gottfried: Abhandlung über die gewaltsame Todesarten: als ein Beitrag zu der medicinischen Rechtsgelahrtheit. 2., aus dem Lat. übers. und sehr verm. Aufl. Tübingen: Heerbrandt 1788.

Raicek, Jacqueline E.; Stone, Bradley H.; Kaptchuk, Ted J.: Placebos in 19th century medicine. A quantitative analysis of the *BMJ*. In: BMJ 345 (2012), p. e8326.

Saunders, William: Observations on the superior efficacy on the red peruvian bark in the cure […]. London: J. Johnson, J. Murray; J. Sewell; and Hawkins 1783.

Schiller, Francis: An eighteenth century view of the placebo effect (Rétif de la Bretonne). In: Clio Medica 19 (1984), pp. 81–86.

Schubert, Johann Adolf: Beyträge zu einer nöthigen Beleuchtung der bisherigen Gesamtchirurgie. In: Archiv für die homöopathische Heilkunst 2 (1823), pp. 87–144.

Schuricht, Ulrich: Krankenjournal D 16 (1817–1818). Vol. 1: Transkription; Vol. 2: Kommentarband zur Transkription. Stuttgart 2004.

Semler, Johann Salomo: Samlungen von Briefen und Aufsätzen über die Gaßnerischen und Schröpferischen Geisterbeschwörungen. Halle/Saale: Carl Hermann Hemmerde 1776.

Steigerwald, Jörn; Watzke, Daniela (eds.): Reiz, Imagination, Aufmerksamkeit. Erregung und Steuerung von Einbildungskraft im klassischen Zeitalter. Würzburg 2003.

Steudel, Robert: Zur Vehikel-Frage in der Homöopathie. In: Allgemeine homöopathische Zeitung 125 (1892), pp. 185–188.

Sutherland, Alexander: Attempts to revive ancient medical doctrines: I. Of waters in general […]. London: A. Millar 1763.

Tröhler, Ulrich: James Lind and scurvy: 1747 to 1795. In: JLL Bulletin: Commentaries on the history of treatment evaluation (2003), available at: http://www.jameslindlibrary.org/articles/james-lind-and-scurvy-1747-to-1795/ (last accessed: 14/11/2018).

Wallis, Peter John; Wallis, Ruth V.: Eighteenth-Century Medics. 2nd ed. Newcastle upon Tyne 1988.

Whytt, Robert (the Elder): Observations on the nature, causes, and cure of those disorders which have been commonly called nervous, hypochondriac, or hysteric, to which are prefixed some remarks on the sympathy of the nerves. Edinburgh; London: Printed for T. Becket, and T. Du Hondt, and J. Balfour 1765.

Zimmermann, Johann Georg: Von der Erfahrung in der Arzneykunst. Zürich: Orell, Gessner, Fussli & Co. 1796.

MEDIZIN, GESELLSCHAFT UND GESCHICHTE 37, 2019, 155–182, FRANZ STEINER VERLAG

Gustav Jaeger und die Homöopathie

Daniel Walther

Summary

Gustav Jaeger and homoeopathy

This contribution reveals the ambivalent relationship Gustav Jaeger had with homoeopathy or its adherents. Initially, the two parties worked together more or less closely. Gustav Jaeger saw himself primarily as a scientist who had made a ground-breaking discovery, while the value of his discovery was questioned in scientific circles. Instead of reflecting more deeply on the ›soul theory‹, Jaeger denigrated his critics and did not hesitate to use populist and antisemitic catchphrases as a way of seeking approval. Homoeopathy therefore struck him as opportune, although he had originally been an opponent. Homoeopathic dilutions presented an ideal object for research which he could use to corroborate his claims and, moreover, show the scientific world that its focus on ›specialisations‹ was misplaced. His stubborn defence of his ›discovery of the soul‹ became increasingly informed by medical and cultural criticism. But Jaeger was not only a scientist, he was also a shrewd businessman who knew how to market the ›wool regime‹ he had invented. His efforts to prove the effectiveness of homoeopathic drugs were therefore also promising from an economic point of view, and, initially at least, the lay homoeopaths advertised his woollen clothing free of charge in their journals.

Especially the lay homoeopaths saw Jaeger as an independent authority who aimed to provide scientific evidence of how homoeopathy worked. They believed him, lavished attention on him in long articles and hoped for recognition and equality. As it turned out, the homoeopathic physicians had been right in being sceptical: Jaeger did not manage to prove the effect of the drugs, nor was his neural analysis of any practical use to homoeopathy. Moreover, by holding on to someone as colourful as Jaeger the homoeopaths opened themselves to ridicule and the accusation of being pseudo-scientific. This had to be avoided and all three homoeopathic journals ceased to report about him in the early 1890s. After his death in 1917, Jaeger was soon forgotten, a fact that not even the medical crisis in the Weimar Republic and the simultaneous boom of the life reform movement and of healthcare could change.

Einführung

Der Name Gustav Jaeger (1832–1917) ist heute nur noch wenigen geläufig – am ehesten noch Personen in seiner schwäbischen Heimat, wo in seinem 100. Todesjahr eine Ausstellung an ihn erinnerte.[1] Dem Ausstellungstitel »Des Jaegers

---

1   Die Ausstellung kann virtuell besichtigt werden unter folgendem Link: http://www2. korntal-muenchingen.de/panoramen/171023_MuenchingenWechselausstellung/index. html (letzter Zugriff: 5.12.2018).

neue Kleider – Gustav Jaeger. Ein Vordenker aus der Gründerzeit« entsprechend standen darin seine Bemühungen um eine gesundheitsfördernde Art
der Bekleidung im Mittelpunkt. Kleidungsstücke aus reiner tierischer Wolle,
so war er überzeugt, helfen dem Körper bei der Ausscheidung von Krankheits-
stoffen, bei der Wärmeregulierung und härten ihn gegen widrige Witterungs-
verhältnisse ab. Unter dem Namen »Normalkleidung« vermarktete er ab 1880
aus Wolle gefertigte Textilien, die sich rasch großer Beliebtheit erfreuten –
nicht nur unter gesundheitsbewussten Deutschen, sondern auch im Ausland.
In England waren es Persönlichkeiten wie Cary Grant, George Bernard Shaw
und Oscar Wilde, die das Jaegersche »Wollsystem« bekannt machten. Nach
Auskunft der Ausstellungskuratorin des Heimatmuseums Münchingen soll sogar Marilyn Monroe eine Anhängerin der »Normalkleidung« gewesen sein.[2]

Der »Woll-Jaeger«, wie er schon zu Lebzeiten genannt wurde, machte
sich nicht nur um die Ende des 19. Jahrhunderts populäre Lebens- bzw. Klei-
derreform[3] verdient. Auch auf dem Gebiet der Zoologie war er versiert und
als Autor zahlreicher Werke über Artenbildung durch biologische Migration
und Anpassungsmechanismen sowie zur Theorie Darwins bekannt.[4] Bevor er
sich in den 1870er Jahren verstärkt der Physiologie, Hygiene und Krankheits-
prävention zuwandte, studierte Jaeger in Tübingen Naturwissenschaften und
Medizin. Dort beschäftigte er sich intensiv mit Fragen der zoologischen Ana-
tomie und Morphologie. Nach dem Studium übersiedelte er nach Wien, wo
er zunächst als Hauslehrer arbeitete, parallel jedoch seine Studien als Privat-
dozent für Zoologie an der Philosophischen Fakultät der Wiener Hochschule
fortsetzte. Mit der Schrift »Ueber Symmetrie und Regularität als Eintheilungs-
principien im Thierreiche« wurde er 1857 in den Kreis der Wiener Akademie
der Wissenschaften aufgenommen.[5] Da ihm eine Professur aufgrund seines
protestantischen Glaubens und der Weigerung, zum Katholizismus zu konver-
tieren, verwehrt blieb, gründete er gemeinsam mit Interessierten Anfang der
1860er Jahre ein Seewasseraquarium, einen zoologischen Garten im Wiener
Prater und einen Tiergarten. Finanzielle und organisatorische Schwierigkeiten
dieser Einrichtungen, vordergründig aber der Ausbruch des Kriegs zwischen
Preußen und Österreich zwangen Jaeger und seine Familie 1866 zur Rückkehr
nach Stuttgart. Am dortigen Polytechnikum nahm er 1869 einen Lehrauftrag
zunächst für Zoologie, später auch für Anthropologie und Gesundheitspflege
an. An der land- und forstwirtschaftlichen Akademie in Hohenheim hatte er
schon seit 1867 einen Lehrstuhl für Zoologie inne, und ab 1876 unterrichtete
er zusätzlich an der Stuttgarter Tierarzneischule Physiologie und Histologie.

---

2   Çakır (2017).
3   Zur Lebensreform siehe Barlösius (1997); Merta (2003); Fritzen (2006); Wedemeyer-
    Kolwe (2017).
4   Weinreich (1993), S. 308.
5   Kaufmann (1984), S. 7. Die medizinhistorische Dissertation von Elisabeth Kaufmann ist
    mit einiger Vorsicht zu lesen, da sie die Theorien Gustav Jaegers kritik- und kontextlos
    übernimmt. Wesentlich profunder arbeitet Heinrich Weinreich die Biographie Jaegers
    und sein Schaffen auf.

Aus der Aufzählung der wichtigsten Stationen in Jaegers Lebenslauf[6] geht hervor, dass die gesundheitsbewusste Bekleidung nur eines von vielen Gebieten war, mit denen er sich auseinandersetzte. Die Vita macht auch deutlich, dass sich Jaeger in seiner ersten Lebenshälfte um die Wissenschaft verdient machte und als Naturforscher anerkannt war. Auf diesen Umstand muss eigens hingewiesen werden, da Jaeger in seinem späteren Leben zunehmend vom einst eingeschlagenen Weg abkam und Theorien vertrat, die in der Fachwelt mehrheitlich abgelehnt und als unhaltbar beurteilt wurden. 1878 veröffentlichte Jaeger die Schrift »Entdeckung der Seele«[7], in der er Geruchs- und Geschmacksstoffe als biologische Regulatoren unbewusster Reaktionen, also der Instinkte, der Triebe, Affekte und des unfreien Willens, beschrieb. Diese »Seelentheorie« erregte nicht nur wegen des missverständlichen Begriffs den Unmut von Natur- und Geisteswissenschaftlern. Auch das Messverfahren, die sogenannte Neuralanalyse, mit der Jaeger seine Geruchsstofftheorie zu beweisen versuchte, fiel durch.

In diesem Beitrag soll es jedoch nicht um die wissenschaftsgeschichtliche Einordnung und Bewertung der Jaegerschen Theorien und Methoden gehen. Diesem Unterfangen nahm sich in erschöpfender Weise bereits Heinrich Weinreich an.[8] Auch die »Normalkleidung« und ihre Rezeption werden in der Literatur ausführlich besprochen[9], jüngst von der Kuratorin der eingangs erwähnten Jaeger-Ausstellung, Sabine Rathgeb[10]. Jaeger wird darin häufig und nicht zu Unrecht mit der sich im zweiten Drittel des 19. Jahrhunderts formierenden Lebensreform- und Naturheilkundebewegung[11] in Verbindung gebracht. Obwohl er sich primär als Physiologe verstand und sein Bekleidungssystem von wissenschaftlichen Erkenntnissen ableitete, traf Jaeger mit der Forderung nach einer natürlichen, gesundheitsfördernden Art der Bekleidung den Nerv seiner Zeit. Von ihm angesprochen fühlten sich Kultur- und Zivilisationskritiker, die Künstlichkeit und Funktionalität des modernen Lebens beklagten und als antimodernistischen Gegenentwurf die Rückkehr zur Natur propagierten.[12]

Die Verbindung Jaegers mit der Homöopathie blieb von der Forschung dagegen bis heute unbearbeitet. Um diese Lücke zu schließen, wird es im Folgenden um das Verhältnis gehen zwischen Gustav Jaeger einerseits und der Laien- und professionellen Homöopathie andererseits. Von besonderem Interesse sind dabei die Fragen, wie Jaeger als Zoologe und spätberufener Physiologe überhaupt mit dieser Heilmethode in Berührung kam, warum er sich intensiv mit ihrer Theorie auseinandersetzte und wie die Homöopathen auf die Aufmerksamkeit reagierten, die ihnen von Seiten einer bis dato wissenschaftlichen Autorität zukam. Meine Vermutung ist, dass nach einer Phase

---

6   Eine detaillierte Biographie liefert Weinreich (1993), S. 17–105, 261–273.
7   Jaeger (1878).
8   Weinreich (1993).
9   Rothschuh (1983), S. 125; Merta (2003), S. 394 ff.
10   Rathgeb (2017).
11   Vgl. hierzu auch Regin (1992).
12   Zur Kultur- und Zivilisationskritik im ausgehenden 19. Jahrhundert siehe Rohrkrämer (1999); Faltin (2000).

der Annäherung beide Seiten wieder auf Distanz zueinander gingen. Jaeger knüpfte Erwartungen an den Einsatz für die Homöopathie, die letztlich nicht erfüllt wurden. Umgekehrt weckten seine »Entdeckungen« Hoffnungen bei den Homöopathen. Als seine Glaubwürdigkeit als Wissenschaftler zu sinken begann, erschien ein Festhalten an seiner Person jedoch nicht mehr opportun.

Das Quellenkorpus setzt sich aus mehreren Periodika und zwei Schriften Jaegers über die Homöopathie zusammen. Ausgewertet wurden die Jahrgänge 1879 bis 1917 der beiden Laienzeitschriften *Homöopathische Monatsblätter* (HM) und *Leipziger Populäre Zeitschrift für Homöopathie* (LPZ). Um herauszufinden, wie sich die homöopathische Ärzteschaft während der Auseinandersetzung mit Jaeger positionierte, untersuchte ich für denselben Zeitraum zudem die *Allgemeine Homöopathische Zeitung* (AHZ). Die Analyse der *Zeitschrift des Berliner Vereins Homöopathischer Ärzte* hätte keine anderen Ergebnisse gebracht, wie eine kursorische Durchsicht der Jahrgänge 1 (1882), 6 (1887), 11 (1892), 16 (1897) und 27 (1908) zeigte. Gustav Jaeger selbst hat in den beiden Abhandlungen »Die Homöopathie. Urteil eines Physiologen und Naturforschers« (1888)[13] und »Die homöopathische Verdünnung: im Lichte der täglichen Erfahrung und des gesunden Menschenverstandes betrachtet« (1889)[14] vermeintliche Beweise für den Wirkmechanismus homöopathischer Arzneistoffe geliefert. Sie fließen ebenso in die Untersuchung ein wie die Thematisierung der Homöopathie in der von ihm herausgegebenen Zeitschrift *Prof. Dr. G. Jaegers Monatsblatt. Organ für Gesundheitspflege und Lebenslehre* (JM).

Gustav Jaegers »Seelentheorie« und Neuralanalyse als kontextueller Rahmen

Jaeger beschäftigte sich während seiner Zeit in Wien und als Hauptlehrer der Stuttgarter polytechnischen Schule, angeregt von Charles Darwins Selektionsprinzip, u. a. mit humanen und animalen Transmutationsmechanismen. Bei der Beobachtung der Verhaltensweisen von Tieren fiel ihm auf, dass beispielsweise Hunde über Kilometer hinweg die Spur ihres Herrchens[15] oder Wildtiere brünstige Artgenossen wittern. Jaeger schloss daraus, dass Menschen ebenso wie Tiere und Pflanzen spezifische Geruchsstoffe besitzen, die mit den Ausdünstungen, Drüsenabsonderungen und Ausscheidungen den Körper verlassen und von anderen Organismen wahrgenommen werden. Jedes Lebewesen besäße somit einen Individualgeruch, der einerseits auf Ernährungsgewohnheiten zurückzuführen sei, andererseits mit einer bestimmten chemischen und individuellen Zusammensetzung der Protoplasmabestandteile zusammenhänge.[16] Dieser Protoplasmageruch wiederum sei, so Jaegers Auffassung, kein Ergebnis der Ontogenese, sondern müsse bereits im Keim-

---

13 Jaeger (1888).
14 Jaeger (1889).
15 Vgl. Weinreich (1992), S. 128.
16 Weinreich (1992), S. 128.

protoplasma vorhanden sein. Zu dieser Überzeugung gelangte er, als er im
Wiener Tiergarten »den Geschmack von Truthuhneiern, Pfaueneiern, Perl-
huhneiern, Fasaneneiern […] etc.« untersuchte und dabei feststellte, dass die
Unterschiede »zwar sehr fein, aber doch deutlich« waren.[17] In Unkenntnis
der biologischen Prozesse der Transkription (Synthese von Ribonukleinsäure
als Informationsüberträger) und Translation (Synthese von Proteinen in den
Zellen) vermutete Jaeger nun, dass diese wahrnehmbaren Geruchsstoffe für
die biologischen, physiologischen und morphologischen Besonderheiten eines
Organismus verantwortlich seien.

Bis Ostern 1878 brachte Jaeger die Funktion der Geruchs- oder Duftstoffe allein mit der Vererbung und Arterhaltung in Verbindung. Eine zufällige
Buchlektüre sollte dazu führen, dass er sich eingehender mit der physiologischen Wirkung dieser Stoffe auf die psychischen »Seelentätigkeiten« beschäftigte. Fortan sah er es als erwiesen an, dass bestimmte endogene oder exogene
Reize die Zersetzung der im Körpereiweiß gebundenen Duftstoffe bewirken.
Je nach Intensität des Reizes und Art des entbundenen Stoffs entstünden »so-
matische Affekte« wie Hunger, »sexuale Affekte« wie der Geschlechtstrieb
sowie »cerebrale Affekte«. Zu Letzteren zählte Jaeger Empfindungen bzw.
»Lust- und Unlustmodifikationen« wie »Trauer, Freude, Zorn, Wuth, Hass,
Hoffnung, Angst, Furcht etc.«[18] sowie Willensentscheidungen. Durch einen
schwachen, stimulierenden Reiz zersetze sich Eiweiß im Gehirn, wodurch
der »Lustduft« freigegeben werde. Dieser durchdringe den gesamten Organismus, wirke auf selbigen belebend ein und erhöhe die Erregbarkeit sowie
die Leitungsfähigkeit der Nerven. Bei dem Betreffenden würden sich gemäß
Jaegers Hypothese folglich positive Gefühlsregungen wie Freude, Fröhlichkeit
und Schaffensdrang einstellen. Der Lustduft selbst verbleibe noch eine Weile
im Körper, ehe er neutralisiert und für Außenstehende als angenehmer Duft
wahrnehmbar ausgeschieden werde. Nimmt die Reizintensität hingegen zu
und überschreitet dabei einen gewissen Grad, verursache die Eiweißzerset-
zung die Entbindung des »Unlustdufts«. Negative Gefühle wie Trauer, Nieder-
geschlagenheit und Antriebslosigkeit aufgrund der depressorischen Wirkung
seien die Folge. Auch den Angst- oder Unluststoff könne man riechen, was er
anhand mehrerer Beispiele zu beweisen versuchte.[19]

Um seiner Entdeckung einen aus seiner Sicht innovativen Namen zu geben, entlehnte Jaeger einen Begriff aus dem Alten Testament, genauer gesagt
aus dem Buch Genesis. Im zweiten Kapitel formt Gott den Menschen aus
Erde, haucht ihm den Lebensatem bzw. die Körperseele (im biblischen He-
bräisch *nefesch*) ein und erweckt ihn so zum Leben.[20] Jaeger wusste, dass laut

---

17 Jaeger (1876), S. 326 f.
18 Jaeger (1878), S. 179.
19 Weinreich (1992), S. 162 f. Nach einer Gasexplosion in der unmittelbaren Nähe seines
    Wohnhauses nahm Jaeger Urinproben von seinen Angehörigen. Dabei stellte er bei allen
    Proben einen untypischen Geruch fest, den er auf den Schreck bzw. Schock infolge der
    Explosion zurückführte.
20 Gen. 2,7: »Da formte Gott, der Herr, den Menschen aus Erde vom Ackerboden und
    blies in seine Nase den Lebensatem. So wurde der Mensch zu einem lebendigen We-

der Bibel mit *nefesch* die Seele gemeint ist, übersetzte das hebräische Wort aber mit »Duft«. Wenn chemische Geruchsstoffe oder Düfte für die Entstehung solcher Empfindungen verantwortlich sind, die gemeinhin mit der Seele eines Menschen assoziiert werden und die für dessen Persönlichkeit charakteristisch sind, dann lag es für Jaeger nahe, diese Stoffe als sogenannte »Seelenstoffe« zu beschreiben. Dem Werk, in dem er seine Duftstofftheorie wissenschaftlich begründete, gab er konsequenterweise den Titel »Entdeckung der Seele«.

Jaeger beeilte sich, in Reaktion auf die kontroversen Debatten über seine Theorie[21], um die methodische Absicherung seiner Seelenlehre. Da es ihm primär um den Nachweis der psychophysischen Erregbarkeit der Nerven durch die Inhalation von Geruchsstoffen ging, wählte er als Methode die Messung der Nervenleitgeschwindigkeit. Die Idee kam nicht von ungefähr; namentlich Hermann von Helmholtz[22] (1821–1894) und später Gustav Theodor Fechner[23] (1801–1887) und Wilhelm Wundt[24] (1832–1920) interessierten sich in der zweiten Hälfte des 19. Jahrhunderts für die physiologische Erforschung der geistigen und seelischen Tätigkeiten[25]. Sie nutzten u. a. das 1847 von dem Schweizer Uhrmacher Matthäus Hipp konstruierte Chronoskop, um die Reaktionszeiten der Nerven auf einen spezifischen Reiz zu messen. Eines solchen Instruments bediente sich auch Jaeger.[26] Im Mai 1879, über ein Jahr nach der Fertigstellung des Manuskripts, gelang ihm schließlich der vermeintliche Nachweis seiner in der »Entdeckung der Seele« formulierten Behauptungen. Mittels eines Hippschen Chronoskops, mit dem er bereits 1869 im Stuttgarter Polytechnikum in Berührung gekommen war, überprüfte er, wie lange ein visueller oder akustischer Reiz benötigt, um in einer bestimmten Körperbewegung verarbeitet zu werden. Jaeger beschreibt die Mechanik und Funktionsweise des Apparats folgendermaßen:

> Das Instrument ist ein Uhrwerk mit zwei senkrecht über einander stehenden Ziffernblättern, deren jedes in 100 Teile geteilt ist. Auf dem oberen Blatt dreht sich der Zeiger in der Sekunde fünfmal herum, so dass man also den 500. Teil der Sekunde ablesen kann. Der untere geht in der Sekunde über fünf Teilstriche weg, so dass also der Teilstrich = ⅕ Sekunde ist, mithin das Hundertfache eines Teilstrichs vom obern Ziffernblatt.

> Das Eigenartige der Uhr besteht in folgendem: Während bei einer gewöhnlichen Uhr der Zeiger mit der Uhr geht und steht, besteht diese Uhr aus einem eigenen Zeigergangwerke und einem eigenen Uhrgangwerke, die beide nach Belieben plötzlich mit einander verbunden und von einander getrennt werden können. Sind sie getrennt, so geht die Uhr ohne die Zeiger, werden sie gebunden, so beginnen die Zeiger sofort ihren Marsch. Zur Lösung und Verbindung dient ein elektrischer Strom, der von einer galvanischen Batterie

---

sen.« Die hier zitierte Einheitsübersetzung der Bibel ist online verfügbar unter https://www.die-bibel.de/bibeln/online-bibeln/einheitsuebersetzung/bibeltext/bibel/text/lesen/stelle/1/20001/29999/ (letzter Zugriff: 5.12.2018).

21 Vgl. Weinreich (1992), S. 172 ff.
22 Vgl. Schmidgen (2004).
23 Vgl. Oelze (1989); Fix/Altmann (2003).
24 Vgl. Wontorra/Schräger (2005); Fahrenberg (2011).
25 Weinreich (1992), S. 176 ff. Zur Psychophysik im Allgemeinen: Gundlach (1993).
26 Weinreich (1992), S. 180.

in die Uhr geleitet wird. [...] Zum Öffnen und Schliessen des Stromes dient ein gewöhnlicher Telegraphentaster.[27]

Um nun zu beweisen, dass eingeatmete Geruchsstoffe eine physiologische Wirkung auf den Organismus, sogenannte »Einathmungsaffecte«, zur Folge haben, führte Jaeger zunächst zehn Messungen durch. Dazu hob er den Telegraphentaster an, wodurch der Mechanismus in Gang gesetzt wurde, und ließ ihn in dem Moment wieder los, als er die Zeigerbewegung bemerkte. Nachdem Jaeger daraus die durchschnittliche »Nervenzeit«[28] und damit die Erregbarkeit seiner Nerven im Ruhezustand ermittelt hatte, inhalierte er einen Duftstoff. Stieg nun die zwischen Wahrnehmung des optischen Signals und Reaktion durch Fingerbewegung verstrichene Zeit im Vergleich zur Referenzmessung an, so musste der Stoff lähmend auf die Nervenleitgeschwindigkeit wirken (etwa bei stark aromatisiertem Duft-Essig). Trat hingegen der entgegengesetzte Fall ein, so wertete Jaeger die Verkürzung der Reaktionszeit als einen »Belebungseffekt oder Lusteffekt« (frische Luft, Speisedüfte). Die Ergebnisse unzähliger Messungen bestätigten, was Jaeger in seinen Publikationen vorhergesagt hatte: Im Affektzustand sind alle physischen Bewegungen gegenüber dem Ruhezustand verändert, wobei der durch exogene Geruchsstoffe freigesetzte Luststoff beschleunigend und der Angststoff lähmend wirke. Nach weiteren Versuchsreihen sah Jaeger es als erwiesen an, »daß jedem eigenartigen Duftstoff eine eigenartige Abweichung [der Nervenerregbarkeit], den sie vor der Einathmung hatte, entspricht, so daß wir aus der bei einer Einathmung gewonnenen Curve den Schluß auf die Natur des eingeathmeten Duftstoffes machen können«.[29]

In Anlehnung an die Spektralanalyse, die 1859 von Robert Wilhelm Bunsen und Gustav Robert Kirchhoff entwickelt worden war, nannte Jaeger die Methode zur Erstellung einer solchen Kurve »Neuralanalyse«. Auf sie und ihre vermeintlich exakten Zahlenwerte berief er sich fortan, wann immer es um die wissenschaftliche Begründung seiner Seelentheorie ging. Die 52. Versammlung deutscher Naturforscher und Ärzte in Baden-Baden bot hierzu im September 1879, also nur vier Monate nach der methodischen Überprüfung seiner Behauptungen, die erste Gelegenheit. Jaeger hielt der Gesellschaft einen Vortrag »Ueber Gemüthsaffecte«, in dem er seine Duftstofftheorie bzw. die Wirkung spezifischer Geruchsstoffe auf die menschliche Psyche erläuterte. Ohne an dieser Stelle näher auf das Vorgetragene und die Reaktion des Publikums einzugehen, sei gesagt, dass Jaegers 20-minütige Erläuterungen in einen regelrechten Skandal mündeten. Die Presse berichtete ausführlich darüber, was dazu beigetragen hat, dass das »neuralanalytische« Verfahren nicht nur in Fachkreisen, sondern auch öffentlich bekannt wurde. Es ist anzunehmen, dass der Sekretär der Hahnemannia, August Zöppritz[30] (1833–1926), durch

---

27 Jaeger (1885), S. 1 f.
28 Jaeger (1885), S. 3.
29 Jaeger (1879), S. 140.
30 Trotz seiner Verdienste und Bedeutung für die Verbreitung der Homöopathie ist über August Zöppritz nur wenig bekannt. Die Aufarbeitung und Kontextualisierung seiner

eben diese breite mediale Berichterstattung mit Jaeger und seiner Entdeckung
in Kontakt kam. Jedenfalls wandte er sich bald nach dem Vortrag in Baden-
Baden an Jaeger und bat ihn um die Überprüfung der Wirkung homöopathi-
scher Verdünnungen mittels der Neuralanalyse.[31] Jaeger willigte ein, sei es aus
Neugier, wissenschaftlichem Ehrgeiz oder wegen des Honorars, das ihm von
Zöppritz in Aussicht gestellt (und später auch gezahlt) wurde.[32]

Die Auseinandersetzung der Homöopathen mit Gustav Jaeger

Jaeger begann 1880, also einige Monate nach dem Vortrag in Baden-Baden,
mit der »neuralanalytischen« Prüfung verschiedener homöopathischer Arzneimittel.[33] Die zahlreichen Messungen führte er jedoch nicht ohne Hilfe durch;
bei der Bedienung des Chronoskops wechselte sich Jaeger mit seinen Stu-
denten Heinrich Göhrum (1861–1945; Jaegers späterer Schwiegersohn und
Leibarzt von Robert Bosch), Julius Panzer (keine Lebensdaten) und Gottlob
Heinrich Schlichter (1861–1901) ab. Den Bezugs- bzw. Ausgangswert bildete
die Zeit, die nach der Inhalation von reinem Alkohol zwischen Wahrnehmung
und Verarbeitung des Reizes verstrich. Anschließend prüften Jaeger und seine
Kollegen den Einfluss verschiedener homöopathischer Verdünnungen auf
diese Reaktionszeit. Aus den Chronoskop-Messungen errechneten sie die Mit-
telwerte und trugen selbige zusammengefasst in sogenannte Osmogramme
oder Riechkurven ein. Noch im selben Jahr ließ Jaeger das wichtigste Ergebnis – Stoffe sind per Neuralanalyse noch in der 2000. Potenz nachweisbar –
auf handliche Flugblätter drucken und die insgesamt 600 Exemplare dem
Geschäftsführer der 1880 in Danzig tagenden Naturforscherversammlung zu-

---

Lebensgeschichte im Rahmen einer Biographie steht bislang noch aus. Neben seinen
Lebensdaten ist der Literatur lediglich zu entnehmen, dass er ab 1859 Fabrikant in Mer-
gelstetten und 1868 an der Gründung der Hahnemannia, Landesverein für Homöopathie
in Württemberg, beteiligt war. Ab 1876 gab er die *Homöopathischen Monatsblätter* heraus
und übernahm im selben Jahr als Sekretär die Geschäftsführung des Landesvereins.

31 »Man hat vor Jahresfrist wohl nicht geahnt, daß diese Entdeckung der Homöopathie zu
gute kommen könnte; und doch ist dem so. Denn der um die Ausbreitung der Homöopathie in Süddeutschland so verdienstvolle Sekretär der Hahnemannia, Herr A. Zöppritz
in Stuttgart, griff die von Herrn Prof. Jäger veröffentlichte Entdeckung auf und veranlaßte
ihn, seine Versuche auf homöopathische Arzneimittel auszudehnen und deren so oft
von den Gegnern der Homöopathie bestrittene Arzneiqualität am menschlichen Körper
zu messen.« Zit. n. LPZ 11 (1880), S. 141 (siehe auch HM 5 (1880), S. 145). Weinreich
spricht ebenfalls davon, dass Zöppritz Jaeger die systematische Überprüfung der homöopathischen Verdünnungen vorschlug. Er beruft sich dabei auf Jaegers Aussagen in dessen
Abhandlung über die Neuralanalyse von 1881. Kaufmann dagegen behauptet in ihrer
Dissertation, Jaeger sei bei seiner Suche nach dem »Lebensagens« auf die Homöopathie
gestoßen (vgl. Kaufmann (1984), S. 40). Sie vertraut dabei auf Jaegers Selbstaussage in
Jaeger (1888), Vorwort.

32 Vgl. HM 6 (1881), S. 142 f. Mitte August 1881 fand in Berlin die Jahresversammlung des
Zentralvereins homöopathischer Ärzte statt. Dort wurden 100 Mark »als Kostenbeitrag
für die Prof. Jäger'schen Untersuchungen bewilligt«.

33 Vgl. Weinreich (1993), S. 184 ff.

kommen.[34] Dieser wiederum sollte sie an die einzelnen Mitglieder verteilen. Jaegers Absicht war offenbar, der Versammlung sozusagen nachträglich handfeste Beweise seiner ein Jahr zuvor in Baden-Baden präsentierten Thesen zu liefern. Zugleich rief er Gegner und Kritiker auf, seine mit Hilfe einer exakten »physiologischen Prüfungsmethode«[35], der Neuralanalyse, ermittelten Zahlen zu widerlegen. Bezüglich der Wirksamkeit homöopathischer Arzneimittel kam er in einer »vorläufigen Mittheilung« zu folgendem Resümee:

> Die ziffermäßig constatierte, meist sehr beträchtliche Steigerung der physiologischen Wirkung eines Arzneistoffes durch die Potenzierung erhebt die Homöopathie mit einem Schlag zum Rang einer exakt-physiologisch begründeten, der Allopathie unbedingt ebenbürtigen Heilmethode. Angesichts des Jedermann so leicht zugänglichen Urtheilsspruches der Neuralanalyse ist somit die systematische Bekämpfung der homöopathischen Lehre seitens unserer Hochschulen fernerhin unmöglich; die Homöopathie ist im Besitz der Neuralanalyse universitätsfähig.[36]

Die Homöopathen griffen diese für sie äußerst günstige Entdeckung bereitwillig auf. Die Schriftleitung der LPZ berichtete im November 1880, also kurze Zeit nach Veröffentlichung der Untersuchungsergebnisse, zum ersten Mal über Jaeger, die Neuralanalyse und deren vermeintliche Bedeutung für die Erforschung der Wirksamkeit homöopathischer Arzneimittel. In einem ausführlichen Artikel wurden der »Entdeckung des Herrn Professors Dr. med. Gustav Jäger […], welche für die wissenschaftliche Begründung der homöopathischen Heilmethode von höchster Bedeutung zu werden verspricht«[37], zunächst Angaben zu seiner Person vorangestellt. Jaeger sei demnach »prak-

---

34 Weinreich (1993), S. 185.

35 AHZ 124 (1892), S. 81.

36 LPZ 11 (1880), S. 133. Diese »sehr beträchtliche Steigerung« erklärte er mit der Gesetzmäßigkeit des physiologischen Antagonismus. So könne jeder Stoff entweder giftig sein und gesundheitsschädigend (»depressorisch«) oder belebend (»excitatorisch«) auf den menschlichen Organismus einwirken. Das hinge, so Jaeger, von der Dosis bzw. davon ab, ob der sogenannte Indifferenzpunkt über- oder unterschritten wird. Indifferent ist ein Stoff, wenn er bei und nach seiner Aufnahme in den Körper keine Veränderung der Lebensvorgänge zur Folge hat. Jaeger fand dafür mehrere Beispiele, etwa die Wirkung des Alkohols. In großen Mengen zugeführt, zeigt der Körper Vergiftungserscheinungen. Ist die Dosis stattdessen geringer als die Indifferenzmenge, trete ein gewisser »Belebungseffect« und damit das Gegenteil ein. Das beweise laut Jaeger wiederum die Richtigkeit der Potenzierung von Arzneistoffen, da deren Heilwirkung dadurch steige. Dass auch das zweite Prinzip der homöopathischen Lehre, »similia similibus curentur«, mit physikalischen Grundsätzen vereinbar ist, versuchte Jaeger mit der Interstitialbewegung von Molekülen zu beweisen. Desto weniger Moleküle in einer Flüssigkeit gelöst sind, desto höher ist ihre Bewegungsgeschwindigkeit. Wenn das Krankheitsgift im Körper ähnliche Symptome wie die Urtinktur des entsprechenden Arzneistoffs bewirkt, dann müssen laut Jaeger beide Stoffmoleküle eine ähnliche Struktur besitzen. Wird der Arzneistoff nun so weit verdünnt, dass er den Indifferenzpunkt unterschreitet, und anschließend dem erkrankten Körper zugeführt, übertrage sich die Geschwindigkeit der Arzneistoffmoleküle auf die Moleküle des Giftstoffs. Es käme zu einem Bewegungsüberschuss, der wiederum für die »Desconcentrirung des Krankheitsstoffs« sorge und zu dessen Ausstoßung bzw. Verflüchtigung führe. Vgl. hierzu Jaeger (1888).

37 LPZ 11 (1880), S. 141.

tischer Arzt«, Professor am Königlichen Polytechnikum in Stuttgart und habe sich »durch verschiedene wissenschaftliche Publikationen bereits einen Namen gemacht«.[38] Danach folgte die detaillierte Beschreibung des Jaegerschen Verfahrens, das sich

> auf die, Jedermann bekannte, physiologisch längst festgestellte und in der Astronomie praktisch verwerthete Thatsache: daß zwischen dem Augenblicke, wo wir einen Gegenstand mit unseren Augen wahrnehmen und jenem Augenblicke, wo wir ihn mit unserer Hand erfassen, ein längerer oder kürzerer Zeitraum verstreicht, während dessen der das Auge treffende Nervenreiz nach dem Gehirn geführt, dort vermittelst der Gehirnganglienzellen auf centrifugalleitende Nervenfasern übertragen und somit in Bewegung umgesetzt wird.[39]

An die Erwähnung, dass die Neuralanalyse wissenschaftlichen Ansprüchen genügt, schließen die Erläuterung der Methodik sowie Untersuchungsergebnisse von verschiedenen Thuja-Potenzen an. Letztere sollen unterstreichen, dass mit Hilfe des Hippschen Chronoskops bzw. der Neuralanalyse bewiesen werden könne, dass das Potenzieren von Arzneimitteln eine Steigerung und Übertragung der Arzneiwirkung auf den als Vehikel verwandten Alkohol bewirke.[40] Nicht unerwähnt ließ die Schriftleitung der LPZ allerdings, dass die Resultate selbst bei einem einzelnen Prüfer noch großen Schwankungen unterlägen und man deshalb den weiteren Verlauf abwarten müsse. Erst wenn eine größere Anzahl von Forschern ihre Beobachtungen zusammenführe, könne »man der Sache besser auf den Grund gehen und mit unanfechtbaren Zahlenbeweisen an die Oeffentlichkeit treten«.[41]

Aus dem Artikel geht hervor, dass die Laienhomöopathen hohe Erwartungen in Jaeger setzten und sich von seinen Forschungen schlagkräftige Argumente im Kampf gegen Schulmediziner, Apotheker und Behörden versprachen. Tatsächlich klangen Jaegers Behauptungen nach einer regelrechten Sensation: Sollten sie sich als richtig erweisen, so wäre der Homöopathie langfristig der Weg zur Anerkennung als »exakt-physiologisch begründete« Heilmethode geebnet. Schließlich läge nun der bislang fehlende Beweis vor, dass die Potenzierung eines Arzneistoffs nicht, wie von Medizinern und Pharmakologen behauptet, dessen Heilkraft mindert. Wegen der chemisch-physikalisch nachweisbaren Kausalität zwischen Krankheit und Arzneistoff könnten Beispiele bezüglich der Wirksamkeit homöopathischer Medikamente zudem nicht länger als bloße Zufallstreffer oder Spontanheilungen abgetan werden. Der Umstand, dass Jaeger selbst kein Homöopath, sondern eine in Wissenschaftskreisen bis dato anerkannte Autorität, Physiologe und Lehrstuhlinhaber und damit neutral war, verlieh den Argumenten zusätzlich an Gewicht. Jaeger war, im Gegensatz zu Georg von Rapp[42] (1818–1886) in Tübingen, als Ordinarius sozusagen unverbraucht und bislang nicht als Anhänger der Homöo-

---

38 LPZ 11 (1880), S. 141.
39 LPZ 11 (1880), S. 141.
40 LPZ 11 (1880), S. 143.
41 LPZ 11 (1880), S. 144.
42 Zu Leben und Werk von Georg von Rapp siehe Held (2001).

pathie in Erscheinung getreten. Im Gegenteil, bis zu seiner Bekanntschaft mit August Zöppritz und der »neuralanalytischen« Überprüfung homöopathischer Verdünnungen verstand er sich selbst als Gegner der homöopathischen Lehre.[43]

Dass Jaeger gewillt war, seine neu gewonnenen Ansichten zu wiederholen und sogar öffentlich zu äußern, demonstrierte er erstmals im März 1882. Wie an anderen Hochschulen war es auch im Stuttgarter Polytechnikum Sitte, zur Feier des Geburtstags von Kaiser Wilhelm I. eine Feier mit einer Rede zu veranstalten. In diesem Jahr fiel die Ehre Jaeger zu, und da ihm das Thema freigestellt war, wählte er mit der »latenten Wärme von Molekülen« sein aktuelles Forschungsgebiet. Der konkrete Inhalt ist zu vernachlässigen, interessant hingegen die Tatsache, dass Jaeger mit Nachdruck das Wort für die Homöopathie ergriff. Laut der Berichterstattung in den HM stellte Jaeger seinen Ausführungen zunächst die Bemerkung voran, »daß er im vollen Bewußtsein seiner Verantwortlichkeit als beeideter Staatsbeamter spreche«.[44] Anschließend bekundete er dem anwesenden Publikum, dass den bisher als »Nichtse« verpönten homöopathischen Verdünnungen »eine mächtige Wirkung auf den gesunden und kranken Körper zukomme, was durch die kombinierte Anwendung gegenseitig sich kontrolirenden Meßmethoden […] über allen vernünftigsten Zweifel erhoben sei«.[45]

Bei der Durchsicht der einzelnen Zeitschriftenjahrgänge zeigt sich, dass die anfängliche Begeisterung für Jaeger trotz solcher Bekundungen nicht von langer Dauer war. Bereits Mitte der 1880er Jahre wurde die Berichterstattung über Jaeger und seine Neuralanalyse spärlicher, verhaltener und bezüglich der damit verbundenen Hoffnungen skeptischer. Die Schriftleitung der HM redete sich schon 1882 damit heraus, dass Jaeger ja nun sein eigenes Blatt herausbringe, man deshalb nur noch gelegentlich über sein System schreiben werde.[46] Konkrete inhaltliche Gründe, die die Kehrtwende erklärbar machen, finden sich in beiden Laienzeitschriften dagegen nicht. Aus den wenigen Artikeln, in denen über Jaeger berichtet wird, können in Verbindung mit biographischen Angaben jedoch Rückschlüsse gezogen werden, warum man allmählich auf Abstand ging.

Jaeger trat für die Homöopathie mit der gleichen Vehemenz ein, wie er seine »Entdeckung der Seele« mit Hilfe der Neuralanalyse verteidigte. Das war zunächst nicht sonderlich problematisch, denn in der Auseinandersetzung mit den zahlreichen Gegnern der Homöopathie brauchte es einen standhaften, überzeugten Fürsprecher. Es sollte sich allerdings zeigen, dass Jaeger die

---

43 Weinreich (1993), S. 184. Vgl. auch seine Selbstaussage in AHZ 124 (1892), S. 81: »Ich hatte eine physiologische Prüfungsmethode, die ›Neuralanalyse‹ entdeckt und es galt, zu bestimmen, wie weit ihre Spürkraft reiche; hierbei kam ich unversehens in die homöopathischen Verdünnungen hinein, um die ich mich bislang im Mindesten gekümmert und die ich stillschweigend so wie alle anderen Männer der Schule für ›Nichtse‹ gehalten hatte.«

44 HM 7 (1882), S. 49.

45 HM 7 (1882), S. 49 f.

46 HM 7 (1882), S. 15.

teils konstruktiv gemeinte Kritik an seinen pseudowissenschaftlichen Behauptungen persönlich nahm und entsprechend beleidigt darauf reagierte. Statt einzulenken, wo ihm Denkfehler unterlaufen waren, und damit den wissenschaftlichen Diskurs zu fördern, gab er sich zunehmend der Lächerlichkeit preis.[47] Einen Eindruck von Jaegers Starrsinn und Irrationalität vermittelt das Nachspiel seines skandalösen Vortrags in Baden-Baden. Jaeger trat vor die versammelten Naturforscher ersten Rangs in der Überzeugung, ihnen mit der Duftstofftheorie eine wissenschaftliche Sensation zu präsentieren. Als er sich verstieg, den Einfluss von Objektdüften auf die menschlichen Affekte durch ein »Defäcationsexperiment« zu beweisen, war es den anwesenden Damen und Herren dann doch zu viel. Mit Schlussrufen wurde er gezwungen, seinen Vortrag abzubrechen.

Der Eklat, den Jaeger damit auslöste, machte Schlagzeilen; Hohn und Spott bestimmte für einige Zeit die mediale Berichterstattung. Unwillig, die Verantwortung für sein Scheitern zu übernehmen und die »Seelentheorie« zu hinterfragen, suchte Jaeger einen Sündenbock und fand ihn – beispielhaft für den Ende des 19. Jahrhunderts aufkeimenden Antisemitismus – in den Juden. Genauer gesagt waren es jüdische Journalisten, die Jaeger in verschiedenen großen Tageszeitungen ausmachte und denen er »fern jeden Verstandes«[48] unterstellte, ihn bekämpfen und mundtot machen zu wollen.

Ob die antisemitischen Ausfälle Jaegers den Homöopathen bekannt wurden, ist nicht sicher. In den Zeitschriftenartikeln nahmen sie daran jedenfalls keinen Anstand; wohl aber an Jaegers Neigung, sich bei Vorträgen in Widersprüche zu verstricken und zu blamieren. Das war beispielsweise 1886 in Wien der Fall, wo Jaeger vor Gelehrten über seine »Entdeckung der Seele« sprach. Laut den Berichten in der Lokalpresse sei der Vortrag ein »vollständiges Fiasko«[49] gewesen. »Uns Homöopathen«, so schreibt etwa Gustav Puhlmann (1840–1900) für die LPZ, »berührt dieses abfällige Urtheil insofern, weil wir an den neural-analytischen Untersuchungen homöopathischer Arzneipotenzen durch Jäger direkt interessiert sind.«[50] Es missfiel Puhlmann, dass Jaeger derart unvorsichtig war, das Hippsche Chronoskop sowie die damit gewonnenen »äußersten Endresultate« einem offenbar unvorbereiteten Publikum vorzusetzen (»offenbar sahen die Beurtheiler dasselbe [das Chronoskop] zum ersten Male in ihrem Leben«).[51] Erschwerend kam hinzu, dass Jaeger bei der Demonstration seines Verfahrens ein gewisses Fachwissen voraussetzte und weder die Eigentümlichkeiten des Apparats noch die Methodik des Messverfahrens näher erläuterte. Seine Ausführungen seien daher unvollständig und geeignet gewesen, bei den Zuhörern Unverständnis und Ablehnung zu erregen. Man brauche sich, bemerkte Puhlmann, über ihre Reaktion deshalb auch nicht sonderlich zu wundern. In seinem eigenen Interesse riet er Jaeger dringend,

---

47 Vgl. Weinreich (1993), S. 197 ff.
48 Weinreich (1993), S. 198.
49 LPZ 17 (1886), S. 13.
50 LPZ 17 (1886), S. 13.
51 LPZ 17 (1886), S. 13.

die Neuralanalyse nie wieder einem unverständigen Publikum vorzuführen, da exakte Resultate unter diesen Bedingungen nicht zu erwarten seien.[52]

Falls Jaeger überhaupt Kenntnis von Puhlmanns eindringlichem Rat bekam, dann blieb er ohne Folgen. Kurze Zeit später referierte er in Leipzig über sein Wollsystem und ließ auch dort die Gelegenheit nicht ungenutzt, die Neuralanalyse in natura zu demonstrieren. Mehr noch, er habe sich sogar nötigen lassen, »das Urtheil über den Werth oder Unwerth seiner psychophysikalischen Experimente von dem Erfolge öffentlich abzulegender Proben abhängig zu machen«.[53] Damit habe er nur scheitern können, denn es bedürfe absoluter Ruhe und höchster Konzentration, um zu exakten Untersuchungsergebnissen zu gelangen. Selbst geringste Störungen oder innere Erregung, die vor streitlustigem Publikum nicht auszuschließen sei, trübten das Resultat. »Unbegreiflich war es daher […], daß er darauf einging.«[54] Für den Redakteur der LPZ war dies auch deshalb unbegreiflich, da Jaegers Ausführungen über die von ihm erfundene »Normalkleidung« zunächst auf Beifall und Zuspruch stießen. Als er dann aber dazu überging, die zugrundeliegende Duftstofftheorie zu erklären und mit Hilfe des Chronoskops in der Praxis vorzuführen, kippte die Stimmung im Saal. Die Gegner Jaegers, die festen Willens waren, ihm ein »ordentliches Fiasko«[55] zu bereiten, warfen ihm methodische Mängel und Unwissenschaftlichkeit vor. Entsprechend vernichtend fielen erneut die lokalen Pressestimmen aus.

Auch die Schriftleitung der HM distanzierte sich Mitte der 1880er Jahre von Jaeger. Nicht nur schränkte sie die Berichterstattung über seine Person und seine »Entdeckung« ein, sondern sie zweifelte, zumindest in einem Fall, mittlerweile offen ihren Wert an. Den Anstoß lieferte eine Weinprobe, zu der der Stuttgarter Jaeger-Verein im Juli 1885 einlud. Die Probanden bekamen Gläser mit Wein vorgesetzt, in denen sogenannte Anthropin-Pillen gelöst waren. Diese Pillen stellte Jaeger nach dem Prinzip der Isopathie aus potenziertem Menschenhaar her und maß ihnen eine physiologische, heilsame Wirkung bei.[56] Zum Einsatz kamen u. a. Pillen vom Haar einer älteren Dame und von sechs jungen Mädchen. Die von den meisten Gästen bekundeten Veränderungen sollten beweisen, dass die »Humanisierung« des Weins sowohl den Geruch als auch Geschmack verbessere bzw. ihn »gehalt- und geschmackvoller«[57] mache. Zwar sprach sich der Redakteur der HM dafür aus, dass derartige physiologische Erscheinungen endlich auf den Universitäten überprüft und beurteilt werden sollten. Der aus dem *Neuen Tagblatt* übernommene Bericht schloss allerdings mit der Bemerkung, dass man den Freunden (gemeint sind die Leser der HM) rate, sich in Krankheitsfällen an die geprüften homöopathischen Mittel zu halten. »Die Zeit wird es lehren, in wie weit dieser

---

52 LPZ 17 (1886), S. 13.
53 LPZ 17 (1886), S. 89.
54 LPZ 17 (1886), S. 89.
55 LPZ 17 (1886), S. 88.
56 Vgl. Weinreich (1993), S. 247 ff.
57 HM 10 (1885), S. 135.

Jäger'schen Entdeckung die Wichtigkeit beizumessen ist, welche ihr von den Anhängern Jägers beigelegt wird.«[58]

Nach diesen drei längeren Artikeln (Wien, Leipzig, Stuttgart), in denen Jaeger mehr kritisiert und nur halbherzig verteidigt wurde, ließ das Interesse spürbar nach. Es ist anzunehmen, dass die Laienhomöopathen ihre anfänglichen Hoffnungen vollends aufgegeben und eingesehen haben, dass sie von Jaeger nichts mehr zu erwarten hatten. Dennoch erwiesen sie ihm für seine aufrichtigen Bemühungen um den wissenschaftlichen Nachweis der Arzneiwirkung von homöopathischen Verdünnungen den nötigen Respekt. Gelegentlich erschienen Rezensionen im Anzeigenteil der Zeitschriften, in denen die Autoren die Schriften Jaegers besprachen und sie den Lesern[59] empfahlen. Sowohl in der LPZ als auch in den HM findet sich 1908 zudem ein längerer Bericht über das 50. Doktorjubiläum Jaegers, das der Zentralverein homöopathischer Ärzte gemeinsam mit der Hahnemannia, dem Verein des Stuttgarter homöopathischen Krankenhauses und mit dem Jaeger-Verein in Stuttgart ausrichtete.[60] Danach wurde es immer stiller um Jaeger; letztlich so still, dass sein Tod 1917 beiden Zeitschriften nicht mehr als eine Randnotiz wert war.

Skepsis statt Euphorie – Die Reaktion der homöopathischen Ärzte auf Jaeger und seine Entdeckungen

Die Berichterstattung über Jaeger und die Neuralanalyse folgte in der AHZ zunächst demselben Muster wie in den Laienzeitschriften. Die Schriftleitung rühmte Jaegers Verdienste als Zoologe, führte ihn als praktischen Mediziner auf dem Gebiet der Diätetik ein und gab zu bedenken, dass auch seine beiden Brüder Professoren seien.[61] Statt aber mit den Verheißungen der Neuralanalyse fortzufahren, äußerte sich der Redakteur skeptisch über deren Bedeutung. Im Gegensatz zu den Berichten in HM und LPZ lieferte er eine realistische Einschätzung, denn

> die sanguinischen Erwartungen, welcher Mancher unter uns auf Grund der zweiten vorläufigen Mittheilung des Herrn Prof. Jäger hegen mag, dürften sich kaum so schnell verwirklichen, denn wenn wir in der Neural-Analyse auch einen wissenschaftlichen, der Entwicklung fähigen Kern erblicken, so dürften doch noch Jahre und Jahrzehnte verfliessen, bevor man denselben als exact und wissenschaftlich anerkannt anerkennen wird.[62]

Er begründete seine Zweifel hauptsächlich mit den methodischen Mängeln der Neuralanalyse. Einerseits schwanken die Messergebnisse bzw. sind von

---

58 HM 10 (1885), S. 135.

59 Mit den »Lesern« sind zuallererst die Anhänger der homöopathischen Laienbewegung, hauptsächlich in Südwestdeutschland, gemeint. Die Mitglieder abonnierten in der Regel über ihren Verein die HM, die ihnen zum Selbststudium und Nachlesen des bei Vereinsvorträgen Gehörten dienten. Zur Laienbewegung siehe ausführlich Baschin (2012), S. 209–272; Walther (2017).

60 Vgl. LPZ 39 (1908), S. 13 f.; HM 33 (1908), S. 26 ff.

61 AHZ 101 (1880), S. 145.

62 AHZ 101 (1880), S. 145.

Person zu Person verschieden und damit kaum einwandfrei reproduzierbar. Andererseits sei gerade das Hippsche Chronoskop für seine schwierige Handhabung und Unzuverlässigkeit bekannt und deshalb in den physikalischen Instituten und Sternwarten »längst bei Seite gestellt«[63] worden. Interessiert zeigte sich der Autor des Artikels hingegen an den unterschiedlichen Resultaten bei geschüttelten und nicht geschüttelten Potenzen. Letztere höben sich erst nach drei Tagen »neuralanalytisch« messbar vom Weingeist ab, mit der Hand oder einer Schüttelmaschine geschüttelte Potenzen seien dagegen sofort untersuchbar.

Damit stand die Meinung der homöopathischen Ärzte gegenüber der Neuralanalyse bereits von Anfang an fest. Sie erwarteten von Jaeger weder den wissenschaftlich haltbaren Wirksamkeitsnachweis homöopathischer Verdünnungen noch die Reform des Gesundheitssystems und warnten vor einer Überhöhung seiner Leistungen. Zwar seien sie Jaeger für seine »Bemühungen«, die homöopathische Lehre zu begründen, zu großem Dank verpflichtet und wünschten, dass diese gelingen mögen.[64] Im Grunde aber könne, wie Emil Schlegel (1852–1934) in einem offenen Brief an Jaeger betonte, »die Heilkunde Hahnemann's sowohl empirisch, als auch wissenschaftlich durchaus auf eigenen Füßen [...] stehen«. Es brauche nicht erst jemanden, der kommt und sagt: »Jetzt erst wird die Homöopathie eine Wissenschaft, dies und jenes hat ihr gefehlt und nun ist es da, nun hat die Homöopathie auch ein Anrecht auf Beachtung und Pflege.«[65] Andere erklärten Jaegers Versuche nicht nur für überflüssig, sondern hielten sie für nachteilig. Solange die Gegner der Homöopathie nicht gezwungen werden könnten, Potenzierungen nach dem Jaegerschen Verfahren selbst zu prüfen, würden seine Experimente dem Ansehen der Homöopathie schaden.[66] Nun kann man sich fragen, ob das nicht angesichts der eklatanten methodischen Mängel der Neuralanalyse ein vorgeschobener Grund war und es nicht vielmehr Jaegers Persönlichkeit war, die Schaden anrichtete. Der Wechsel zwischen anerkennenden und kritischen Worten jedenfalls prägte die Berichterstattung in der AHZ auch in den folgenden Jahren.

1891 unternahm die Schriftleitung dann einen letzten Versuch, indem sie Jaeger um eine Studie bezüglich der »Dosiologie« von homöopathischen Arzneimitteln bat.[67] Dieser sagte zu und versprach, eine entsprechende Untersuchung mit möglichst vielen verschiedenartigen verdünnten Stoffen (insgesamt waren es 17[68]) vorzunehmen. Das Ziel war, mit Hilfe des mittlerweile perfektionierten »neuralanalytischen« Verfahrens den spezifischen Indifferenzpunkt dieser Stoffe zu bestimmen. Es ging Jaeger also mit der Frage nach dem Potenzierungsgrad, ab dem das Mittel wirkt bzw. eine messbare »excitatorische«

---

63 AHZ 101 (1880), S. 101.
64 AHZ 103 (1881), S. 135.
65 AHZ 119 (1889), S. 45.
66 AHZ 103 (1881), S. 55.
67 AHZ 123 (1891), S. 208.
68 AHZ 124 (1892), S. 84.

Wirkung zeigt, um den konkreten praktischen Nutzen der Neuralanalyse für die Homöopathie. Von Seiten der Homöopathen sei dieser nämlich bislang noch immer nicht überprüft worden.[69] In den folgenden Ausgaben druckte die Schriftleitung der AHZ jeweils in Teilen den außerordentlich zahlenlastigen und für Außenstehende nur schwer verständlichen Untersuchungsverlauf ab. Wenn Jaeger den Naturwissenschaftlern und Schulmedizinern vorwarf, dass sie absichtlich eine Art »Geheimsprache« verwendeten, statt Dinge beim Namen zu nennen[70], dann beging er diesen Fehler nun selbst. Bezüglich der Fragestellung konnte Jaeger vermeintlich beweisen, dass jedes Arzneimittel eine eigene Indifferenz besitzt:

> In der dritten Verreibung ist keines der 17 Salze indifferent; in der so beliebten 6. Potenz haben nur 5 von den 17 den Indifferenzpunkt überschritten. Endlich, wenn einer meint, mit der 15. Potenz habe er alle Gerechtigkeit erfüllt, so irrt er sich auch noch, denn 3 der 17 bringen in der 15. Potenz noch Lähmungserscheinungen, also Giftwirkungen hervor.[71]

Mit der systematischen Durchprüfung der gebräuchlichsten Arzneimittel könne man demnach, so Jaeger weiter, einen praktischen Fortschritt in der Dosierungsfrage erreichen. Allerdings gab er zu bedenken, dass die Bestimmung des Indifferenzpunkts von der Sensibilität sowohl des Arztes als auch des Patienten, für den das Mittel gedacht ist, abhinge. Der praktische Nutzen von Jaegers Erkenntnis war damit gleich null, schließlich müsste jeder Arzneistoff aufwendig in verschiedenen Verdünnungsstufen geprüft werden – und zwar doppelt. Für homöopathische Ärzte dürfte das wenig attraktiv gewesen sein, zumal die fachgerechte Bedienung des Chronoskops kompliziert war und eine lange Einarbeitungszeit erforderte. Für die Schriftleitung der AHZ hatte sich die Sache damit offenbar endgültig erledigt, denn Jaeger konnte mit seiner Neuralanalyse weder theoretisch noch praktisch etwas für die Homöopathie tun. Das erklärt auch, warum die Berichterstattung seit diesem Zeitpunkt spärlich wird und nach 1895 schließlich ganz aufhört. Im Gegensatz zu den Laienzeitschriften war der AHZ der Tod Jaegers 1917 dann noch nicht einmal eine Notiz wert.

Das Jaegersche Wollsystem aus Sicht der Homöopathen

Gustav Jaeger zog die Aufmerksamkeit der Homöopathen nicht allein wegen der Grundlagenforschung zur Wirksamkeit potenzierter Arzneistoffe auf sich. Bis zur Mitte der 1880er Jahre wurde in beiden Laienzeitschriften immer wieder auch sein Wollsystem besprochen. Danach ging das Interesse daran, wie auch an der Neuralanalyse, abrupt zurück. Wie noch zu zeigen sein wird, hing das mit zunehmenden Zweifeln zusammen, ob die (noch dazu verhältnismäßig teure) Wollkleidung tatsächlich hält, was sie verspricht. Die Schriftleitung der AHZ ignorierte die Wollbekleidung und Jaegers diesbezügliche Ansichten da-

---

69   AHZ 124 (1892), S. 82.
70   Vgl. Jaeger (1889), S. 6.
71   AHZ 125 (1892), S. 20.

gegen völlig, im gesamten Zeitraum findet sich kein einziger Artikel darüber. Im Gegensatz zu den Laienhomöopathen war sie offenbar bereits von Anfang an nicht von der vermeintlich gesundheitsfördernden Wirkung überzeugt, die Jaeger der Wolle beimaß. Entscheidend für das Ignorieren wird jedoch gewesen sein, dass die AHZ eine andere Zielgruppe adressierte und nicht mit der Erweiterung ihres Themenspektrums um Lebensreform und Naturheilverfahren für Leserbindung sorgen musste. Die Veröffentlichung entsprechender Artikel erübrigte sich damit. Im Folgenden soll es deshalb um die Besonderheiten der Berichterstattung über die Wollbekleidung ausschließlich seitens der Laienhomöopathen gehen.

Dass das Wollsystem in den Laienzeitschriften, teils recht ausführlich, Erwähnung fand, verwundert nicht. Vor allem in den ersten Jahrzehnten ihres Erscheinens ab 1870 und ab 1876 waren sowohl die LPZ als auch die HM besonders offen gegenüber alternativen Heilmethoden wie der Kneipp-Kur, der Naturheilkunde, dem Heilfasten von Schroth oder gar der Elektrohomöopathie nach Mattei. Mit einem allgemeinen Interesse an Gesundheitspflege allein lässt sich die nicht geringe Anzahl an Artikeln über die Jaegersche »Normaltracht« allerdings nicht hinreichend erklären. Vielmehr muss mitbedacht werden, dass ihr – wie der Neuralanalyse – Überlegungen zugrunde lagen, die auch in Wissenschaftskreisen weitgehend Beachtung und Zuspruch fanden. Jaeger ging anfangs davon aus, dass der Mensch desto leistungs- und widerstandsfähiger ist, je geringer der Körperwassergehalt ist. Auf diesen Gedanken brachten ihn Versuche mit Schwitzbädern, nach deren Einnahme die Nervenleitgeschwindigkeit der Probanden um 13 Prozent anstieg.[72] Messungen an Soldaten, die durch Exerzieren Körperwasser verloren und somit »spezifisch schwerer«[73] wurden, schienen seine Vermutung zu bestätigen. Nachdem er zusätzlich die Krankheitsstatistik der deutschen Armee überprüft hatte und dabei herausfand, »daß nicht blos die Erkältungskrankheiten, sondern auch die ansteckenden, insbesondere Typhus und Cholera, von Dienstjahr zu Dienstjahr seltener und ungefährlicher werden«, schloss er daraus, dass diese Beobachtung mit der Abnahme des Körperwassergehalts in Zusammenhang stand.[74] Mit seinem Schluss, Wasserverlust führe zu Immunität, »fand [Jaeger] sofort Anerkennung Seitens wissenschaftlicher Autoritäten, insbesondere auch die der ersten Autorität, Prof. M. v. Pettenkofer [1818–1901] in München«[75] sowie der »sanitätliche[n] Autoritäten«[76] der Armee. Jaeger entwickelte daraus sein Bekleidungssystem, da er zur Überzeugung gelangte, dass tierische Wolle aufgrund ihrer besonderen Struktur am besten geeignet sei, um überschüssiges Wasser auszuschwitzen. Auch die Homöopathen erkannten darin

---

72   HM 5 (1880), S. 51.
73   HM 5 (1880), S. 51.
74   HM 5 (1880), S. 52.
75   HM 5 (1880), S. 52.
76   Vgl. LPZ 15 (1884), S. 194.

»ungemein weittragende Folgen für die Gesundheitspflege«[77] und zollten ihm für die Reform der Bekleidungsweise Respekt.

Entsprechend positiv waren die ersten Berichte über Jaegers Woll- oder, wie er sie selbst nannte, »Normaltracht«. Bald wurde jedoch klar, dass es bei seinen Bekleidungsvorschriften nicht allein um den Stoff, sondern vor allen Dingen auch um den Schnitt ging. Jaeger orientierte sich aus pragmatischen Gründen am hochgeschlossenen Interimsrock deutscher Infanterieoffiziere[78], kombiniert mit enganliegenden Wollhosen und -schuhen. Optisch sagte das jedoch nicht allen zu, wie ein Redakteur der LPZ zu berichten wusste:

> Weiterhin aber ist der ›Jägerrock‹ nicht recht für Jeden passend. Wer auf Niemanden Rücksicht zu nehmen und keine Gesellschaften zu besuchen hat, in denen man mehr auf den Rock, als auf den Menschen sieht, der kann sich zwar überall damit sehen lassen. Auch scheint man in Süddeutschland darin weniger peinlich zu sein, als im Norden, wo man dadurch leicht gegen die Etiquette verstößt und zum mindesten für einen Sonderling gehalten wird.[79]

Trotz des eigentümlichen Schnitts und juckenden Stoffs fand das Wollsystem aber Anklang bei der Leserschaft. Die Schriftleitung der LPZ erreichten nach eigenem Bekunden »fast täglich«[80] Anfragen bezüglich der Einzelheiten (für wen sie geeignet, wo sie zu beziehen sei etc.), weswegen sie sich genötigt sah, zum wiederholten Male entsprechende Informationen zu veröffentlichen. Der Kurzartikel endete mit der Bemerkung, dass Einzelne die Wollkleidung nicht vertragen würden, was aber nur Ausnahmefälle seien, vielen Menschen täte sie dagegen gut.[81] Derselben Meinung waren bislang auch die Herausgeber der HM, die die Wollkleidung »auf Grund eigener und vielfach uns mitge-theilter Erfahrung in diesen Blättern«[82] empfahlen. Allerdings lägen ihnen mittlerweile auch negative Meinungen vor. In diesen Fällen hätte die Beklei-dung keine Linderung der Beschwerden oder sogar allergische Reaktionen hervorgerufen. Die Schriftleitung entschied sich deshalb für eine Umfrage: Die Leser sollten ihre Erfahrungen mit dem »Jägerrock« niederschreiben und Auskunft geben, wie lange sie ihn schon tragen, ob sie sich ganz in Wolle hüllen, ob und welche Symptome auftreten etc.[83] Die ausgewählten Berichte in den darauffolgenden Monatsausgaben fallen tatsächlich ambivalent, über-wiegend aber doch positiv aus – was nicht überraschend ist, denn Jaeger bat die Redaktion der HM zu Beginn desselben Jahres, dass sie künftig nur noch Beispiele »günstigen Erfolgs« abdrucken.[84]

Die Schriftleitungen beider Zeitschriften rieten zu Beginn der 1880er Jahre zwar zur Vorsicht, standen, wie die Beispiele belegen, im Allgemeinen aber für das »Wollregime« ein. Angriffe von Seiten der Kritiker relativierten sie

77 HM 5 (1880), S. 21.
78 LPZ 13 (1882), S. 143.
79 LPZ 13 (1882), S. 143.
80 LPZ 14 (1883), S. 145.
81 LPZ 14 (1883), S. 146.
82 HM 6 (1881), S. 98.
83 HM 6 (1881), S. 98.
84 HM 6 (1881), S. 27.

oder wehrten sie ab – etwa dass Jaeger zu hohe Tantiemen verlange.[85] Mitte der 1880er Jahre sollte sich das jedoch ändern; sowohl die HM als auch die LPZ äußerten sich zunehmend kritisch über die wollene »Normaltracht«. Im Frühjahr 1886 erreichte die Redaktion der LPZ ein Brief, worin ein homöopathischer Arzt vom Tod eines zuvor an Diphtherie erkrankten sächsischen Pastors berichtete. Dieser habe sich, animiert von der Berichterstattung in der LPZ, »dem Wollregime voll und ganz zugewendet«[86] und streng an die Bekleidungsvorschriften gehalten. Sein Vertrauen sei so weit gegangen, dass er die Wollkleidung einschließlich Schuhwerk auch dann anbehielt, wenn sie von Schnee und Regen völlig durchnässt war. Das hätte »eine der schwersten Formen von Nasen- und Rachendiphtheritis« zur Folge gehabt.[87] Der Arzt bat darum, diese Mitteilung abzudrucken, da sie darauf hinweise, dass die vielgerühmte Seuchen- und Wetterfestigkeit der »Wollenen« keine Regel ohne Ausnahme sei. Ein jeder solle sich hüten, »blindlings an den absoluten Schutz des Wollregimes gegen Krankheiten zu glauben und in der Wollkleidung gewisse Vorsichtsmaßregeln außer Acht zu lassen«.[88] Ähnlich, aber weit drastischer äußerte sich im selben Jahr auch die Schriftleitung der HM zu Wort. »Die reine Wollkleidung hat sich als Gesundheitsschutz in so zahlreichen Fällen **nicht** bewährt, daß wir nicht umhin können, davon Notiz zu nehmen.«[89] Diese Stellungnahme wäre für sich genommen schon aussagekräftig genug gewesen. An Gewicht gewann sie aber noch dadurch, dass der Tod zweier Vereinsmitglieder den Anstoß dazu lieferte. Das erste Mitglied erkrankte und verstarb an Diabetes, das zweite litt an einem tödlich verlaufenden Magengeschwür. Beide seien sie jedoch als kerngesunde Männer »in die Wolle gegangen«.[90] Nach der Aufzählung weiterer solcher Beispiele endete der Artikel mit dem Hinweis, dass man ab dem 40. Lebensjahr darauf achten solle, ob eine gewisse Nervosität auftritt. Wenn dem so ist, müsse man sich »über Nacht von der Wolle losmachen«.[91]

In beiden Fällen protestierte Jaeger umgehend und »energisch«[92] gegen diese geschäftsschädigenden Berichte. Er könne die Mitteilungen über die Misserfolge des »Wollregimes« nur so auffassen, dass die HM es bekämpfen wollten.[93] Der LPZ schrieb er wiederum, er habe niemals behauptet, dass die Wollkleidung ein Universalmittel sei. Zugleich begründete er derartige »Mißgriffe«[94] nicht mit etwaigen Mängeln seines Systems, sondern damit, dass die

---

85 LPZ 15 (1884), S. 70. Die Tantiemen stünden Jaeger zu, da er viel Zeit in die Vermarktung seiner Wollkleider investiere und deswegen sogar sein Amt als Professor aufgegeben habe.

86 LPZ 17 (1886), S. 44.

87 LPZ 17 (1886), S. 45.

88 LPZ 17 (1886), S. 45.

89 HM 11 (1886), S. 77. Hervorhebung im Original.

90 HM 11 (1886), S. 77.

91 HM 11 (1886), S. 78.

92 LPZ 17 (1886), S. 78.

93 HM 11 (1886), S. 111.

94 LPZ 17 (1886), S. 78.

Anhänger zu wenig darüber wüssten und ihnen deshalb Fehler passierten. Genutzt haben seine Proteste trotz beschwichtigender Worte seitens der Redaktionen allerdings nichts; beide Zeitschriften distanzierten sich aufgrund der negativen Erfahrungen vom »Wollregime« und stellten die Berichterstattung darüber schließlich komplett ein.

Gustav Jaeger und sein Verhältnis zur Homöopathie

Die Homöopathen erwarteten von Jaegers Entdeckungen den bis dato noch ausstehenden Beweis der spezifischen Wirkung potenzierter Arzneimittel. Hätten sich seine Behauptungen als richtig erwiesen, wären die Gegenargumente mit einem Schlag widerlegt und eine Neubewertung der Homöopathie als eine auf wissenschaftlichen Grundsätzen beruhende Heilmethode möglich geworden. Das erklärt das anfängliche Interesse der Homöopathen an Jaeger, den Glauben an die Möglichkeiten der Neuralanalyse und deren Verteidigung gegen Angriffe.

Unklar dagegen sind bisher Jaegers Absichten geblieben. Gerade die Versuchsreihe, die er im Winter 1891 im Auftrag der AHZ durchführte, aber auch ältere Studien waren mit erheblichem Aufwand verbunden. Es ist anzunehmen, dass es ihm nicht vorrangig um Geld ging, sein Einsatz für die Homöopathie stattdessen eine bestimmte Funktion zu erfüllen hatte – zumal die Vermarktung der Jaegerschen Wollkleider ein einträgliches Einkommen sicherte und die finanziellen Entschädigungen nicht mehr als ein Zubrot waren. Die ohnehin polarisierende Kontroverse um die Wirksamkeit homöopathischer Medikamente schien Jaeger stattdessen bestens geeignet, um Aufsehen zu erregen. In eigener Sache lag es nahe, die Leistung der Neuralanalyse an potenzierten Arzneistoffen zu erproben. Im besten Fall – wovon Jaeger ja fest überzeugt war – führte das zur Bestätigung seiner Duftstofftheorie bei gleichzeitiger Reform des Medizinsystems. Als Impulsgeber wäre ihm dann die ersehnte Anerkennung aus Wissenschaftskreisen sicher gewesen. Zudem passte das Einstehen für eine, aus Sicht der Schulmediziner, geächtete Heilmethode zu seiner eigenen Außenseiterrolle. Am Beispiel der Homöopathie konnte er vorführen, dass die Vertreter der Naturwissenschaften vermeintlich nicht an neuen Erkenntnissen, sondern an der Validierung bereits bestehender und ihrerseits für richtig erkannter Paradigmen interessiert waren. Die Homöopathen waren demnach wichtige Verbündete im Kampf gegen Spezialistentum und Wissenschaftsdünkel. Eine weitere These ist, dass Jaeger sich auch deshalb intensiv mit der Homöopathie auseinandersetzte, da er das ökonomische Potential erkannte, das von ihren Anhängern ausging. Seine Bemühungen brachten ihm kurzfristig etwas Geld ein, langfristig standen die Homöopathen aber in seiner Schuld. Das ließ sich beispielsweise zu Werbezwecken für sein Wollsystem ausnutzen. Ein Blick in die Quellen soll Aufklärung verschaffen, inwieweit diese Annahmen zutreffend sind.

Dass die Homöopathie geeignet war, um auf sich aufmerksam zu machen, wird daran deutlich, dass Jaeger bei der Festrede im Stuttgarter Polytechnikum ausdrücklich hinzufügte, dass er ihre Wirksamkeit im vollen Bewusstsein seiner Stellung als beeideter Staatsbeamter bezeuge.[95] Das erstaunte selbst den Redakteur der HM, der in seinem Bericht den Hinweis Jaegers eigens hervorhob. Jaeger war sich also im Klaren darüber, was er da sagte und was er damit auslöste. Es erforderte ein gewisses Maß an Verwegenheit, um anlässlich des Kaisers Geburtstag vor Professoren und Autoritäten aus Politik und Wirtschaft die Homöopathie zu verteidigen. Der Skandal und damit auch die mediale Aufmerksamkeit werden Jaeger und seinen Ansichten (erneut) sicher gewesen sein.[96] Umso größer wäre aber auch der Erfolg gewesen, wenn sich die Leistungsfähigkeit der Neuralanalyse bewahrheitet hätte.

Dafür, dass Jaeger in den Homöopathen eine Art Bundesgenossen erblickte und im homöopathischen Prinzip der Verdünnung seine Ansichten bestätigt fand, sprechen wiederum einige Passagen in seinen Schriften »Die Homöopathie. Urtheil eines Physiologen und Naturforschers« (1888) und »Die homöopathische Verdünnung: im Lichte der täglichen Erfahrung und des gesunden Menschenverstandes betrachtet« (1889). Jaeger erklärte sich zunächst für »unparteiisch« und als von Befangenheit sowie Standes- und Berufsinteressen befreiter Naturforscher dazu berufen, das »Schisma« in der Medizin zu beenden.[97] Tatsächlich bemühte er sich an einigen Stellen um die wertfreie Darstellung der prinzipiellen Unterschiede beider Medizinsysteme. Während in der Allopathie Dosen unterhalb des Indifferenzpunkts und bei gegensätzlichen Indikationen Anwendung fänden, würden Homöopathen dagegen hochverdünnte Arzneimittel verordnen, die bei gesunden Menschen die jeweiligen Krankheitssymptome auslösten. Dem aufmerksamen Leser wird jedoch bald klar, dass Jaeger eindeutig auf Seiten der Homöopathie stand. Und das aus folgendem Grund: Schon im Vorwort zur »Homöopathie« kritisierte er die »Schulweisheit« der sogenannten »Sichtbarkeitswissenschaften«.[98] Die akademische Physiologie, mit der er sich seit seiner Rückkehr aus Wien beschäftigte, lehre seiner Meinung nach bloß von den sichtbaren, also offensichlichen Dingen. Von den unsichtbaren Dingen hingegen, also von dem, »was treibt und bewegt«, hätten sie und ihre Vertreter hingegen keine Ahnung. So liefere die Physiologie beispielsweise keine Antwort auf die Frage, »was […] das Band der beiden Geschlechter bei den Thieren« bilde oder was »die Jungen zur Mutter, die Mutter zu Nest und Jungen« leite.[99] Für die »Sichtbarkeitswisser«

---

95 HM 7 (1882), S. 49.

96 Jaeger machte auch dadurch auf sich aufmerksam, dass er sich öffentlichkeitswirksam in die Diskussion um die Gründung eines Lehrstuhls für Homöopathie einschaltete. Nachdem beispielsweise der Kanzler der Tübinger Universität, Gustav von Rümelin (1815–1889), 1889 in einer Kammersitzung des württembergischen Landtags diesbezüglich sein Missfallen zum Ausdruck gebracht hatte, sah sich Jaeger bemüßigt, die Argumente von Rümelins in einem offenen Brief zu widerlegen und ihn darin regelrecht vorzuführen (vgl. JM 8 (1889), S. 173–182). Zu Jaegers Rolle bei den Bemühungen um Institutionalisierung der Homöopathie siehe Lucae (1998), S. 132 f.

97 Jaeger (1888), S. 1.

98 Jaeger (1888), Vorwort.

99 Jaeger (1888), Vorwort.

sei das alles eine »Terra incognita«. Als er sich näher mit diesen Fragestellungen auseinandersetzte, vor allem nach der Bekanntschaft mit August Zöppritz acht Jahre zuvor, stieß er auf den Zusammenhang zwischen Duftmolekülen und dem Wirkprinzip der Homöopathie:

> Mir fiel's wie Schuppen von den Augen: die unsichtbaren Potenzen des Hungers und der Liebe, das leitende auf der Spur nach der Nahrung und den Genossen sind – homöopathische Verdünnungen! Das Feine, diese charakteristische und gesuchteste Eigenschaft einer Speise, eines Getränks ist nichts anderes als ein homöopathisch verdünnter Stoff und die Finessen (nicht die Rohheiten) der Liebe wieder in nichts anderem!

> Kurz gesagt, ich sah: die Sprache der lebenden Natur predigt laut und überlaut die Lehren der Homöopathie; aber wie kommt es, dass in ganz Europa [...] die Homöopathie wissenschaftlich für eine Ketzerei erklärt wird?[100]

Die Antwort auf diese keineswegs rhetorisch gemeinte Frage liefert Jaeger dann umgehend selbst. Schuld daran, dass unumstößliche wie einfache Naturgesetze keine Berücksichtigung fänden, seien die von ihm als Scholastik bezichtigten Naturwissenschaften. Die vorherrschende Schulmeinung verhindere, so Jaeger weiter, dass sich an die Stelle von Gewohnheit die »Macht der Wahrheit«[101] setze. Dazu müsste sich die Sprache der Natur durchsetzen, doch die lerne man nicht »in der verstunkenen Schulluft, noch an der Leiche im Seziersaal, noch am geschundenen Thier im Laboratorium, noch am siechen Culturmenschen im Spital«.[102] Es hat ganz den Anschein, als ob Jaeger darin sein eigentliches Thema gefunden hat, nämlich in der polemischen und kulturpessimistischen Auseinandersetzung mit den auf den Universitäten gelehrten Wissenschaften. Dafür spricht auch, dass er die Invektiven häufig mit »Doch zurück zur Sache«[103] abbrechen musste, um nicht gänzlich abzuschweifen. Entsprechend der stark vereinfachenden Gleichung, dass diese »Schulweisheit« falsch bzw. unwahr ist, musste in seinen Augen auch die Schulmedizin durchfallen. Von ihr ginge keine Heilwirkung aus, nur eine zusätzliche, iatrogene Schädigung des Patienten. Wenn überhaupt, dann lande sie Zufallstreffer.[104] Die Homöopathie hingegen, die sich Jaegers Auffassung gemäß den physiologischen Antagonismus zu Nutzen mache und damit im Einklang mit den Gesetzen der Natur stünde, sei wahr und allein in der Lage, die Menschheit von »elendem Siechthum und jämmerlichem Tod«[105] zu erlösen. Von Unparteilichkeit kann also schon nach der Lektüre des Vorworts keine Rede mehr sein. Jaeger verarbeitete in seinen Schriften die erlittenen Schmähungen und ausbleibende Anerkennung von Seiten der Naturwissenschaft(ler), indem er sie in einem verbalen Rundumschlag verunglimpfte. Nur er allein hatte sozusagen die Missstände im Wissenschaftsbetrieb erkannt und dass in Deutschland eben nicht der »Cultus der Wahrheit und des Rechts,

---

100 Jaeger (1888), Vorwort.
101 Jaeger (1888), Vorwort.
102 Jaeger (1888), Vorwort.
103 Vgl. etwa Jaeger (1889), S. 39, 43.
104 Jaeger (1888), S. 46 ff.
105 Jaeger (1888), Vorwort.

sondern der der Schulmeinung und der Macht«[106] herrsche – wie er am Ende
der »Homöopathie« nochmals betonte.

Im selben Duktus ist auch »Die homöopathische Verdünnung« geschrieben. Nachdem Jaeger in der ein Jahr zuvor erschienen Schrift »Homöopathie« darlegte, dass sich diese Heilmethode im Einklang mit der Physik
und Physiologie befände[107], ging es ihm nun um die Verdünnungslehre. Sie
stimme völlig mit dem überein, »was der gesunde Menschenverstand ohne
Zuhilfenahme irgend einer Wissenschaft sagt und jeder Laie erfährt und be-
greift«.[108] Es folgen seitenweise wissenschaftsphilosophische Beispiele bezüglich »Reinheit« und »Feinheit« und warum diese Eigenschaften gesundheits-
fördernd bzw. lebensnotwendig sind. Dass Bergluft wohltuend auf den Körper
wirke und Kuraufenthalte in der Alpenregion deshalb in Mode seien, könne
etwa dem Prinzip der homöopathischen Potenzierung zugeschrieben werden.
Im Gebirge seien nämlich weit weniger Sauerstoffmoleküle gelöst als tief unten
im Tal, bei gleichbleibendem Raum wohlgemerkt.[109] Einen weiteren Beweis,
dass verdünnte Stoffe gesund bzw. heilsam sind, sah Jaeger im angenehmen
Duft der Bergluft. Verglichen mit der Waldluft sei die Hochgebirgsluft deshalb belebender, da im Gebirge weit mehr, aber dafür kleinere Pflanzenarten
beheimatet seien. Die von ihnen abgegebenen Duftmoleküle seien verschie-
denartiger, aber in der Summe geringer, wodurch der charakteristische feine
Geruch entstünde.[110]

Von diesen und anderen Beispielen abgesehen, ging es Jaeger in seiner
Schrift aber unverhohlen um Wissenschaftskritik. Häufiger als zuvor brachte
er dabei den Naturmenschen und -forscher (als den er sich selbst sah) gegenüber dem verweichlichten, naturfremden Kulturmenschen in Stellung. Seine
verbalen Angriffe galten vor allem den Wissenschaftlern, die er als »Natur-
verhunzer, Schmierer, Fälscher, Laboratoriums- und Parkettbodenforscher«[111]
und an anderer Stelle als »Homöopathiefresser«[112] titulierte. Ihnen warf er
vor, nur das Äußere in Augenschein zu nehmen und sich mit der Regelhaf-
tigkeit und Taxonomie eines physikalisch-physiologischen Zustands, einer
Tier-, Pflanzenart etc. zu begnügen.[113] Darüber verlören sie das Gefühl für
das Wesentliche des natürlichen Lebens, das sie für niedrig, tierisch und eines
Menschen unwürdig erachteten. Mehr noch, die »Wissenden« limitierten in
zweifacher Hinsicht den Zugang zu spezifischen Wissensbeständen; einmal
durch das Abitur als Zulassungsvoraussetzung und zweitens durch die Verwendung einer für Außenstehende unverständlichen Sprache. Als Beispiel
verwies Jaeger auf die Religion: Es habe der Reformation bedurft, um der

---

106 Jaeger (1888), S. 48.
107 Jaeger (1889), Vorbemerkung. Zu Jaegers Beweisführung siehe auch Weinreich (1993),
    S. 184 ff.
108 Jaeger (1889), Vorbemerkung.
109 Jaeger (1889), S. 21 f.
110 Jaeger (1889), S. 20.
111 Jaeger (1889), S. 48.
112 Jaeger (1889), S. 32.
113 Jaeger (1889), S. 3.

katholischen Kirche die Bibel als wichtigste Quelle zu entreißen, indem sie vom Lateinischen ins Deutsche übersetzt wurde.[114] Damit unterstellte er, dass die bereits Ende des 19. Jahrhunderts einsetzende Verwissenschaftlichung der Gesellschaft beabsichtige, die Menschen klein- und vom natürlichen Erkenntnisdrang fernzuhalten. Das Gleiche gelte im Übrigen auch für die Schulmedizin. Sie bediene sich ebenfalls mit Vorliebe der lateinischen und griechischen Sprache, nutze Geheimwissen und bekämpfe vehement das Altbekannte, Natürliche, Bewährte.[115] Ganz ähnlich äußerte sich Jaeger übrigens auch schon Jahre zuvor in den beiden Laienzeitschriften. In den HM kündigte er 1881 die Schrift »Die Neuralanalyse« als »Bombe« an,

> die ins wissenschaftliche Lager einschlagen wird, schonungslos die engen und zerbrechlichen Schulbegriffe sprengend und niederwerfend, durch welche die Träger der Wissenschaft, Professoren und Aerzte, ihre leichtfertigen Urtheile über unsere Homöopathie begründen wollten, ja noch viel weitergehende Schranken der wissenschaftlichen Schule einreißend und wahrhaft großartige Ausblicke eröffnend, nicht nur für die Medicin, sondern auch für die gesamten Naturwissenschaften [...].[116]

Mit der dritten These nehme ich an, dass Jaeger auch aus ökonomischen Gründen an einer Zusammenarbeit mit den Homöopathen interessiert war. Dafür sprechen mehrere Indizien. So bat Jaeger beispielsweise die Schriftleitung der HM, in ihren Ausgaben Erfahrungsberichte und Danksagungsbriefe bezüglich der Wollkleidung zu veröffentlichen – was sie auch umgehend tat. Jaeger argumentierte damit, dass Menschen bekanntlich eher etwas Neues annehmen, wenn »schon Beispiele günstigen Erfolgs in größerer Zahl vorliegen«.[117] Es wird ihm dabei nicht einzig darum gegangen sein, dass möglichst viele Menschen in den Genuss seiner vermeintlich gesundheitsfördernden Wollkleider kamen, sondern auch um eine Ausweitung des Kundenkreises. Dass Jaeger der Meinung war, dass die Homöopathen in seiner Pflicht standen und dafür zu sorgen hatten, dass seine Schriften Verbreitung fanden, bezeugen folgende Zeilen in der LPZ:

> Verfasser ist ernstlich böse darüber, daß aus homöopathischen Kreisen heraus so wenig für die Verbreitung seiner lediglich im Interesse der Homöopathie verfaßten theoretischen Schriften gethan wird, und daß namentlich die Vereine die Verbreitung derselben nicht in die Hand nehmen, was durch Partiebezug einer größeren Anzahl zu sehr ermäßigtem Preise und Gratisversendung einzelner Exemplare an hervorragende und maßgebende Persönlichkeiten ihres Bezirks geschehen könnte.[118]

Jaeger wachte offensichtlich aufmerksam darüber, ob und in welchem Umfang die Laienzeitschriften Partei für seine Sache ergriffen. Auch hier könnte man

---

114 Jaeger (1889), S. 5.
115 Jaeger (1889), S. 6 ff.
116 HM 6 (1881), S. 33. Siehe auch LPZ 20 (1889), S. 79: »Der Hemmschuh der Fortentwicklung der Wissenschaft vom Leben liegt in der Spezialistenwirthschaft, die jede Sache als Fall für sich nimmt, anstatt auf dem Wege der Vergleichung das Gesetzmäßige in der Lebewelt zu studiren.«
117 HM 6 (1881), S. 27.
118 LPZ 22 (1891), S. 151.

zunächst vermuten, dass seine eindringliche Erinnerung letztlich im Sinne der Homöopathie war: Je mehr Menschen erfahren, dass die Potenzierungslehre mit wissenschaftlichen Methoden bewiesen werden kann, desto populärer wird sie. Ich spreche Jaeger ein solches Maß an Selbstlosigkeit jedoch ab und meine, dass er sehr wohl um die enorme Reichweite der beiden Zeitschriften wusste und sie geschickt als kommerzielle und ideelle Werbeplattform benutzte. Die Zeitschriften kamen diesem Ansinnen ihrerseits allerdings nur zaghaft nach. In den »Literarischen Anzeigen« finden sich Jaegers Werke zu dieser Zeit nur noch ausgesprochen selten.

1882 scheint er dagegen mit der medialen Berichterstattung über seine Person und sein Schaffen noch zufrieden gewesen zu sein. Darauf deutet eine Stellungnahme in seinem eigenen Monatsblatt hin. Jaeger attestierte der Homöopathie als Ganzes, dass sie sich für die Unterstützung, die sie durch seine Entdeckung erfuhr, redlich revanchiert habe. Das »Wollregime« werde in allen homöopathischen Blättern empfohlen, von homöopathischen Ärzten akzeptiert und verordnet – natürlich nicht aus Gefälligkeit, sondern weil sie als Fachleute von der Richtigkeit überzeugt seien.[119]

Zusammenfassung

In diesem Beitrag konnte ich zeigen, dass das Verhältnis zwischen Gustav Jaeger und der Homöopathie bzw. ihren Anhängern ambivalent war. Anfangs arbeiteten beide Seiten aus jeweils unterschiedlichen Gründen mehr oder weniger eng zusammen. Gustav Jaeger verstand sich selbst zuallererst als Wissenschaftler, dem eine bahnbrechende Entdeckung gelungen ist, deren Wert man allerdings in Wissenschaftskreisen anzweifelte. Anstatt die »Seelentheorie« zu überdenken, verunglimpfte Jaeger seine Kritiker und zögerte dabei nicht, mit Populismus und antisemitischen Parolen um Zustimmung zu heischen. Die Homöopathie kam ihm, obwohl er anfangs ihr Gegner war, deshalb recht gelegen. Schließlich gaben homöopathische Verdünnungen ein ideales Forschungsobjekt ab, mit dem er seine Behauptungen beweisen und noch dazu der Wissenschaftswelt zeigen konnte, dass sie mit ihrer »Spezialistenwirthschaft«[120] auf dem Holzweg sei. In die trotzige Verteidigung seiner »Entdeckung der Seele« mischte sich also zunehmend Medizin- und Kulturkritik. Gleichzeitig war Jaeger nicht nur Wissenschaftler, sondern mit Erfindung und Vermarktung des »Wollregimes« auch ein findiger Geschäftsmann. Die Bemühungen um den Wirksamkeitsnachweis homöopathischer Arzneistoffe waren deshalb auch unter ökonomischen Gesichtspunkten lukrativ. Ohne größeres Zutun warben die Laienhomöopathen in den Zeitschriften nämlich kostenlos für seine Wollkleider – zumindest am Anfang.

Die Homöopathen, vor allem die Laien, erblickten in Jaeger eine unabhängige Autorität, die mit wissenschaftlichen Methoden beweisen wollte, dass

---

119 JM 2 (1882/83), S. 37f.
120 LPZ 20 (1889), S. 79.

und wie die Homöopathie wirkt. Man schenkte seinen Worten umso lieber Glauben, widmete ihm in ausführlichen Artikeln Aufmerksamkeit und hoffte auf Anerkennung und Gleichberechtigung. Wie sich herausstellte, behielten die homöopathischen Ärzte recht mit ihrer Skepsis: Jaeger gelang es nicht, die Wirkung der Arzneimittel zweifelsfrei nachzuweisen. Einen praktischen Nutzen hatte seine Neuralanalyse für die Homöopathie ebenfalls nicht. Im Gegenteil, indem man an einer derart schillernden Persönlichkeit wie Jaeger festhielt, gab man sich auch selbst der Lächerlich- und Pseudowissenschaft-lichkeit preis. Das galt es allerdings zu vermeiden, und so endete die Bericht-erstattung in allen drei homöopathischen Zeitschriften spätestens Anfang der 1890er Jahre. Nach seinem Tod 1917 geriet Jaeger dann endgültig in Ver-gessenheit; selbst die Krise der Medizin in der Weimarer Republik und die gleichzeitige Konjunktur von Lebensreform und Gesundheitspflege konnten daran nichts ändern.

Bibliographie

Periodika

Allgemeine Homöopathische Zeitung (AHZ):
    Jg. 101 (1880), Jg. 103 (1881), Jg. 119 (1889), Jg. 123 (1891), Jg. 124 (1892), Jg. 125 (1892)
Homöopathische Monatsblätter (HM):
    Jg. 5 (1880), Jg. 6 (1881), Jg. 7 (1882), Jg. 10 (1885), Jg. 11 (1886), Jg. 33 (1908)
Leipziger Populäre Zeitschrift für Homöopathie (LPZ):
    Jg. 11 (1880), Jg. 13 (1882), Jg. 14 (1883), Jg. 15 (1884), Jg. 17 (1886), Jg. 19 (1888), Jg. 20 (1889), Jg. 22 (1891), Jg. 39 (1908)
Prof. Dr. G. Jaegers Monatsblatt. Organ für Gesundheitspflege und Lebenslehre (JM):
    Jg. 2 (1882/83), Jg. 8 (1889)

Sonderdrucke

Jaeger, Gustav: Ueber die Bedeutung der Geschmacks- und Geruchsstoffe. In: Zeitschrift für wissenschaftliche Zoologie 27 (1876), S. 319–331.
Jaeger, Gustav: Die Entdeckung der Seele. In: Kosmos 4 (1878), S. 171–191.
Jaeger, Gustav: Ueber Gemüthsaffecte [Protokoll zur abgebrochenen Rede vom 24.9.1879]. In: Tageblatt der 52. Versammlung Deutscher Naturforscher und Aerzte in Baden-Baden 1879. Baden-Baden 1879, S. 138–144.
Jaeger, Gustav: Die Entdeckung der Seele. 3. Aufl. Leipzig 1885.
Jaeger, Gustav: Die Homöopathie. Urtheil eines Physiologen und Naturforschers. Stuttgart 1888.
Jaeger, Gustav: Die homöopathische Verdünnung: im Lichte der täglichen Erfahrung und des gesunden Menschenverstandes betrachtet. Stuttgart 1889.

Literatur

Barlösius, Eva: Naturgemäße Lebensführung. Zur Geschichte der Lebensreform um die Jahrhundertwende. Frankfurt/Main 1997.

Baschin, Marion: Die Geschichte der Selbstmedikation in der Homöopathie. Essen 2012.

Çakır, Berkan: Mit einer Vorliebe für Wollkleidung und Käfer (1.6.2017), online unter https://www.stuttgarter-zeitung.de/inhalt.ausstellung-in-korntal-muenchingen-mit-einer-vorliebe-fuer-wollkleidung-und-kaefer.dd132d6c-f1fb-4ed4-ba20-2cc4c9781e79.html (letzter Zugriff: 5.12.2018).

Fahrenberg, Jochen: Wilhelm Wundt – Pionier der Physiologie und Außenseiter? Leitgedanken der Wissenschaftskonzeption und deren Rezeptionsgeschichte. 2. Aufl. Saarbrücken 2011.

Faltin, Thomas: Heil und Heilung: Geschichte der Laienheilkundigen und Struktur antimodernistischer Weltanschauungen in Kaiserreich und Weimarer Republik am Beispiel von Eugen Wenz (1856–1945). (=Medizin, Gesellschaft und Geschichte, Beiheft 15) Stuttgart 2000.

Fix, Ulla; Altmann, Irene (Hg.): Fechner und die Folgen außerhalb der Naturwissenschaften. Interdisziplinäres Kolloquium zum 200. Geburtstag Gustav Theodor Fechners. Berlin 2003.

Fritzen, Florentine: Gesünder leben. Die Lebensreformbewegung im 20. Jahrhundert. (=Frankfurter Historische Abhandlungen 45) Frankfurt/Main 2006.

Gundlach, Horst: Entstehung und Gegenstand der Psychophysik. Berlin; Heidelberg 1993.

Held, Christa Maria: Medizinisches Außenseitertum in der Frühzeit der naturwissenschaftlichen Medizin, dargestellt an Leben und Werk von Prof. Dr. Georg Rapp (1818–1886). Diss. med. Frankfurt/Main 2001.

Kaufmann, Elisabeth: Gustav Jaeger (1832–1917). Arzt, Zoologe und Hygieniker. Zürich 1984.

Lucae, Christian: Homöopathie an deutschsprachigen Universitäten. Die Bestrebungen zu ihrer Institutionalisierung von 1812 bis 1945. (=Quellen und Studien zur Homöopathiegeschichte 4) Heidelberg 1998.

Merta, Sabine: Wege und Irrwege zum modernen Schlankheitskult: Diätkost und Körperkultur als Suche nach neuen Lebensstilformen 1880–1930. (=Studien zur Geschichte des Alltags 22) Stuttgart 2003.

Oelze, Berthold: Gustav Theodor Fechner. Seele und Beseelung. Münster; New York 1989.

Rathgeb, Sabine: Gesund durch Wolle. Gustav Jaeger – ein Trendsetter in Sachen Wollkleidung. In: textil. Wissenschaft – Forschung – Bildung 88 (2017), H. 3, S. 6–8.

Regin, Cornelia: Die Naturheilbewegung in Deutschland 1889 bis 1914. Diss. phil. Kassel 1992.

Rohrkrämer, Thomas: Eine andere Moderne? Zivilisationskritik, Natur und Technik in Deutschland 1880–1933. Paderborn 1999.

Rothschuh, Karl Eduard: Naturheilbewegung, Reformbewegung, Alternativbewegung. Stuttgart 1983.

Schmidgen, Henning: Die Geschwindigkeit von Gefühlen und Gedanken. Die Entwicklung psychologischer Zeitmessungen 1850–1865. In: NTM. Zeitschrift für Geschichte der Wissenschaften, Technik und Medizin 12 (2004), S. 100–115.

Walther, Daniel: Medikale Kultur der homöopathischen Laienbewegung (1870 bis 2013). Vom kurativen zum präventiven Selbst? (=Medizin, Gesellschaft und Geschichte, Beiheft 67) Stuttgart 2017.

Wedemeyer-Kolwe, Bernd: Aufbruch. Die Lebensreform in Deutschland. Darmstadt 2017.

Weinreich, Heinrich: Gustav Jäger (1832–1917). Sein Weg vom Naturforscher zum »Seelenriecher und Wollapostel«. Diss. rer. nat. Heidelberg 1992.

Weinreich, Heinrich: Duftstofftheorie. Gustav Jaeger (1832–1917) – Vom Biologen zum »Seelenriecher«. (=Heidelberger Schriften zur Pharmazie- und Naturwissenschaftsgeschichte 11) Stuttgart 1993.

Wontorra, Maximilian; Schräger, Erich: Reaktionsversuche an Wundts Leipziger Institut. In: Ettrich, Klaus Udo (Hg.): 125 Jahre Psychologie an der Universität Leipzig. Leipzig 2005, S. 21–34.

Internet

Virtueller Rundgang durch die Jaeger-Ausstellung in Korntal-Münchingen: http://www2. korntal-muenchingen.de/panoramen/171023_MuenchingenWechselausstellung/index. html (letzter Zugriff: 5.12.2018)
Einheitsübersetzung der Bibel, Gen. 2: https://www.die-bibel.de/bibeln/online-bibeln/einheits uebersetzung/bibeltext/bibel/text/lesen/stelle/1/20001/29999/ (letzter Zugriff: 5.12.2018)

MEDIZIN, GESELLSCHAFT UND GESCHICHTE 37, 2019, 183–207, FRANZ STEINER VERLAG

Ernährungsvorschriften in deutschsprachigen homöopathischen Schriften (ca. 1820–1960)

Andreas Weigl

Summary

Dietetic instructions in German homoeopathic writings (ca. 1820–1960)

Although the diet of most people in German-speaking countries was marked by both quantitative and qualitative deficits up until the late nineteenth century and beyond, this problem was hardly mentioned in medical writings at that time. Instead, the criticism expressed in guidebooks focused mainly on gluttony and alcoholism. The homoeopaths were no exception, mostly because of their bourgeois socialisation and clientele. They advocated a diet free from any ›stimulants‹, not least because these could render homoeopathic therapies less effective. Only a few individuals, such as the physician Ludwig Griesselich, showed interest in the ›social question‹, addressed the bad quality of many foods in their writings and sought to develop a holistic homoeopathic approach to dietetics. The homoeopaths' rejection of the ›purgatives‹ of ›heroic medicine‹ did earn homoeopathy widespread esteem, however, particularly during the severe cholera epidemics that started in the 1830s, because homoeopaths did away with the usual dehydration measures and told their patients to take in plenty of fluids. In the late nineteenth century, with the general improvement of the popular diet, dietetics increasingly disappeared from the homoeopathic literature and was then mostly promoted and popularised by naturopaths.

Ernährung als Versorgungsproblem und im medizinischen Diskurs

Seit Thomas McKeown mit seinem provokativen Werk »The Modern Rise of Population« nachdrücklich die heroische Fortschrittsgeschichte der modernen Medizin ins Wanken gebracht hat[1], haben zahlreiche Studien seine These vom geringen Einfluss der medizinischen Forschung auf die steigende Lebenserwartung bis in das ausgehende 19. Jahrhundert, ja teilweise darüber hinaus, untermauert. Tatsächlich konnte die medizinische Forschung mit Bezug auf Prävention vor Infektionen erst durch die Erkenntnisse der Bakteriologie, mit Bezug auf wirksame Therapien im Fall schwerer infektiöser Erkrankungen erst durch die Entwicklung von Antibiotika größere Wirkung entfalten. In der Forschung besteht mittlerweile ein breiter Konsens, dass die entscheidenden Faktoren, welche den epidemiologischen Übergang beeinflussten, vor allem im weiteren sozialen und gesundheitspolitischen Umfeld angesiedelt waren, und dies bereits vor der »bakteriologischen Revolution« des ausgehenden 19. Jahr-

---

1   McKeown (1976), S. 106–109; Szreter (1988); Szreter (1994).

hunderts.[2] Ein individueller Bedarf an heilkundlicher Expertise bestand ohnehin schon vor dem Aufstieg der »zellularpathologischen Medizin«. Dieser wurde einerseits durch ein tradiertes Korpus an »hausmedizinischem« Wissen befriedigt, andererseits durch die Hinzuziehung von Heilern, Hebammen, Badern, Chirurgen, Zahnziehern. Für eine kleine, zahlungskräftige Schicht standen auch universitär ausgebildete Ärzte zur Verfügung. All diese »Berufsgruppen« bedienten sich eines häufig problematischen »trial and error«-Verfahrens. Manche Methoden beruhten einfach auf gesundem Menschenverstand, in andere flossen humoralpathologische Vorstellungen mit ein. Da die meist zufälligen Erfolge sich in bescheidenen Grenzen hielten, entstand in der ersten Hälfte des 19. Jahrhunderts eine Welle neuer, spekulativer Richtungen in der heilkundlichen Praxis. Während dem Magnetismus, Brownianismus und ähnlichen Richtungen kein längerer Erfolg beschieden war, etablierten sich andere alternativmedizinische Richtungen, die bis in die Gegenwart einen nicht ganz unbedeutenden Teil des »Marktes« an medizinischen Dienstleistungen in den Industriegesellschaften abdecken. Dem stand zumindest im 19. Jahrhundert eine von Infektionskrankheiten dominierte Pathozönose (Einheit der gesamten pathologischen Zustände in einer bestimmten räumlich und zeitlich begrenzten Bevölkerung) gegenüber, denen Allopathen wie Homöopathen und andere Alternativmediziner kaum effektive Therapien entgegenzusetzen hatten. Nichtsdestotrotz wurden diese Therapien mit großem Selbstbewusstsein und vermeintlicher Sachkompetenz von den Heilkundigen vermittelt.[3]

Die chronische Erfolglosigkeit von Ärzten und anderen Heilkundigen blieb natürlich auch Außenstehenden nicht verborgen. In einem 1846 erschienenen statistischen Werk über die Bevölkerungsverhältnisse in der Habsburgermonarchie brachte Siegfried Becher, Professor für Geschichte und Geographie am k. k. polytechnischen Institut in Wien, die diesbezügliche Skepsis der Bevölkerung auf den Punkt:

> Unter den Wissenschaften hat die Medicin in neuester Zeit gewiß das meiste nicht geleistet, die Anzahl der Heilmethoden, und mit ihr die Sucht nach Neuerungen hat nicht beigetragen, dieselben auf sichere Basen zurückzuführen, und das Vertrauen der Kranken in die Kunst des Arztes zu befestigen. […] das ewige Jagen nach neuen Universalheilmitteln bald durch Wasser, bald durch Dampf, dann wieder durch Luft, durch große und kleine Dosen, durch Magnetismus, ist durchaus nicht geeignet, […] das Vertrauen der Kranken in sie fester zu begründen.[4]

Angesichts der geringen Effizienz der verfügbaren Heilmittel verwundert es nicht weiter, dass Ernährungsvorschriften eine nicht unbedeutende Rolle spielten, denn abgesehen von den auf Purgierung setzenden Empfehlungen der »heroischen Medizin« waren diätetische, die gesamte Lebensgestaltung betreffende Therapien vergleichsweise einfach in der Praxis umzusetzen und daher auch leicht vermittelbar. Der sozialen und ökonomischen Realität wurden sie freilich nicht immer gerecht, denn im Zeitraum von ca. 1820 bis in

---

2   Bolognese-Leuchtenmüller (1994), S. 48; Mercer (2014), S. 214 f.
3   Kunitz (1991).
4   Becher (1846), S. 228.

die 1950er Jahre unterschied sich der alltägliche Ernährungsdiskurs der überwiegenden Mehrheit der Bevölkerung und jener innerhalb der professionellen Ärzteschaft diametral. Während in den städtischen und ländlichen Unterschichten, aber auch in Teilen des (Klein-)Bürgertums Nahrungsmittel zumeist
knappe Güter darstellten, deren Kauf beträchtlichen monetären Restriktionen
unterlag und deren Verfügbarkeit erheblichen Schwankungen ausgesetzt war,
kreiste der medizinische Diskurs häufig um Völlerei, Trunkenheit und Adipositas. Ob Allopathen oder Homöopathen, Hausärzte oder Alternativheiler, sie
alle propagierten auf die eine oder andere Art Mäßigung im Lebensstil und
insbesondere in der Ernährung. Erst die gegen heftigen Widerstand der Bakte-
riologen erfolgte allmähliche Etablierung der Sozialmedizin nach der Jahrhundertwende[5] milderte diesen Gegensatz zwischen Expertendiskurs und sozialer
Realität, ohne ihn innerhalb der Ärzteschaft völlig aufzuheben. Eine besondere Note erhält dieser Widerspruch mit Blick auf alternative medizinische
Strömungen, welche sich ja mehr oder minder als Antithese zur verbürgerlich-
ten Profession des »Allopathen« verstanden und positionierten, gleichzeitig
jedoch um denselben Kreis an aus der Ober- und Mittelschicht stammenden
Patienten buhlten. Im folgenden Beitrag soll auf diesen geschilderten Widerspruch mit Bezug auf Ernährungsvorschriften in deutschsprachigen Schriften
von Homöopathen und Ärzten, die zumindest bis zu einem gewissen Grad
eine Affinität zur Homöopathie in ihren Schriften erkennen lassen, näher eingegangen werden.

Ernährung und Ernährungszustand vor der Etablierung von Wohlstandsgesellschaften

Im 19. Jahrhundert und temporär darüber hinaus waren Nahrungsmittel in
Mitteleuropa knappe Güter. Dementsprechend kennzeichnete die Ernährung
breiter Bevölkerungsschichten während der Etablierungsphase der Homöopathie, die etwa in den Zeitraum 1820–1850 fällt, ein Zwangsbedarf und nicht
etwa ein Wahlbedarf, der dem Adel und Teilen des Bürgertums vorbehalten
blieb.[6] Hohe Ausgabenanteile der Nahrungsmittel an den Konsumausgaben
von 50 und mehr Prozent, wie sie bis Mitte des 20. Jahrhunderts zu verzeichnen waren, deuten auf zumindest qualitativ unzureichende Versorgung mit
Lebensmitteln in breiten Bevölkerungsschichten hin.[7] Beispielsweise ver-
schlangen die Ausgaben für Nahrungsmittel landwirtschaftlicher Arbeiter
im Landkreis Bonn um 1850 bei Meisterknechten 54 bis 54,5 Prozent des
Haushaltsbudgets, bei Knechten 63,6 bis 66 Prozent und bei Mägden 73 bis
76,9 Prozent.[8] Nach den Ergebnissen einer Erhebung der Niederösterreichi-
schen Handels- und Gewerbekammer gaben selbst Mitte der 1880er Jahre

---

5   Rosen (1977), S. 326–336.
6   Teuteberg (1979), S. 335.
7   Pierenkemper (1987); Sandgruber (2002), S. 77.
8   Lichtenfelt (1913), S. 290.

in Industriezentren Bauarbeiter, Kleidermacher oder Schmiede fast zwei Drittel ihres Einkommens für Nahrungsmittel aus.[9] Selbst nach der Jahrhundertwende lagen die entsprechenden Ausgabenanteile in ärmeren Arbeiterfamilien in Deutschland über 60 Prozent.[10] Sparsame Kost war jedoch kein Alleinstellungsmerkmal des städtischen und ländlichen Proletariats. Wie am Beispiel Wiener Beamter der Jahrhundertwende gezeigt werden konnte, lag der Anteil der Nahrungsmittelausgaben in der Mittelschicht zwar »nur« bei 40 bis 45 Prozent, doch erforderten größere Ausgaben für standesgemäße Kleidung und Wohnungen, dass auch in dieser Schicht bei der täglichen Kost gespart wurde.[11] Damit nicht genug, war die Massenernährung in den ersten beiden Dritteln des 19. Jahrhunderts durch eine qualitative Verschlechterung gekennzeichnet, die dem Frühindustrialisierungszeitalter inhärent war.[12] Die Transporttechnologie hinkte vor der Verbreitung von Dampfschiff und Eisenbahn der Urbanisierung und Verstädterung hinterher. Eine Folge war verbreitete Mangelernährung unter dem wachsenden städtischen Industrieproletariat infolge der Substitution hochwertiger Proteine (Fleisch) durch kohlehydratreiche »Füllstoffe« (Breie, Knödel, Kartoffel) und mit Zucker konsumierte Genussmittel wie Kaffee und Tee. Dazu trat auch temporärer exzessiver Alkoholkonsum (Branntwein). Der proletarischen Kost mangelte es an hochwertigem Eiweiß, tierischem Fett, Vitaminen und Mineralsalzen.[13]

Die schon in der vorindustriellen Gesellschaft bestehenden erheblichen Unterschiede zwischen der Kost der Armen und dem Essensluxus der Reichen verschärften sich nunmehr.[14] Die Schere zwischen »Herrenspeise« und »Volkskost« ging weit auf. Während sich Erstere nicht zuletzt durch den Import teurer Kolonialwaren immer mehr verfeinerte, ließ die Küche der Armen vielfach jede Variabilität vermissen. Um 1830 ernährten sich norddeutsche Bürger von fettem, gebratenem Fleisch, Würsten, Gepökeltem und Gemüse, die Unterschichten vor allem von Kartoffeln, Schwarzbrot, Kaffee und Branntwein. In Süddeutschland und Österreich ersetzten bis zu einem gewissen Grad Knödel und Mehlspeisen die Kartoffel. Fleisch wurde im Süden seltener konsumiert, die Unterschiede zwischen Stadt und Land waren dort ausgeprägter.[15] Die ländliche Bevölkerung der österreichischen Alpen- und Donauländer ernährte sich quantitativ üppig, jedoch sehr einseitig. Saure Milchsuppen, geselchtes Fleisch mit Knödeln, Nudeln, Speck, Käse und Bohnen bestimmten die Alltagskost. Gastro-intestinale Krankheiten und andere Mangelerscheinungen waren sehr verbreitet.[16]

Anschaulich lassen sich die Effekte defizitärer Ernährung anhand serieller Daten zu den Körpergrößen zeigen. Diese sind zwar auch von genetischen

9   Eigene Berechnungen nach Handels- und Gewerbekammer in Wien (1889), S. LIX.
10   Teuteberg (1976), S. 232.
11   Weigl (2014), S. 139, 146.
12   Montanari (1993), S. 175.
13   Teuteberg (1979), S. 334; Sandgruber (1982), S. 181–210.
14   Jütte (2018); Weigl (2016).
15   Wiegelmann (1972), S. 254–257; Briesen (2010), S. 37–40.
16   Sandgruber (1982), S. 240.

Faktoren abhängig, spiegeln aber im Zeitvergleich durchaus Veränderungen des Ernährungszustandes. Zeitreihen zu den durchschnittlichen Körpergrößen liegen für Bayern und Österreich vor. Die durchschnittliche Körpergröße ging bei den in der zweiten Hälfte des 18. Jahrhunderts geborenen jungen Rekruten in Österreich tendenziell zurück und blieb in der Folge bis zu den in den 1850er Jahren Geborenen auf niedrigem Niveau. Erst im letzten Drittel des 19. Jahrhunderts wurden die durchschnittlichen Körpergrößen der in den 1730er und 1740er Jahren Geborenen klar überschritten.[17] Auch in Bayern ging es mit den Durchschnittsgrößen von Frauen und Männern im Vormärz bergab; ein säkularer Aufwärtstrend setzte erst ab etwa 1870 ein. Während sich jedoch die Körpergrößen der bayerischen Bauern kaum veränderten, nahmen jene der Tagelöhner im Vormärz substantiell ab.[18]

Auf unterschiedliche Weise defizitäre Ernährung kennzeichnete auch bürgerliche Bevölkerungsschichten, insbesondere das wachsende Kleinbürgertum, welches gerade bei den häuslichen Mahlzeiten sparte, um durch standesgemäße Kleidung und standesgemäßes Konsumverhalten in der Öffentlichkeit seine Distanz zum Proletariat öffentlich zur Schau zu stellen. Es verwundert daher nicht wirklich, dass die anthropometrischen Maße der Gesamtbevölkerung und keineswegs nur die der Unterschichten bis in die zweite Hälfte des 19. Jahrhunderts auf keine wesentliche Verbesserung des Ernährungszustands hindeuten. So stagnierte etwa die durchschnittliche Körpergröße erwachsener Männer in Württemberg in den Geburtskohorten 1845–1863 auf einem Niveau von rund 1,63 Meter, ebenso jene in Niederösterreich in den Geburtsjahrzehnten von den 1790er bis in die 1860er Jahre bei 1,66 Meter. Selbst am Vorabend des Ersten Weltkriegs war die Körpergröße von deutschen Schulkindern weit unter dem Niveau heutiger Standards.[19]

Es bedurfte allerdings erst des militärischen Wettlaufs der europäischen Großmächte in den Jahrzehnten vor Ausbruch des Ersten Weltkriegs und der damit verbundenen Vorstellungen vom »gesunden Volkskörper«, dass der Proteinmangel in der Volksnahrung nach der Jahrhundertwende von manchen Medizinern thematisiert und für erhöhte Krankheitshäufigkeit und Sterblichkeit in bestimmten Berufsgruppen und Bevölkerungsschichten verantwortlich gemacht wurde. In der sich etablierenden Sozialmedizin wurde die Bedeutung einer ausreichenden Fleischnahrung hervorgehoben, besonders nach der Versorgungskatastrophe im Ersten Weltkrieg.[20] Aber schon in einer 1913 erschienenen Darstellung der Ernährungsgeschichte kam etwa der Biologe Hans Lichtenfelt zu der Einsicht, dass

> die in neuerer Zeit durch vermehrten Einbezug von Fleisch verbesserte Ernährung auch noch andere Folgen als erhöhte Lebensdauer für den Menschen zeitigte. Als Neugeborener erscheint er in unseren Kulturstaaten mit vergrößertem Längenmaß und erhöhtem Körpergewicht. Gleiche Merkmale weist auch das erwachsene männliche Individuum

17   Komlos (2007), S. 185.
18   Baten (2003), S. 389 f.
19   Floud u. a. (2011), S. 230, 235 f., 238; Komlos (1994), S. 259.
20   Tyska (1927), S. 368 f.

auf. Mit verbesserter Ernährung nimmt die Krankheitswahrscheinlichkeit ab. Die Leistung des körperlich Arbeitenden wird mit der Zunahme des Eiweißverbrauches aus tierischer Nahrung erhöht.[21]

In den letzten Jahrzehnten des 19. Jahrhunderts war es tatsächlich bereits zu einer allgemeinen Verbesserung der Ernährungslage gekommen, die die urbane Bevölkerung begünstigte. Vom Aufstieg der Nahrungsmittelindustrie, verbesserten Konservierungsmethoden und der starken Zunahme des Welthandels profitierten Städterinnen und Städter, die einen leichteren Zugang zu Wurst, Käse, Zucker, Südfrüchten und Bier hatten, überproportional, während die Vorteile der Landbevölkerung, was den Konsum von frischem Fleisch, Gemüse, Obst und Milchprodukten anlangt, an Bedeutung verloren.[22] Wie Ernährungsstatistiken der Zwischenkriegszeit belegen, setzte sich trotz der krisenhaften ökonomischen Entwicklung der Aufwärtstrend schließlich bei der gesamten Bevölkerung fort. Während zu Beginn des 19. Jahrhunderts und um 1860 der durchschnittliche tägliche Kalorienverbrauch pro Kopf in Deutschland lediglich bei 2.100 bis 2.200 kcal lag[23], betrug er im Durchschnitt der Jahre 1935/38 3.190, in Österreich 2.940 und in der Schweiz sogar 3.310 kcal. Die Folgen der Weltwirtschaftskrise zeigten sich vor allem in Form des geringen Fleischkonsums. In Deutschland und Österreich wurden pro Kopf und Jahr 47–48, in der Schweiz gar nur 40,5 kg Fleisch konsumiert. Beim Fett lag NS-Deutschland mit 22 kg europaweit an der Spitze, während in Österreich und der Schweiz 15–16 kg reines Fett konsumiert wurden. Kompensation bot auch die Kartoffel, die in Deutschland etwa in doppelt so großer Menge verzehrt wurde wie in den beiden deutschsprachigen Nachbarländern, wo Getreideprodukte (Brot, Mehlspeisen) in höherem Maß zur Alltagskost zählten.[24]

Die sich vergrößernde und gegen Ende des 19. Jahrhunderts wieder verkleinernde Schere in Quantität und Qualität von Ober-, Mittel- und Unterschichtenkost fand ihre Entsprechung in der schicht- und klassenspezifischen Morbidität und Mortalität. Auch wenn entsprechende Differentiale in der vorindustriellen Gesellschaft keineswegs als gering zu veranschlagen sind, war die soziale Ungleichheit vor Krankheit und Tod im Zeitalter der Frühindustrialisierung erschreckend hoch.[25]

Es darf allerdings nicht übersehen werden, dass der Ernährungszustand nicht nur vom Konsum von Nahrungsmitteln bestimmt wird, sondern auch durch die Pathozönose. Diese hängt neben endogenen und ökologischen Faktoren auch von dem Faktum ab, dass Krankheiten zueinander in einem symbiotischen, antagonistischen und indifferenten Verhältnis stehen können.[26] Insofern war es keineswegs bedeutungslos, dass der epidemiologische Übergang während des 19. Jahrhunderts durch eine Verschiebung von den epide-

---

21 Lichtenfelt (1913), S. 356.
22 Briesen (2010), S. 44 f.
23 Grigg (1995), S. 249.
24 Ziegelmayer (o. J.), S. 23, 32, 40.
25 Woods/Williams (1995).
26 Grmek (1978), S. 83 f.

mischen zu den endemischen Infektionskrankheiten geprägt war. Nahmen in den ersten beiden Dritteln des 19. Jahrhunderts Typhus, Cholera, Pocken und Ruhr im medizinischen Diskurs einen breiten Raum ein, konzentrierte sich das Interesse der Experten danach zusehends auf »Volkskrankheiten« wie die (Lungen-)Tuberkulose. Wie noch zu zeigen sein wird, blieb auch das homöopathische Schrifttum davon keineswegs unberührt.

Diätetik als Bestandteil der (post-)galenischen Therapeutik

Wie bereits angedeutet, war vor dem revolutionären Aufstieg der Bakteriologie die vornaturwissenschaftliche »gemeine Heilkunst« des 19. Jahrhunderts durch ein breites Spektrum an Lehrmeinungen und Schulen gekennzeichnet, dies in einer Phase, in der sich durchaus bereits abseits der hausväterlichen »Volksmedizin« ein zunächst kleiner, aber doch wachsender Markt für medizinische Dienstleistungen herauszubilden begann.[27] Vor allem immer größere Teile der Bevölkerung in den urbanen Agglomerationen suchten in der einen oder anderen Form heilkundliche Hilfe außerhalb von Familie und Nachbarschaft, wobei in erster Linie die Oberschicht und das Bürgertum, durchaus aber auch manche Personen aus kleinbürgerlichen Schichten über das nötige Einkommen verfügten, um diese zumindest sporadisch auch in Anspruch nehmen zu können. Von diesem wachsenden Kreis an potentiellen Patienten profitierten neben den von Samuel Hahnemann (1755–1843) als »Allopathen« apostrophierten Ärzten auch Homöopathen.[28] Hahnemann selbst hatte seine ersten Patienten aus dem Kreis der mittleren und niedrigen Einkommensschichten rekrutiert und war erst nach und nach in der Oberschicht bekannt geworden.[29] Allopathen und Homöopathen konkurrierten aber nicht nur um ähnliche Patientenkreise. Sie entstammten auch meist der bürgerlichen Mittelschicht, und nicht wenige Homöopathen hatten eine akademische Ausbildung genossen. Insofern waren sie mit den damals gelehrten Vorstellungen der antiken, galenischen Medizin, die bis weit in das 19. Jahrhundert hinein an Universitäten im deutschsprachigen Raum gelehrt wurde, wohlvertraut. Nach der galenischen Medizin hat der menschliche Körper zu seiner physiologischen Aufrechterhaltung eine permanente Anpassungsleistung zu erbringen, indem die exogen zugeführte Ernährung an das schon endogen Bestehende herangeführt werden muss. Insofern befindet sich der menschliche Körper in einem permanent labilen Gleichgewicht, welches nur durch geeignete Lebensführung bewahrt, im Fall einer Störung ausschließlich durch Ausscheidungsprozesse wiederhergestellt werden kann.[30] Die gängige »heroische Medizin« therapierte daher in erster Linie durch Aderlass und die Gabe von Brech- und Abführmitteln.

---

27   Jütte: Geschichte (1996), S. 20f., 26.
28   Jütte: Patientenschaft (1996), S. 33f.
29   Jütte: Geschichte (1996), S. 214–216.
30   Schipperges (1985), S. 109, 113.

Neben diesen brachialen Methoden bildete jedoch auch die Diätetik im Sinn einer maßvollen Lebensführung eine wichtige Säule der galenischen Therapeutik. Als solche war sie in Adel und Großbürgertum schon länger bekannt, doch sorgten erst die mit dem Ausbau der »medizinischen Polizey« verbundene Medikalisierung und die im Geist der Aufklärung betriebene Alphabetisierungswelle in der zweiten Hälfte des 18. Jahrhunderts für einen Diätetikdiskurs, der die mittlere und untere Mittelschicht der Gesellschaft erfasste. Gegen Ende des 18. Jahrhunderts kann bereits von einer »Volksdiätetik« gesprochen werden.[31]

In der Medizin propagierten Reformer auf Basis der Philosophie Rousseaus »naturgemäße« Therapien, die auf Heilung durch Selbstheilung setzten. Sie maßen dabei der Diätetik große Bedeutung zu. Frische und nahrhafte Kost wurde empfohlen, während die »heroische Medizin« nur auf die Verdaubarkeit von Nahrungsmitteln achtete. Der bedeutendste Vertreter dieser vitalistischen Richtung im deutschsprachigen Raum war unzweifelhaft der Erfinder der Makrobiotik, Christoph Wilhelm Hufeland (1762–1836).[32] Aber auch Hufeland konnte sich humoralpathologischen Vorstellungen nicht ganz entziehen. Er setzte auf vegetarische Kost, weil nach seiner Ansicht der Genuss tierischer Produkte »reizend« und »erhitzend« auf den menschlichen Organismus einwirkt, während hingegen Vegetabilien »ein kühles mildes Blut« fördern.[33] Auch sein späterer Gegner Samuel Hahnemann verfocht vor seiner Hinwendung zur Homöopathie eine ähnlich begründete Diätetik.[34] Damit verband sich die zeitgenössische, weit über den Kreis der Mediziner hinausgehende Vorstellung von Menschen als »reizbare Maschinen« und den damit in Verbindung stehenden Pathologien, die bis in das frühe 20. Jahrhundert hinein einschlägige Gesundheitsdiskurse mitbestimmten.[35]

Diätetik im älteren Sinn verstand sich als eine Therapie zur Bewahrung oder Wiederherstellung der Gesundheit mittels einer den Körper im Gleichgewicht haltenden Ernährung, Abwechslung von Bewegung und Ruhe, einer Vermeidung extremer Affekte und eines geordneten Metabolismus. Insofern war sie mit humoralpathologischen Vorstellungen durchaus kompatibel, wenngleich in ihren Anleitungen und Therapien grundverschieden. Im Besonderen traf das auf die bis in die zweite Hälfte des 19. Jahrhunderts sich großer Popularität erfreuende Seelendiätetik zu, die den Zusammenhang von Psyche und Krankheit in den Mittelpunkt rückte.[36] Dann sorgte jedoch die sich hegemonial gerierende zellularpathologische medizinische Schule[37] dafür, dass der Seelendiätetik wissenschaftlich immer weniger Aufmerksamkeit geschenkt wurde, ganz im Gegensatz zur aufstrebenden Naturheilkunde, für

---

31 Egger (2001), S. 96–99; siehe vor allem auch Bergdolt (1999).
32 Porter (2003), S. 60; Briesen (2010), S. 25–29; Melzer (2003), S. 46–61.
33 Hufeland (1800), S. 197.
34 Dorffner (2003), S. 56.
35 Sarasin (2001).
36 Feuchtersleben (1845); Egger (2001), S. 123–126.
37 Eckart/Jütte (2007), S. 338 f.

die sie große Bedeutung behielt[38]. In der universitären Forschung trat ein
Perspektivenwechsel ein. Stand zuvor das Maßhalten im Vordergrund, rück-
ten nun Ernährungsdefizite und Unterernährung stärker in den Mittelpunkt.
Durch die Etablierung der Chemie als Wissenschaft im 19. Jahrhundert war
die Basis für die Ernährungswissenschaft gelegt. Mittels der Verschmelzung
biochemischer Verfahren mit physiologischen Experimenten an Tier und
Mensch und der thermochemischen und physikalisch-energetischen Analyse
des menschlichen Stoffwechsels machte die Disziplin in der zweiten Hälfte
des 19. Jahrhunderts große Fortschritte bei der Bestimmung der stofflichen
Bilanz des Stoffumsatzes und der großen Nährstoffgruppen (Proteine, Fette,
Kohlehydrate). Der 1848er-Generation unter den Wissenschaftlern kam dabei
insofern große Bedeutung zu, als sie gerade auch Ernährungsdefizite bei der
Volksnahrung in den Blick nahm.[39] Forscher wie Carl von Voit (1831–1908),
Max von Pettenkofer (1818–1901) und Jacob Moleschott (1822–1893) brachten ihre Ergebnisse in eine Ernährungslehre mit sozialpolitischem Auftrag ein,
indem sie die katastrophale Ernährung der ländlichen und urbanen Unterschichten thematisierten.[40] Es bedurfte allerdings fast eines weiteren halben
Jahrhunderts, ehe die Forschungen eines Max Rubner (1854–1932) den klaren Beweis erbrachten, dass Unterernährung, besonders in der Kindheit und
Jugend, zu einem dauerhaft erhöhten Gesundheitsrisiko im Erwachsenenalter
führt, ebenso wie eine »gesunde« Ernährung zu einer geringeren Morbidität
und Mortalität.[41] Die Inhalte der physiologischen Forschung blieben jedoch
keineswegs unumstritten. Zu einer elaborierteren Hinwendung zu den Man-
gelkrankheiten kam es erst nach 1900 mit der Entdeckung der Vitamine durch
den am Londoner Lister Institute tätigen Casimir Funk (1884–1967) im Jahr
1906. In der Zwischenkriegszeit gelang es der interdisziplinären Ernährungs-
forschung, die Laborwissenschaftler, Kliniker und am Einfluss der Ernährung
interessierte Mediziner vereinte, ältere Vorstellungen von gesunder Ernährung
mehr und mehr zu widerlegen, wenn auch die Erfolge der modernen Ernäh-
rungswissenschaften bis heute nur bedingt den geweckten großen gesundheitspolitischen Erwartungen entsprechen.[42]

Ernährung und Ernährungsvorschriften in der Homöopathie

Auf den ersten Blick erscheint es ein wenig erstaunlich, dass auch die Grün-
dergeneration der Homöopathie auf die Diätetik und dabei insbesondere
auf die Ernährung größeren Wert legte. In der universitären Ausbildung von
Medizinern gehörte sie bis etwa 1840 zum festen Kanon.[43] Besonders be-

---

38 Jütte: Geschichte (1996), S. 144; Melzer (2003), S. 62–101.
39 Mani (1976), S. 23f., 41, 71.
40 Briesen (2010), S. 34f.
41 Treitel (2007), S. 58.
42 Porter (2003), S. 556–561.
43 Eulner (1976).

tont wurde sie von den Vitalismus-Anhängern rund um Christoph Wilhelm Hufeland, denen zunächst ja auch Samuel Hahnemann zuzurechnen war.[44] Bei aller gemeinsamen Wertschätzung einer »ausgeglichenen« Lebensführung zeigten sich jedoch bald beträchtliche Unterschiede in Theorie und Praxis. Die Vitalisten empfahlen den Patienten Nahrungs- und Genussmittel, die den Körper kräftigen sollten, um seine Selbstheilungskräfte zu stärken.[45] Letzteres war zwar auch das Ziel der Homöopathen, doch legten diese ihren Schwerpunkt auf Vermeidung von »Reizmitteln«. Wesentlich war den Homöopathen, dass die genossenen Nahrungsmittel die Wirkung der indizierten Pharmaka in homöopathischen Dosen nicht beeinträchtigen sollten.[46]

Die Lebensführung spielte in Samuel Hahnemanns Homöopathie-Konzept jedoch durchaus eine gewisse Rolle, was sich auch in der umfangreichen diätetischen Ratgeberliteratur der frühen Homöopathie äußerte. In den für Laien konzipierten Schriften bildeten Diätratgeber in den 1820er und 1830er Jahren sogar die überwiegende Mehrzahl der Publikationen. Ja, es erschienen sogar homöopathische Kochbücher.[47] Populäre Literatur ähnlicher Art überschwemmte geradezu den Büchermarkt, was nunmehr angesichts des teilweise sehr fragwürdigen Inhalts auf entschiedene Kritik der Homöopathen stieß.[48]

Einer der bekanntesten Ratgeber, der von einem praktizierenden Arzt und Anhänger der homöopathischen Methode stammte, war jener von Carl Gottlob Caspari (1798–1828). Caspari, Leibarzt der in der Steiermark lebenden Fürstin von Salm-Reiferscheidt und des russischen Grafen Zaluski, war zunächst ein durchaus erfolgreicher Allopath, veröffentlichte zahlreiche Schriften zur Chirurgie, wandte sich jedoch bald der Homöopathie zu. Seine Karriere als Arzt endete allerdings tragisch, denn er beging in jungen Jahren Selbstmord.[49] Seine Ratschläge mit Bezug auf die Ernährung wiesen wiederkehrende Elemente in den von Homöopathen vertretenen Diätratgebern auf, pendelten aber letztlich zwischen Allopathie, Homöopathie und Volksmedizin. So riet Caspari vom Genuss des Fleisches von Jungtieren, also Kälbern, Lämmern, jungen Hühnern, ab. Gekochtes Rindfleisch und zart gebratenes Wildbret wurden als Fleischspeisen empfohlen.[50] Generell propagierte der Autor schlicht und einfach eine »naturgemäße Lebensweise«.[51]

Während die Diätetik in den Schriften Samuel Hahnemanns eine vergleichsweise untergeordnete Rolle spielte, kam ihr in der konkreten Therapie durchaus ein nicht zu unterschätzendes Gewicht zu. In der Praxis kombinierte Hahnemann eine individuell abgestimmte modifizierte Diätetik nach Hippokrates/Galen mit einer homöopathischen Arzneimitteltherapie. Grundaxiom

---

44 Gerabek u. a. (2005), S. 1449 f.
45 Dinges (2018), S. 48, 69 f.
46 Dinges (2018), S. 209.
47 Hehn (1834).
48 Willfahrt (1991), H. 3, S. 117–119.
49 Schroers (2006), S. 22.
50 Caspari (1825), S. 2 f.
51 Willfahrt (1991), H. 5, S. 195.

blieb das Maßhalten.[52] Hahnemann wollte der Diät allerdings nur eine ergänzende, unterstützende Wirkung zuerkennen. Direkte Heilung vermochten seiner Ansicht nach nur Arzneien zu bieten.[53] Es handelte sich jedoch nicht nur um eine negative Diätetik, die ausschließlich versuchte, eine Beeinträchtigung der Wirkung homöopathischer Therapien durch die pharmakologische Wirkung bestimmter Nahrungsmittel zu vermeiden. Vielmehr wurde der verordneten Ernährung sehr wohl eine positive Wirkung zugeschrieben.[54] Im Gegensatz zu verbotenen Nahrungs- und Genussmitteln waren Verallgemeinerungen der positiven homöopathischen Diät nach Hahnemanns Vorstellungen nicht möglich, sondern individuell von Fall zu Fall verschieden.

Die Betonung der individuellen Konzeption von Diäten, im Besonderen Ernährungsvorschriften, ließ Hahnemann später Zweifel an seinen diätetischen Vorschlägen hegen. In der Folge übernahmen es einige seiner Schüler wie Gustav Wilhelm Groß (1794–1847) und Franz Hartmann (1796–1853), eine theoretische Basis für homöopathische Diätetik zu schaffen, doch ohne wirklichen Erfolg.[55] Das mag auch daran gelegen haben, dass die von Hahnemann konzipierte homöopathische Diät unter den Patienten aufgrund ihrer Strenge nicht unbedingt den besten Ruf genoss. Daraus entstand offensichtlich ein Wettbewerbsnachteil gegenüber Allopathen, wie eine Passage in Franz Hartmanns »Diätetik« nahelegt:

> Daß die Homöopathie eine strengere und auf reine Erfahrungen begründete Diät vorschreiben müsse, als die ältere Heilkunst, ist wegen der einfacheren und kleineren Arzneigaben sehr natürlich. Doch hält sie Mancher vielleicht für strenger als sie wirklich ist, wozu allerdings das Urtheil unserer allöopathischen Mitärzte viel beiträgt [...].[56]

Manche Allopathen gingen in ihrer Kritik sogar so weit, dass sie umgekehrt Erfolge homöopathischer Behandlungen nicht auf die verordneten homöopathischen Mittel, sondern auf die strenge Diät im Sinn des modernen Wortgebrauchs zurückführten.[57]

Die »verbotenen Genüsse« im Rahmen einer homöopathischen Diät waren allerdings ganz erheblich. Neben zahlreichen beliebten Fleischsorten wie Schweine-, Enten-, Gänse-, Pökelfleisch und Würsten sollten auch keine harten Eier, Salat, Spargel, Senf, Meerrettich, Petersilie, Zwiebeln, Knoblauch, Sellerie, keine Gewürze und Kräuter genossen werden. Verpönt waren zudem Essig, Kaffee, alle Arten Tee, Mineralwässer, natürlich auch Alkoholika, also alles »Gewürzhafte, Saure, Spirituöse und Allzufette«.[58] Diese von Clotar Müller (1818–1877), Leiter der homöopathischen Poliklinik in Leipzig, in einem Laienratgeber aufgeführten Ernährungsvorschriften spiegeln in etwa den Stand der Diätlehre erfahrener Homöopathen um die Mitte des 19. Jahrhun-

---

52 Busche (2008), S. 35f., 39.
53 Busche (2013), S. 60f.
54 Busche (2008), S. 44.
55 Willfahrt (1997), S. 180f.
56 Hartmann (1846), S. 4.
57 Balzli (1925), S. 12.
58 Müller (1857), S. 34f.

derts wider. Wie auch geraume Zeit später der Berliner Homöopath Rudolf
Weil (1841–1915) in seinen Schriften betonte, sollten fette Speisen, Gewürze,
schwerverdauliche Fleischsorten, Gemüse und Gebäck gemieden werden.[59]
    Den die europäische Küche des 19. und frühen 20. Jahrhunderts revolu-
tionierenden Genussmitteln konnten die Homöopathen nichts Positives ab-
gewinnen. Der tägliche Genuss von Kaffee und Tee wurde abgelehnt, weil es
sich dabei um »Arzneien« handele. Die Wirkung dieser Genussmittel sei für
reizbare Personen besonders schädlich, »daher ist der Kaffee und der Thee
den Frauen am nachtheiligsten«.[60] Aber nicht nur das Klischee vom »reizba-
ren schwachen Geschlecht« wurde bedient. Auch im zeitgenössischen Kontext
nicht unbedingt rassistisch gemeinte Begründungen mussten für die Genuss-
mittelphobie herhalten. Nach Ludwig Griesselich (1804–1848) stört der Zucker die Verdauung und zersetzt die körpereigenen »Säfte«; »daß die Neger
vom Kauen des Zuckerrohrs recht gedeihen, ist kein Beweis, daß der Zucker
für uns Europäer dasselbe tue«.[61] Die Haltung zum Zucker war allerdings
nicht einheitlich. Rudolf Weil gestand Zucker eine durchaus positive Wirkung
als »fettbildendes« und »wärmeerzeugendes« Nahrungsmittel zu.[62]
    Die von Hahnemann postulierte lediglich ergänzende Wirkung der ho-
möopathischen Ernährung im Rahmen homöopathischer Therapien ließ die
diätetischen Ratschläge und Vorschriften allerdings allmählich in den Hintergrund treten. Ernährungsvorschriften wurden in den Laienratgebern in der
Regel im Einleitungskapitel geboten. Spezielle Ernährungstipps für bestimmte
Erkrankungen, nicht unbedingt im Sinn des individuellen Zugangs von Hahnemann, fanden sich zum Teil auch in den jeweiligen Sachkapiteln.[63]

Homöopathie und »soziale Frage«

Der Hinweis auf differentielle geschlechtsspezifische und bevölkerungsgrup-
penspezifische Wirkungen von Nahrungsmitteln führt zu einer zentralen
Frage: Inwieweit wurde das ursprüngliche Konzept der Homöopathie vom
potentiellen Patientenkreis derselben beeinflusst? Die Behandlung durch einen Homöopathen kostete nicht wenig und war in der Regel für Angehörige
der Unterschichten nicht bezahlbar. Demgemäß war das Zielpublikum der
Homöopathen ein aristokratisches oder bürgerliches. In vielen Ratgebern,
die sich mit der Ernährung beschäftigten, war daher Adipositas und nicht
etwa Unterernährung das krankheitsauslösende Problem. Ziel der Kritik der
Homöopathen war der Phäake:

---

59 Weil (1869), S. 19.
60 Griesselich (1851), S. 54 f.
61 Griesselich (1851), S. 39.
62 Weil (1869), S. 26.
63 Willfahrt (1991), H. 5, S. 198 f.

> Nichts ist aber, besonders wenn es oft geschieht, nachtheiliger für die Gesundheit, als diese Ueberbefriedigung des Bedürfnisses, und zwar ist sie doppelt nachtheilig, einmal, weil der Magen auf einmal mit zu viel Nahrungsmasse überladen wird, die er nicht gehörig verarbeiten kann, und zweitens weil […] der gleichzeitige Genuß so mannichfacher Speisen ebenfalls nicht zuträglich ist.[64]

Wenn die vorgebliche oder auch tatsächliche Fresssucht zum Thema gemacht wurde, geschah es eher in Form einer bürgerlichen Zivilisationskritik, die den durch die Industrialisierung induzierten Veränderungen mit Unbehagen und kritischer Distanz gegenüberstand.

Die ländlichen oder städtischen Unterschichten, später das werdende Industrieproletariat, dienten lediglich im Sinn einer Negativfolie als Beispiel. Spezifische gesundheitliche Folgen der miserablen Lebensbedingungen dieser Bevölkerungsschichten standen außerhalb des Horizonts der Homöopathen. Ein typisches Zitat stammt in diesem Zusammenhang von Carl Georg Christian Hartlaub (1795–1839) aus dem Vormärz und findet sich in einem homöopathischen Diätetikführer. Mit Blick auf den Pauperismus vertrat Hartlaub die Ansicht, »daß das jetzt lebende Geschlecht im Durchschnitte von viel schwächerer Leibesbeschaffenheit sei als es unsere Vorfahren waren«.[65] Empathie mit dem frühindustriellen Proletariat war damit aber nicht verbunden, ja die in den ärmeren Bevölkerungsteilen verbreitete Unterernährung lag kaum im Blickfeld von Homöopathen. Gustav Wilhelm Groß verstieg sich sogar in einer Passage seines »Diätetischen Handbuchs«, welches sich ausschließlich mit dem Problem der Adipositas beschäftigte, zu der realitätsfernen Aussage, Kindern aus der Unterschicht verbreitete Dickleibigkeit zuzuschreiben:

> Hauptsächlich in den niederen Classen pflegt man die Kinder zu überfüttern (eigentlich zu überstopfen); nimmt man nun noch hinzu, daß die dabei angewendeten Nahrungsmittel meist höchst unangemessen sind und aus dickem Mehlbrei, später wohl auch aus Kartoffelbrei u. s. w. bestehen, so kann man sich das bleiche, gedunsene, scrophulöse Ansehen und die Trägheit und Dickleibigkeit erklären, wodurch man nicht selten überrascht wird, wenn man Kinder aus der ärmeren Volksklasse zu sehen bekömmt.[66]

Nun mögen der billige Mehlpamp und die billige Mehlsuppe den Magen der Kinder gefüllt haben, aber die Portionen fielen in der Regel sicher nicht so groß aus, dass daraus verbreitete Übergewichtigkeit entstanden wäre, das belegen ja auch die Ergebnisse der erwähnten anthropometrischen Studien. Die Homöopathen standen mit Bezug auf ihre Ignoranz gegenüber der »sozialen Frage« allerdings keineswegs alleine da. Wenig Kenntnis von den tatsächlichen Ernährungsverhältnissen der Unterschichten verriet auch Christoph Wilhelm Hufeland, immerhin ein Arzt, der die Ernährung zu einem zentralen Bestandteil seiner vitalistischen Makrobiotik gemacht hatte. Um 1800, zu einem Zeitpunkt, als die Volksnahrung einen Tiefpunkt erreichte, formulierte er abseits der sozioökonomischen Realität: »Man kann mit Wahrheit behaupten, daß

---

64 Hartlaub (1831), S. 87.
65 Hartlaub (1831), S. 6.
66 Groß (1824), S. 64, Anm. *.

der größte Theil der Menschen viel mehr ist [isst – A. W.], als er nöthig hat.«[67]
Noch im letzten Viertel des 19. Jahrhunderts vertraten Mediziner die Ansicht,
dass die schlechte Ernährung der Arbeiter keineswegs deren Armut geschuldet wäre, sondern der »Gewohnheit, Unwissenheit, traurigste[n] Torheit«, besonders dem Nachäffen von Konsumgewohnheiten der Reichen.[68]

Humoristische Züge nahm Ludwig Griesselichs Zugeständnis an Mehl-
speisenfreunde an, wenn er einschränkend bemerkte: »Am Quatember, an
Sonntagen etc. mögt ihr immerhin an einer solchen süßen Speise euch er-
letzen – sie sei euch nicht verboten, besonders wenn sie von einer – Wiener
Köchin gemacht seyn sollte.«[69]

Völlig ließ sich die divergierende Lebenssituation der verschiedenen
Schichten und Klassen jedoch auch aus dem homöopathischen Schrifttum
nicht ausblenden. Obwohl die von Hahnemann praktizierte Diätetik eine
stark individuelle Komponente umfasste, die sich aus dem Arzt-Patienten-Dia-
log ergab, räumte er berufsspezifische Komponenten ein. Berufsträgern mit
sitzender Tätigkeit schrieb er ganz im Sinn der tradierten Diätetik Bewegungs-
therapien vor, die bei den »handarbeitenden Klassen« – Tagelöhner, Hand-
werker, Landwirte und bemerkenswerterweise auch Hausfrauen – seiner Ansicht nach nicht vonnöten waren.[70]

Unter jenen in der »zweiten Generation« der Homöopathen, die der naturwissenschaftlich-kritischen Richtung angehörten, gab es allerdings auch
Mediziner, die mehr Verständnis für das einfache Volk an den Tag legten, ja
es für die Homöopathie zu gewinnen suchten. Zu ihnen zählten etwa der in
Berlin wirkende Paul Wolf (1795–1857)[71] und der 1804 in Sinsheim in Baden
geborene Ludwig Griesselich. Letzterer wurde im Vormärz zum Sprachorgan
der kritischen Homöopathen, die die Lehren Hahnemanns nicht als medizinisches System auffassten, sondern als eine Methode innerhalb der pharmakologischen Therapie.[72] Nach Ludwig Griesselich waren Bürgern und Bauern
homöopathische Diäten viel leichter näherzubringen als den verwöhnten Gau-
men der Vermögenden. Besonders zeigt sich dies nach Ansicht Griesselichs
beim Kaffeegenuss: »›Aber, Hr. Doctor, was soll ich denn frühstücken, wenn
ich keinen Kaffee trinken darf?‹ – ›Nehmen Sie eine Suppe, trinken Sie unge-
würzte Chocolade oder Cacao.‹ ›Aber das verleidet einem ja!‹ ›Nun so rösten
Sie sich Gerste und denken Sie sich, es sei Kaffee.‹«[73]

Dieses »Rezept« erhielt Griesselich vom Wiener Homöopathiepionier
Matthias Marenzeller (1765–1854)[74], der es nach eigenen Angaben erfolgreich an seinen Patienten erprobt hatte[75] – keine leichte Aufgabe im kaffee-

---

67 Hufeland (1800), S. 193.
68 Göckenjan (1985), S. 39.
69 Griesselich (1851), S. 39.
70 Busche (2013), S. 61.
71 Haehl (1922), S. 306–309; Dinges (2018), S. 259.
72 König (1929), S. 27.
73 Griesselich (1832), S. 69.
74 Feucht (1973).
75 Griesselich (1832), S. 68 f.

verrückten vormärzlichen Wien[76]. Griesselich hatte allerdings durchaus nicht immer nur das Bürgertum im Visier, wenn er etwa bei den nachteiligen Folgen des Kaffee- und Teekonsums vermerkte: »Bei dem weiblichen Geschlechte ist Kaffee und Thee eine Hauptveranlassung zu den vielgestaltigsten Nervenverstimmungen, diesen Landplagen, welche auch im Mittelstande so häufig sind.« In seiner Darstellung geht er auch auf den Konsum des Zichorienkaffees ein, den er allerdings nicht nur mit der Unterschicht in Verbindung bringt.[77]

Immerhin befasste sich Griesselich in seinen Schriften mit der verbreiteten mangelnden Qualität des Nahrungsmittelangebots und der damit verbundenen Gesundheitsschädlichkeit. Er versuchte auf zeitgenössisch-naturwissenschaftlicher Basis, eine ganzheitliche homöopathische Ernährungslehre zu entwickeln.[78] Dabei war ihm die »soziale Frage« nicht fremd. In seiner »Gesundheitslehre« beschäftigte er sich eingehend mit der Beschaffenheit des Fleisches und verwies auf die große Bedeutung gesundheitspolizeilicher Kontrolle der Schlachthäuser und der Fleischbeschau. Seine Kritik ging aber über die Forderung, nur gesundes Fleisch zum Verkauf gelangen zu lassen, deutlich hinaus. Vom häufigen Genuss geräucherten und gepökelten Fleisches riet er ab, ebenso vom stärkeren Gebrauch der Gewürze. Lag dies noch durchaus auf der gewürz- und genussmittelfeindlichen Linie der Homöopathen, befasste sich Griesselich auch kritisch mit Methoden der Viehmästung. Der Genuss des Fleisches oder gar der Leber »gestopfter« Gänse erzeugte seiner Ansicht nach Krankheiten beim menschlichen Konsumenten. Griesselich ging auch auf die Verfälschung von Milchprodukten durch Wasser, Mehl- und Stärkekleister, Reis- und Hafergrütze, Kreide, Gips und ähnliche »Streckungsmittel« mit Bezug auf deren mangelnden Nährwert und bei manchen« auf deren Schädlichkeit ein.[79] Gerade unter diesen Verfälschungen von Lebensmitteln hatten die ärmeren Bevölkerungsschichten besonders zu leiden.

Griesselich war auch einer der wenigen Mediziner, die die arbeitenden Klassen einer Erwähnung für wert erachteten, so etwa bei der Besprechung von Stangenkartoffeln (Topinambur) als sporadische Kost der Unterschicht in Süddeutschland, wiewohl diese dort vor allem als Viehfutter verwendet wurden.[80] Dass die »Branntweinpest« viel mit der Unterernährung des Proletariats zu tun hatte, war Griesselich durchaus bewusst:

> Der gemeine Mann trinkt nicht selten Branntwein, weil er sich damit den Hunger vertreibt; die Verdauungskraft erhält damit eine andere Richtung und zwar eine sehr schlimme; nothwendiger Weise wird hierdurch das Blut in seiner natürlichen Beschaffenheit verändert, woher es denn kommt, daß solche Personen oft an Ausschlägen leiden; Nase und Gesicht verraten nicht selten den Schnapsbruder.[81]

---

76 Gugitz (1940), S. 128f.
77 Griesselich (1851), S. 57.
78 Willfahrt (1997), S. 182.
79 Griesselich (1851), S. 24f., 28f.
80 Griesselich (1851), S. 34.
81 Griesselich (1851), S. 52.

Als Verfechter einer generellen homöopathischen Diätetik als Lebensordnung konnte sich Griesselich freilich nicht durchsetzen. Die nach seinem Tod ausgefochtene Kontroverse um eine homöopathische Diätetik, die zwischen Anhängern der naturwissenschaftlich-kritischen und der »klassischen« Schule ausgetragen wurde, blieb ergebnislos.[82]

Das besonders von Griesselich thematisierte Problem gesundheitsschädlicher Nahrungsmittelverfälschungen erfuhr allerdings fast drei Jahrzehnte nach seinem Tod nicht von Seiten der Mediziner, sondern von Laienbewegungen neue Aufmerksamkeit. Der im Jahr 1877 in Leipzig ins Leben gerufene »Verein gegen die Verfälschung von Lebensmitteln« löste eine wahre Gründungswelle derartiger Vereine im Deutschen Reich aus. Die Bürgerinitiativen richteten sich ausdrücklich an die ärmeren Bevölkerungsschichten, wenngleich sie vom gehobenen Bürgertum dominiert wurden. Die Vereine informierten die Öffentlichkeit über mögliche Verfälschungen und setzten sich schließlich erfolgreich für eine strikte und effiziente staatliche und kommunale Lebensmittelkontrolle ein.[83] Etwa gleichzeitig entstanden auch unzählige homöopathische Laienorganisationen, deren Aktivitäten zwar ergänzend auch Fortbildung zum Thema gesunde Lebensführung und Ernährung miteinschloss, deren Hauptziel jedoch in der Vermittlung von Kenntnissen zum Zweck der Selbstmedikation mit homöopathischen Arzneimitteln bestand.[84]

Choleratherapie und Diätetik

Ironischerweise war es gerade eine gastro-intestinale Infektionskrankheit, die dazu beitrug, dass Ernährungsvorschriften im Rahmen homöopathischer Praxis wenig Aufmerksamkeit beigemessen wurde, obwohl gerade sie ausschlaggebend für ihre öffentliche Anerkennung sein sollten. Das war allerdings weder den Homöopathen noch den Laien tatsächlich bewusst. Jedenfalls sorgte die »asiatische Hydra«, die Cholera, für eine gewisse öffentliche Anerkennung der Homöopathie, wenngleich Gesundheitsbehörden und Allopathen ihre distanziert-skeptische Haltung beibehielten.

Lange bevor Cholerapandemien Mitteleuropa bedrohten, hatte sich Samuel Hahnemann immer wieder kritisch über den allgegenwärtig in der Therapie eingesetzten Aderlass geäußert, wie er auch andere Mittel, die den Körper schwächen, wie Laxativa, Ziehpflaster und Ähnliches, ablehnte. Gerade aber diese »Therapie« der Allopathen wurde vielen Cholerakranken zum Verhängnis. Dazu kam bei der Cholerabehandlung der Allopathen im Vormärz auch noch das hochdosierte Kalomel, ein stark quecksilberhaltiges Abführmittel.[85] Es verwundert nicht weiter, dass diese Praxis bei Infektionen des Magen-Darm-Traktes häufig, bei der Cholera fast immer zum Tod führte, da

---

82   Willfahrt (1997), S. 183 f.
83   Hierholzer (2007).
84   Staudt (1996), S. 87, 91; Baschin (2012); Walther (2017).
85   Jütte: Geschichte (1996), S. 183, 217.

für den ohnehin dehydrierten, geschwächten Körper der Blutverlust und die Abführmittel eine fatale Wirkung erzeugten.

Im Gegensatz zu den Allopathen erlaubten Homöopathen Cholerakranken das Trinken von Quellwasser, und auch die Gabe von Haferschleim ist dokumentiert. Den größten positiven Einfluss auf die Genesung von homöopathisch betreuten Cholerakranken hatte aber sicherlich die Unterlassung schädlicher purgierender Therapien.[86] Hingegen schrieben Zeitgenossen die Erfolge von Homöopathen bei der Behandlung Cholerakranker primär auf die verabreichten homöopathischen Arzneimittel zurück. Die von Hahnemann empfohlene Choleramedikation beruhte auf Prävention durch die Einnahme von Kupfer, im Fall der Erkrankung durch Einreibungen und orale Einnahme von mit Spiritus verdünntem Kampfer. Auch Weißer Germer (Veratrum album), Nieswurz, Giftsumach (Rhus toxicodendron) und Weißes Arsenik (Arsenicum album) wurden empfohlen. Besonders Hahnemann schwor sich auf die Kampfertherapie ein. Nach seiner Überzeugung vereinigte Kampfer die Vorzüge von Cuprum metallicum (Kupfer), geflecktem Schierling und Bilsenkraut. Was seine Anhänger allerdings einigermaßen irritierte, war die keineswegs homöopathische Dosierung des Kampfers, die der Meister empfahl. Der Popularität der Kampfertherapie tat das jedoch keinen Abbruch.[87] Nun können Kampfereinreibungen bei delirierenden Patienten einen belebenden Effekt erzeugen. Für die Bekämpfung des auslösenden Bakteriums, des *vibrio cholerae*, im Magen-Darm-Trakt ist Kampfer jedoch sicher nicht geeignet; in höherer Dosis kann die Einnahme von Kampfer zu schweren Vergiftungen und zum Tod führen.[88] Ähnliches gilt auch für die von anderen Homöopathen propagierten, angeblich höchst wirksamen Mittel wie Phosphor.[89]

Mit der Gabe von Trinkwasser an die Cholerakranken lagen die Homöopathen jedoch völlig richtig. Tatsächlich kommt bei der Behandlung Cholerakranker in der Gegenwart der Infusionstherapie die größte Bedeutung zu, doch war diese vor der Kenntnis von Sepsis und Asepsis und der Erzeugung tödlicher Luftembolien durch unsachgemäße Infusionen für Zeitgenossen nicht erkennbar effektiver als andere Methoden.[90] Aber da die Letalität unter an Cholera erkrankten Personen, die in »homöopathischen« Spitälern behandelt wurden, signifikant unter dem Durchschnitt lag, wurde die Therapie der Homöopathen als effektiv wahrgenommen.[91]

Dieser »Erfolg« der homöopathischen Methode verschaffte ihr auch gerade dort den Durchbruch, wo der Einfluss konservativer Allopathen im deutschsprachigen Raum im Vormärz wohl am größten war: in der Habsburgermonarchie. Der Leibarzt des Kaisers, Josef Andreas von Stifft (1760–1836), mit dem Monarchen Franz I. ein entschiedener Gegner alles Neuen, hatte auf

---

86 Dinges (2018), S. 242; Scheible (1994), S. 72–75.
87 Scheible (1994), S. 39 f.
88 http://www.pharmawiki.ch/wiki/index.php?wiki=Kampfer (letzter Zugriff: 12.12.2018).
89 Dinges (2018), S. 241.
90 Howard-Jones (1972).
91 Baschin (2012), S. 77–80.

alle einschlägigen Entscheidungen der »medizinischen Polizey« in Österreich bestimmenden Einfluss. Stifft war ein uneingeschränkter Anhänger der Humoralpathologie, deren Prinzipien er mit allen ihm zur Verfügung stehenden Mitteln zum medizinischen Kanon erhob.[92] Er setzte im Jahr 1819 ein Verbot der Homöopathie durch. Dabei berief er sich auf eine schon zuvor längere Zeit in Kraft befindliche Verfügung, wonach es Ärzten nicht erlaubt war, Arzneien selbst zu verfertigen.[93] Das Verbot erwies sich allerdings als kaum völlig durchsetzbar, da zahlreiche Angehörige der Hocharistokratie, des Klerus und des Militärs zu Anhängern der homöopathischen Methode geworden waren, was für die praktizierenden Homöopathen wie ein Schutzschild wirkte.[94] Nicht ohne Ironie schildert Ludwig Griesselich seine Eindrücke im Rahmen eines Besuchs der Reichshaupt- und Residenzstadt Wien mit folgenden Worten:

> Was es in Oestreich mit dem Verbote der Homöopathie zu bedeuten habe, wird in Wien am klarsten. Die angesehensten Staatsbeamten, der hohe Adel, die reichsten Leute bedienen sich dieser »verbotenen« Methode, und selbst die Gemahlin Sr. Durchl. des Hrn. Fürsten Metternich hat den Dr. Marenzeller zu ihrem Arzte gewählt. Selbst ein Glied der Allerhöchsten Kaiserlichen Familie hat geäußert, wenn es von der Cholera betroffen werden sollte, dürfe nur homöopathische Hilfe geleistet werden.[95]

Der aus der Untersteiermark stammende Matthias Marenzeller hatte sich schon als Militärarzt energisch gegen die Methoden der »heroischen Medizin« gewandt und stand seit 1823 in Kontakt mit Hahnemann, dessen Methoden er in der Habsburgermonarchie propagierte und praktizierte.[96] Dank des Einflusses österreichischer Militär- und Hofkreise durfte Marenzeller 1828 seine Therapie an der medizinischen Klinik der Josephs-Akademie demonstrieren.[97] Doch es sollte erst die Choleratherapie sein, die den Ruf der Homöopathie in der Habsburgermonarchie begründete und zur Aufhebung des im Jahr 1819 ausgesprochenen Verbots führte. Schon während der ersten Epidemie 1831/32 ging die Unterstützung für Marenzeller und seinen Kreis[98] so weit, dass der Weltpriester und Anhänger der Homöopathie Johann Emanuel Veith (1787–1876) im Stephansdom ihre Anwendung bei der Bekämpfung der Cholera öffentlich propagieren konnte. Wie andere distanzierte sich Veith allerdings schon wenig später von der klassischen Homöopathie im Sinne Hahnemanns.[99] Ihrer Popularität tat das keinen Abbruch, da das »Publikum« von dem Unterschied zwischen den beiden Strömungen in der Homöopathie kaum etwas mitbekam, hingegen die geringere Cholerasterblichkeit der von Homöopathen behandelten Kranken sehr wohl feststellen konnte. Nach vermutlich zutreffenden Beobachtungen hatte während der Cholera-Epidemie des Jahres 1836 in Wien die Letalität von Cholerakranken bei allopathischer

---

92 Lesky (1965), S. 32.
93 Zum Selbstdispensierungsstreit vgl. Michalak (1991).
94 Kogler (2003).
95 Griesselich (1832), S. 61.
96 Feucht (1973).
97 Lesky (1965), S. 50.
98 Lesky (1954), S. 125 f.
99 Fischer (1923), S. 113.

Behandlung in den Spitälern mehr als 50 Prozent betragen, in dem vom Homöopathen Friedrich Wilhelm Karl Fleischmann (1799–1868) geführten Krankenhaus der Barmherzigen Schwestern verstarb jedoch nur rund ein Drittel der Patienten. Mit allerhöchster kaiserlicher Entschließung wurde das Homöopathieverbot daher am 6. Februar 1837 aufgehoben. Dazu trug allerdings auch bei, dass ihr erbittertster und mächtigster Gegner Stifft 1836 verstorben war.[100]

Es verwundert nicht weiter, dass die »Erfolge« der Homöopathie bei der Cholerabehandlung dazu anregten, diese Heilmethode bei der Bekämpfung anderer epidemisch auftretender gastro-intestinaler Infektionskrankheiten, wie etwa der Ruhr, anzuwenden.[101] Homöopathische Begleitdiäten spielten dabei allerdings, ebenso wie bei der Cholera, bestenfalls eine Nebenrolle.

Die neue Unübersichtlichkeit

Was die Bewahrung von Gesundheit und die Heilung von Krankheit durch Ernährung anlangt, ging die Meinungsführerschaft spätestens gegen Ende des 19. Jahrhunderts an die Naturheilkunde über. Während frühe Reformer wie Sebastian Kneipp (1821–1897) und Vinzenz Prießnitz (1799–1851) vor allem auf die heilende Kraft von Hydrotherapien setzten, später auch Licht- und Luftkuren sich einiger Beliebtheit erfreuten, gewannen gegen Ende des 19. Jahrhunderts die Ernährungstherapien auf Basis naturheilkundlicher Empirie, wie sie etwa von Maximilian Bircher-Benner (1867–1939) vertreten wurden, immer mehr an Beliebtheit. Auch die vegetarische Bewegung hatte eine wachsende Zahl von Anhängern.[102] Sympathisanten der Naturheilkunde und Vegetarier zielten auf eine Lebensreform, die nicht nur gegen die Verbreitung von Alkoholismus, Tuberkulose und Geschlechtskrankheiten gerichtet war, sondern auch vorgab, die in der Gesellschaft manifeste und durch den Fleischgenuss induzierte »Aggressivität« zu bekämpfen.[103] Die Idee der schädlichen »Reizbarkeit« des Menschen war also auch diesen alternativmedizinischen Bewegungen nicht fremd.

Homöopathen spielten in diesen Diskursen zunächst keine nennenswerte Rolle. Es gab allerdings auch Ausnahmen. Der Berliner Homöopath Wilhelm Sorge plädierte seit den 1870er Jahren für eine Ernährungsreform in der homöopathischen Tradition. Ein Verbot von bayerischem Bier und anderer »hitziger« Getränke sowie eine Beschränkung des Fleischkonsums und von Kaffee und Tee wurden in diesem Sinne empfohlen.[104]

Um die Jahrhundertwende und danach verschwammen zusehends die Grenzen zwischen den einzelnen alternativmedizinischen Bewegungen, und selbst die Abgrenzung zur »Schulmedizin« wurde diffuser. Trotz der Tatsache,

---

100 Dorffner (2003), S. 60 f.
101 Baschin (2012), S. 83 f.
102 Jütte: Geschichte (1996), S. 144–162.
103 Drouard (2007), S. 224.
104 Mildenberger (2015), S. 136.

dass die zellularpathologische Schule nunmehr wesentlich besser Krankheiten diagnostizieren konnte und auch dank der Entdeckung von Sepsis und Asepsis Operationen mit einer geringeren Gefahr für die Patienten durchgeführt werden konnten, erfüllten sich die großen Erwartungen, die in die »Revolution der Bakteriologie« gesetzt wurden, im ärztlichen Alltag nur sehr bedingt. Daraus ergab sich eine gewisse Offenheit von Allopathen gegenüber alternativen Richtungen und umgekehrt. Beispielsweise war die Lebensreformidee durchaus kompatibel mit einer Sozialmedizin, die sich vom Individuum ab- und der »Volksgesundheit« zuwandte. Damit wurde auch die »Volksernährung« zu einem zentralen Thema im Gesundheitsdiskurs, den Allopathen, Homöopathen und Naturheilkundler mit zunehmend verschwimmenden methodischen Grenzen in der Zwischenkriegszeit führten. Ein Charakteristikum der Alternativmediziner blieb ihr Hang zu monokausalen Erklärungen und daraus abgeleiteten Therapien. Ein gutes Beispiel für diese »Grauzonenmedizin« stellt etwa die Abhandlung »Umsturz und Aufbau der praktischen Medizin« des Lüdenscheider Sanitätsrates und Augenarztes Josef Kuschel dar. In dieser Schrift postulierte der Autor nicht nur, dass alle Krankheiten auf Störungen des Stoffwechsels zurückzuführen seien, sondern auch eine »Entthronung der Allopathie durch die Biochemie der Ernährung«. An der Homöopathie schätzte der Autor nach eigener Erfahrung ihren empirischen Zugang, doch konnte er ein »natürliches System der Arzneimittelbehandlung« in ihr nicht wirklich finden, da diese mit vielen »künstlichen« Fremdstoffen Heilerfolge zu erzielen trachtete. Der Ausweg, den Kuschel verfolgte, war eine Therapie mittels Diätkuren unter Verwendung des auch in Mineralwässern vorkommenden Natriumphosphats (Schüßler-Salz Nr. 9), weil dieses Salz nach Ansicht des Autors die Milchsäure »in den Lymphdrüsen tilgt« und die »Eiweißstoffe wieder in den Lymphstrom« eintreten können.[105] Damit hatte er zwar ein in der Homöopathie gängiges Arzneimittel mit einer spezifischen Diät, doch auch mit einer keineswegs gängigen homöopathischen Erklärung verknüpft.

Was bei Kuschel *natrium phosphoricum* war, war beim Homöopathen Reinhard Steintel (1891–1967), dessen wichtigste Publikationen nach 1945 erschienen, der Kampf gegen den Genuss von »Aufbaueiweißen«. Nach Steintel sorgt der »massenhafte« Konsum von diesen Nahrungsbestandteilen in Form von Eiern, reifen Hülsenfrüchten, Getreide und Vollmilch im Körper für eine dynamisch-explosive Wirkung ähnlich einer »Atombombenexplosion«. Ihr Genuss führe zu Verschlackungs- und Entzündungsprozessen (Rheuma, Gicht, Ischias, Arteriosklerose), dann zur Bildung versteckter Eiterungsprozesse und schließlich zu benignen und malignen Tumoren[106]: »Wenn nämlich die Atomkerne der Proteide des Aufbaueiweißes und der Schwefel-Phosphor-Lezithin-Verbindungen in den Verdauungsapparat und somit in die Körperzellen der Schleimhäute gelangen, beginnen sie auf dem Weg der Atomzertrümme-

---

105 Kuschel (1929), S. 18.
106 Steintel (1955), S. 8.

rung ihr unheilvolles Zerstörungswerk.«[107] Mit seiner Theorie stand Steintel im klaren Gegensatz zu vielen in der NS-Zeit sozialisierten und nach Kriegsende 1945 weiterhin praktizierenden Kollegen, die die vom NS-Regime besonders propagierte, auf Vollkornprodukte und Vegetarismus basierende Vollwertkost predigten und weiterzuentwickeln versuchten.[108] Immerhin empfahl auch Steintel den Genuss saurer Milchprodukte wie saurer Milch, Joghurt, Kefirmilch, Buttermilch, saurer Sahne, Quark und aller auf Basis des Abbaus der Milcheiweiße hergestellten Käsesorten.[109] Krankheitsspezifische Diäten hielt Steintel für unsinnig[110], ebenso eine rein vegetarische Kost: »Wenn es so einfach wäre, daß man nur Fleisch, Alkohol und Nikotin zu meiden brauchte, um gesund zu bleiben, dann müßten die Reformer und Vegetarier aller Richtungen [...] über 100 Jahre alt werden.«[111]

Zumindest den Positionen einer »völkischen« Bevölkerungswissenschaft stand der Autor jedoch durchaus nahe. Seine monokausale Theorie über die Entstehung von »Krankheiten« verband Steintel – damit in Ärztekreisen im Nachkriegs-Westdeutschland und -Österreich keineswegs alleinstehend – mit kräftiger Zivilisationskritik. Alle Kulturkrankheiten – dazu zählte Steintel tatsächlich auch den Geburtenrückgang! – beruhten nach seiner Ansicht auf Übersäuerung. Weibliche Unfruchtbarkeit führte Steintel auf funktionelle Störungen der Gebärmutterschleimhaut zurück, die er durch Ernährungsumstellung und homöopathische Mittel bei kinderlosen Ehepaaren kuriert haben wollte.[112] Steintel lehnte aber auch alle Impfungen (Pocken, Masern, Scharlach, Diphtherie, Cholera, Ruhr, Typhus, Flecktyphus, Wundstarrkrampf, Tollwut) kategorisch ab, ebenso alle Antibiotika, chemische Farbstoffe in Nahrungsmitteln und synthetische Genuss- und Reizmittel.[113]

Mochten Steintel und andere auch besonders radikale Vertreter einer zivilisationskritischen Alternativmedizin gewesen sein, die vorgab, über drastische Ernährungsumstellung den nun immer mehr an Bedeutung gewinnenden degenerativen Erkrankungen vorzubeugen, ja sie auch therapieren zu können, so stand für sie der Einsatz homöopathischer Mittel allerdings kaum mehr im Vordergrund. Die Zeit der Homöopathie als »Ergänzungsmedizin« für die Wehwehchen des Alltags schien nun gekommen. Homöopathische Diäten spielten dabei allerdings kaum mehr eine Rolle.

---

107 Steintel (1955), S. 17.
108 Melzer (2003), S. 265–413.
109 Steintel (1955), S. 117.
110 Steintel (1955), S. 13.
111 Steintel (1955), S. 115.
112 Steintel (1955), S. 14 f.
113 Steintel (1955), S. 11 f.

Bibliographie

Literatur und gedruckte Quellen

Balzli, H[ans]: Taschenbuch der homöopathischen Therapie. Vademecum für Ärzte. Stuttgart 1925.

Baschin, Marion: Die Geschichte der Selbstmedikation in der Homöopathie. (=Quellen und Studien zur Homöopathiegeschichte 17) Essen 2012.

Baten, Jörg: Anthropometrics, consumption, and leisure: the standard of living. In: Ogilvie, Sheilagh; Overy, Richard (Hg.): Germany: A New Social and Economic History. Bd. 3: Since 1800. London 2003, S. 383–422.

Becher, Siegfried: Die Bevölkerungs-Verhältnisse der österreichischen Monarchie mit einem Anhange der Volkszahl, Geburten, Sterbefälle und Trauungen vom Jahre 1819 bis zum Jahre 1843. Wien 1846.

Bergdolt, Klaus: Leib und Seele. Eine Kulturgeschichte des gesunden Lebens. München 1999.

Bolognese-Leuchtenmüller, Birgit: Heilkunde und Krankenpflege im Spiegel sozial-kultureller Entwicklung. Menschenbild, Lebensverständnis und Weltsicht als Schlüsselkategorien. In: Beiträge zur historischen Sozialkunde 24 (1994), H. 2, S. 40–51.

Briesen, Detlef: Das gesunde Leben. Ernährung und Gesundheit seit dem 18. Jahrhundert. Frankfurt/Main; New York 2010.

Busche, Jens: Ein homöopathisches Patientennetzwerk im Herzogtum Anhalt-Bernburg. Die Familie von Kersten und ihr Umfeld in den Jahren 1831–1835. Stuttgart 2008.

Busche, Jens: Der Stellenwert der Diätetik in Hahnemanns Praxis. Ausgewählte Beispiele aus den Krankenjournalen und Briefen an Patienten. In: Zeitschrift für klassische Homöopathie 57 (2013), H. 2, S. 60–66.

Caspari, Carl Gottlob: Katechismus der homöopathischen Diätetik für alle Kranke, welche ihre Gesundheit durch eine oder die andere Heilmethode wieder zu erlangen suchen. Leipzig 1825.

Dinges, Martin: Bettine von Arnim und die Gesundheit. Medizin, Krankheit und Familie im 19. Jahrhundert. Stuttgart 2018.

Dorffner, Gabriele: Versuche einer Institutionalisierung der homöopathischen Lehre im 19. Jahrhundert. In: Horn, Sonia (Hg.): Homöopathische Spuren. Beiträge zur Geschichte der Homöopathie in Österreich. Wien 2003, S. 55–70.

Drouard, Alain: Reforming Diet at the End of the Nineteenth Century in Europe. In: Atkins, Peter J.; Lummel, Peter; Oddy, Derek J. (Hg.): Food and the City in Europe. Farnham 2007, S. 215–225.

Eckart, Wolfgang Uwe; Jütte, Robert: Medizingeschichte. Eine Einführung. Köln; Weimar; Wien 2007.

Egger, Irmgard: Diätetik und Askese. Zur Dialektik der Aufklärung in Goethes Romanen. München 2001.

Eulner, Hans-Heinz: Die Lehre von der Ernährung im Universitätsunterricht. In: Heischkel-Artelt, Edith (Hg.): Ernährung und Ernährungslehre im 19. Jahrhundert. Göttingen 1976, S. 76–98.

Feucht, M.: Marenzeller Matthias. In: Österreichisches Biographisches Lexikon 1815–1950. Bd. 6: [Maier] Stefan – Musger August. [Lfg. 26] Wien 1973, S. 77 f.

Feuchtersleben, Ernst Freiherr von: Lehrbuch der ärztlichen Seelenkunde. Als Skizze zu Vorträgen. Wien 1845.

Fischer, I[sidor]: Beiträge zur medizinischen Kulturgeschichte V: Johann Emanuel Veith. In: Wiener klinische Wochenschrift 36 (1923), S. 112–114.

Floud, Roderick u.a.: The Changing Body. Health, Nutrition, and Human Development in the Western World since 1700. Cambridge 2011.

Gerabek, Werner E. u.a. (Hg.): Enzyklopädie Medizingeschichte. Berlin; New York 2005.

Göckenjan, Gerd: Kurieren und Staat machen. Gesundheit und Medizin in der bürgerlichen Welt. Frankfurt/Main 1985.

Griesselich, L[udwig]: Skizzen aus der Mappe eines reisenden Homöopathen. Karlsruhe 1832.

Griesselich, Ludwig: Gesundheitslehre oder leichtfaßliche Darstellung der Grundsätze zur Erhaltung und Befestigung der Gesundheit. Mit Rücksicht auf bürgerliche und häusliche Verhältnisse, Erziehung, Unterricht, Staatsanstalten, Stände und Berufsarten. Gera; Leipzig 1851.

Grigg, David: The nutritional transition in western Europe. In: Journal of Historical Geography 21 (1995), S. 247–261.

Grmek, Mirko D.: Vorbemerkung zu einer Geschichte der Krankheiten. In: Imhof, Arthur E. (Hg.): Biologie des Menschen in der Geschichte. Beiträge zur Sozialgeschichte der Neuzeit aus Frankreich und Skandinavien. (=Kultur und Gesellschaft 3) Stuttgart-Bad Cannstatt 1978, S. 79–96.

Groß, Gustav Wilhelm: Diätetisches Handbuch für Gesunde und Kranke. Leipzig 1824.

Gugitz, Gustav: Das Wiener Kaffeehaus. Wien 1940.

Haehl, Richard: Samuel Hahnemann. Sein Leben und Schaffen. Bd. 2. Leipzig 1922.

Handels- und Gewerbekammer in Wien (Hg.): Statistischer Bericht über Industrie und Gewerbe des Erzherzogthums Österreich unter der Enns im Jahre 1885. Wien 1889.

Hartlaub, Carl Georg Christian: Kunst die Gesundheit zu erhalten und das Leben zu verlängern. Eine Würdigung der vorzüglichsten Lebensverhältnisse des Menschen in diätetischer Hinsicht, und mit besonderer Berücksichtigung der Entdeckungen der Homöopathie. Leipzig 1831.

Hartmann, Franz: Diätetik für Kranke die sich einer homöopathischen Behandlung unterwerfen. 2. Aufl. Dresden; Leipzig 1846.

Hehn, Friedrike: Homöopathisches Kochbuch. Eine gedrängte und zugleich gründliche Anweisung zur Vereinbarung unsrer gewohnten Küche mit Erfordernissen der Homöopathie. Berlin 1834.

Hierholzer, Vera: The »War Against Food Adulteration«: Municipal Food Monitoring and Citizen Self-Help Associations in Germany, 1870s–1880s. In: Atkins, Peter J.; Lummel, Peter; Oddy, Derek J. (Hg.): Food and the City in Europe. Farnham 2007, S. 117–128.

Howard-Jones, Norman: Cholera Therapy in the Nineteenth Century. In: Journal of the History of Medicine and Allied Sciences 27 (1972), S. 373–395.

Hufeland, Christoph Wilhelm: Die Kunst das menschliche Leben zu verlängern. Tl. 1. Jena 1800.

Jütte, Robert: Geschichte der Alternativen Medizin. Von der Volksmedizin zu den unkonventionellen Therapien von heute. München 1996.

Jütte, Robert: Samuel Hahnemanns Patientenschaft. In: Dinges, Martin (Hg.): Homöopathie. Patienten – Heilkundige – Institutionen. Von den Anfängen bis heute. Heidelberg 1996, S. 23–44.

Jütte, Robert: Schmalhans als Küchenmeister – frühneuzeitliche Armenspeisung und Spitalverpflegung im Vergleich. In: Dirmeier, Artur (Hg.): Essen und Trinken im Spital. Ernährungskultur zwischen Festtag und Fasttag. Regensburg 2018, S. 231–246.

König, Fritz: Ludwig Griesselich. Zur 125. Wiederkehr seines Geburtstages am 9. März 1929. Sonderdruck aus der Allgemeinen Homöopathischen Zeitung 177 (1929), S. 11–40.

Kogler, Kathrine E.: »Man fing damit an, die Wahrheit des homöopathischen Princips wegzudemonstriren …«. Unterstützung der Homöopathie in Wien während des Homöopathieverbots. In: Horn, Sonia (Hg.): Homöopathische Spuren. Beiträge zur Geschichte der Homöopathie in Österreich. Wien 2003, S. 79–92.

Komlos, John: Ernährung und wirtschaftliche Entwicklung unter Maria Theresia und Joseph II. Eine anthropometrische Geschichte der Industriellen Revolution in der Habsburgermonarchie. St. Katharinen 1994.

Komlos, John: Wirtschaftswachstum, biologischer Lebensstandard und regionale Konvergenz in der Habsburgermonarchie, 1850–1910: Eine anthropometrische Untersuchung. In:

Pammer, Michael; Neiß, Herta; John, Michael (Hg.): Erfahrung der Moderne. Festschrift für Roman Sandgruber zum 60. Geburtstag. Stuttgart 2007, S. 179–204.

Kunitz, Stephen J.: The Personal Physician and the Decline of Mortality. In: Schofield, Roger; Reher, David; Bideau, Alain (Hg.): The Decline of Mortality in Europe. Oxford 1991, S. 248–262.

Kuschel, Josef: Umsturz und Aufbau der praktischen Medizin. Tl. 2. Oldenburg 1929.

Lesky, Erna: Matthias Marenzellers Kampf für die Homöopathie in Österreich. In: Sudhoffs Archiv für Geschichte der Medizin und Naturwissenschaften 38 (1954), S. 110–128.

Lesky, Erna: Die Wiener medizinische Schule im 19. Jahrhundert. (=Studien zur Geschichte der Universität Wien 6) Graz; Köln 1965.

Lichtenfelt, H[ans]: Die Geschichte der Ernährung. Berlin 1913.

Mani, Nikolaus: Die wissenschaftliche Ernährungslehre im 19. Jahrhundert. In: Heischkel-Artelt, Edith (Hg.): Ernährung und Ernährungslehre im 19. Jahrhundert. Göttingen 1976, S. 22–75.

McKeown, Thomas: The Modern Rise of Population. New York; San Francisco 1976.

Melzer, Jörg: Diätetik, Naturheilkunde, Nationalsozialismus, sozialer Anspruch. (=Medizin, Gesellschaft und Geschichte, Beiheft 20) Stuttgart 2003.

Mercer, Alexander: Infections, Chronic Disease, and the Epidemiological Transition. A New Perspective. Rochester, NY; Woodbridge 2014.

Michalak, Michael: Das homöopathische Arzneimittel. Von den Anfängen zur industriellen Fertigung. Stuttgart 1991.

Mildenberger, Florian G.: Komplementäre Heilweisen und Sexualleben – ein diffiziles Verhältnis im Zeitraum von 1880–1930. In: Virus. Beiträge zur Sozialgeschichte der Medizin 13 (2015), S. 133–143.

Montanari, Massimo: Der Hunger und der Überfluss. Kulturgeschichte der Ernährung in Europa. München 1993.

Müller, Clotar: Der homöopathische Haus- und Familienarzt. Eine Darstellung der Grundsätze und Lehren der Homöopathie zur sichern Heilung der Krankheiten. 3. Aufl. Leipzig 1857.

Pierenkemper, Toni: Haushalt und Verbrauch in historischer Perspektive. Ein Forschungsüberblick. In: Pierenkemper, Toni (Hg.): Haushalt und Verbrauch in historischer Perspektive. Zum Wandel des privaten Verbrauchs in Deutschland im 19. und 20. Jahrhundert. St. Katharinen 1987, S. 1–24.

Porter, Roy: Die Kunst des Heilens. Eine medizinische Geschichte der Menschheit von der Antike bis heute. Heidelberg; Berlin 2003.

Rosen, George: Was ist Sozialmedizin? Analyse der Entstehung einer Idee. In: Lesky, Erna (Hg.): Sozialmedizin. Entwicklung und Selbstverständnis. (=Wege der Forschung 273) Darmstadt 1977, S. 283–354.

Sandgruber, Roman: Die Anfänge der Konsumgesellschaft. Konsumgüterverbrauch, Lebensstandard und Alltagskultur in Österreich im 18. und 19. Jahrhundert. (=Sozial- und wirtschaftshistorische Studien 15) Wien 1982.

Sandgruber, Roman: Geld und Geldwert. Vom Wiener Pfennig zum Euro. In: Vom Pfennig zum Euro. Geld aus Wien (281. Sonderausstellung des Historischen Museums der Stadt Wien 7. Februar – 24. März 2002). Wien 2002, S. 62–79.

Sarasin, Philipp: Reizbare Maschinen. Eine Geschichte des Körpers 1765–1914. Frankfurt/Main 2001.

Scheible, Karl-Friedrich: Hahnemann und die Cholera. Heidelberg 1994.

Schipperges, Heinrich: Homo patiens. Zur Geschichte des kranken Menschen. München; Zürich 1985.

Schroers, Fritz D.: Lexikon deutschsprachiger Homöopathen. Stuttgart 2006.

Staudt, Dörte: »[…] den Blick der Laien auf das Ganze gerichtet […].« Homöopathische Laienorganisationen am Ende des 19. und zu Beginn des 20. Jahrhunderts. In: Dinges, Martin (Hg.): Homöopathie. Patienten – Heilkundige – Institutionen. Von den Anfängen bis heute. Heidelberg 1996, S. 86–101.

Steintel, Reinhard: Das Natürliche Ernährungs-Gesetz »NEG«. Eine Untersuchung über die ursächlichen Zusammenhänge zwischen falscher Ernährung und Krankheit. Richtlinien zum Schutz für Gesunde, Trost und Hoffnung für Kranke. 2., verkürzte und populärwissenschaftliche Aufl. Köln 1955.

Szreter, Simon: The importance of social intervention in Britain's mortality decline c. 1850–1914: a reinterpretation of the role of public health. In: Social History of Medicine 1 (1988), S. 1–37.

Szreter, Simon: Mortality in England in the Eighteenth and the Nineteenth Centuries: A reply to Sumit Guha. In: Social History of Medicine 7 (1994), S. 269–282.

Teuteberg, Hans-Jürgen: Die Nahrung der sozialen Unterschichten. In: Heischkel-Artelt, Edith (Hg.): Ernährung und Ernährungslehre im 19. Jahrhundert. Göttingen 1976, S. 205–287.

Teuteberg, Hans-Jürgen: Nahrungsmittelverzehr in Deutschland pro Kopf und Jahr 1850–1975. In: Archiv für Sozialgeschichte 19 (1979), S. 331–388.

Treitel, Corinna: Food Science / Food Politics: Max Rubner and »Rational Nutrition« in Fin-de-Siècle Berlin. In: Atkins, Peter J.; Lummel, Peter; Oddy, Derek J. (Hg.): Food and the City in Europe. Farnham 2007, S. 51–61.

Tyska, C. von: Hunger und Ernährung. In: Gottstein, A[dolf]; Schloßmann, A[rthur]; Teleky, L[udwig] (Hg.): Handbuch der sozialen Hygiene und Gesundheitsfürsorge. Bd. 5: Soziale Physiologie und Pathologie. Berlin 1927, S. 318–373.

Walther, Daniel: Medikale Kultur der homöopathischen Laienbewegung (1870 bis 2013). Vom kurativen zum präventiven Selbst? (=Medizin, Gesellschaft und Geschichte, Beiheft 67) Stuttgart 2017.

Weigl, Andreas: Der Einfluss geänderter Ernährungsgewohnheiten auf den »biologischen« Wohlstand der Wiener Bevölkerung im 19. und frühen 20. Jahrhundert. In: Hauer, Friedrich (Hg.): Die Versorgung Wiens 1829–1913. Neue Forschungsergebnisse auf Grundlage der Wiener Verzehrungssteuer. (=Forschungen und Beiträge zur Wiener Stadtgeschichte 59) Innsbruck; Wien; Bozen 2014, S. 131–149.

Weigl, Andreas: Im Zeichen des Backhendls oder der Erdäpfelsuppe? Zur Geschichte der Ernährung in Österreich vom Vormärz bis in die Zwischenkriegszeit. In: Historische Sozialkunde. Geschichte – Fachdidaktik – Politische Bildung 46 (2016), H. 4, S. 5–13.

Weil, Rudolf: Anleitung zur diätetischen Krankenpflege mit besonderer Rücksicht auf das homöopathische Heilverfahren. Gotha 1869.

Wiegelmann, Günter: Volkskundliche Studien zum Wandel der Speisen und Mahlzeiten. In: Teuteberg, Hans-Jürgen; Wiegelmann, Günter: Der Wandel der Nahrungsgewohnheiten unter dem Einfluß der Industrialisierung. Göttingen 1972, S. 223–335.

Willfahrt, Joachim: Homöopathische Hausarztliteratur des 19. Jahrhunderts als Anleitung zur Selbstmedikation. In: Zeitschrift für klassische Homöopathie 35 (1991), H. 3, S. 114–121; H. 4, S. 153–159; H. 5, S. 194–202; 36 (1992), H. 2, S. 62–72.

Willfahrt, Joachim: »Ueber Diätetik im Geiste und nach den Bedürfnissen der homöopathischen Heilkunst«. Hahnemanns Vorschriften über Diät und Lebensordnung: Hoffnung, Zustimmung, Ablehnung und Mißverständnisse in der Frühzeit der Homöopathie. In: Homöopathie in Köthen. 2. Köthener Homöopathietage. Köthen 1997, S. 169–184.

Woods, Robert; Williams, Naomi: Must the gap widen before it can be narrowed? Long-term trends in social class mortality differentials. In: Continuity and Change 10 (1995), S. 105–137.

Ziegelmayer, Wilhelm: Die Ernährung des deutschen Volkes. Ein Beitrag zur Erhöhung der deutschen Nahrungsmittelproduktion. Berlin o. J.

Internet

http://www.pharmawiki.ch/wiki/index.php?wiki=Kampfer (letzter Zugriff: 12.12.2018)

MEDIZIN, GESELLSCHAFT UND GESCHICHTE – BEIHEFTE

Herausgegeben von Robert Jütte.

Franz Steiner Verlag   ISSN 0941-5033

57. Nicole Schweig
 Suizid und Männlichkeit
 Selbsttötungen von Männern auf See,
 in der Wehrmacht und im zivilen Bereich,
 1893 – ca. 1986
 2016. 126 S. mit 2 Tab., kt.
 ISBN 978-3-515-11176-8

58. Martin Dinges / Andreas Weigl (Hg.)
 **Gender-Specific Life Expectancy
 in Europe 1850–2010**
 2016. 217 S. mit 2 Abb., 63 Graf.
 und 25 Tab., kt.
 ISBN 978-3-515-11258-1

59. Jenny Linek
 **Gesundheitsvorsorge in der DDR
 zwischen Propaganda und Praxis**
 2016. 242 S. mit 7 Abb. und 3 Tab., kt.
 ISBN 978-3-515-11281-9

60. Philipp Eisele
 **Pluralismus in der Medizin
 aus der Patientenperspektive**
 Briefe an eine Patientenorganisation
 für alternative Behandlungsmethoden
 (1992–2000)
 2016. 497 S. mit 4 Abb., 43 Schaubildern
 und 34 Tab., kt.
 ISBN 978-3-515-11255-0

61. Nina Grabe
 **Die stationäre Versorgung
 alter Menschen in Niedersachsen
 1945–1975**
 2016. 425 S. mit 13 Abb., 30 Graf.
 und 2 Tab., kt.
 ISBN 978-3-515-11332-8

62. Susanne Kreutzer / Karen Nolte (Hg.)
 Deaconesses in Nursing Care
 International Transfer of a Female Model of
 Life and Work in the 19th and 20th Century
 2016. 230 S. mit 6 Abb. und 9 Tab., kt.
 ISBN 978-3-515-11355-7

63. Pierre Pfütsch
 **Das Geschlecht des „präventiven
 Selbst"**
 Prävention und Gesundheitsförderung
 in der Bundesrepublik Deutschland aus
 geschlechterspezifischer Perspektive
 (1949–2010)
 2017. 425 S. mit 24 s/w-Abb., 22 Farbabb.
 und 64 Tab., kt.
 ISBN 978-3-515-11638-1

64. Gabrielle Robilliard
 **Tending Mothers and the Fruits
 of the Womb**
 The Work of the Midwife in the
 Early Modern German City
 2017. 309 S. mit 10 s/w-Abb und 4 Tab., kt.
 ISBN 978-3-515-11668-8

65. Kristina Lena Matron
 **Offene Altenhilfe in Frankfurt am
 Main 1945 bis 1985**
 2017. 303 S. mit 25 s/w-Abb., kt.
 ISBN 978-3-515-11659-6

66. Sylvelyn Hähner-Rombach /
 Karen Nolte (Hg.)
 **Patients and Social Practice
 of Psychiatric Nursing in the 19th
 and 20th Century**
 2017. 211 S. mit 7 Tab., kt.
 ISBN 978-3-515-11716-6

67. Daniel Walther
 **Medikale Kultur der
 homöopathischen Laienbewegung
 (1870 bis 2013)**
 Vom kurativen zum präventiven Selbst?
 2017. 360 S. mit 19 Diagr. und 4 Tab., kt.
 ISBN 978-3-515-11883-5

68. Christoph Schwamm
 Irre Typen?
 Männlichkeit und Krankheitserfahrung
 von Psychiatriepatienten in der
 Bundesrepublik, 1948–1993
 2018. 232 S. mit 24 Tab., kt.
 ISBN 978-3-515-12139-2

69. Florian Mildenberger
 **Laienheilwesen und Heilpraktiker-
 tum in Cisleithanien, Posen,
 Elsass-Lothringen und Luxemburg
 (ca. 1850 – ca. 2000)**
 2018. 282 S. mit 16 s/w-Abb., kt.
 ISBN 978-3-515-12195-8